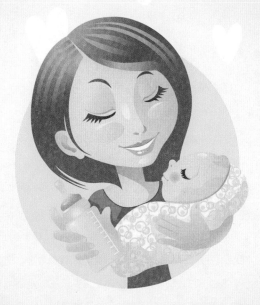

U0251496

生病不可怕

——0~3岁宝宝常见病护理

《妈妈宝宝》杂志社　编著

山东科学技术出版社

PREFACE

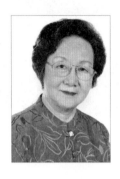

鲍秀兰 教授

中国医学科学院北京协和医院儿科主任医师，儿科教授。中国优生优育协会儿童发育专业委员会主任委员。获国家、卫生部和北京市科技进步奖等6项，享受国务院颁发的政府特殊津贴。荣获第四届中国内藤国际育儿奖。

首先，恭喜你做了幸福的新妈妈。

养孩子真的是一项甜蜜而辛苦的工作，在这个时候，你才能深深体会到作为一个母亲的幸福感。不管你现在处于哪个阶段，作为一个终日忙碌在儿科健康领域的医生，我都要祝福你。从这一刻起，我们将和你一起保护孩子的成长，防止他受到外界的不良影响。

在门诊的时候，我常常发现，妈妈们对于孩子的成长发育总有许许多多的问题：宝宝发育有没有问题？我的奶水够不够？孩子为什么不长肉？是不是缺钙了？怎么别的孩子会翻身他还不会？孩子总是感冒发烧会不会是大病隐患？……太多太多的问题会在养育过程中不断涌现，网络上的答案真假难辨，医院门诊上患者又太多，即使咨询可能也得不到仔细的回答。

《妈妈宝宝大百科》从备孕开始讲起，包含成长发育、生活护理、母乳喂养、辅食添加、营养补充、疾病预防等多方面，抛开老旧观念，针对养育谣言也进行了剖析和纠正，希望帮助妈妈们解答育儿路上的各种疑惑，更希望妈妈们能够轻松地对待宝宝的成长。这套书集合了诸多妇产科、儿科专家的临床经验，编辑们进行了分类和整合，用方便妈妈们阅读的方式呈现出来。

拿到书后，你不用着急一次读完，细一点读，把孩子对应月龄的部分读透彻。有的时候，在对应月龄里找不到的内容，可以往后面一个月进行查阅。因为每个孩子情况不一样，有的出现得早有的出现得晚，编辑们把内容放在了最常出现的月龄，你可以根据自己孩子的情况进行查阅。希望你手里的这本书能真正成为你的育儿好帮手。

其实，每一位妈妈都恨不得自己是育儿专家，饮食、睡眠、发育、疾病、教育都精通才行。在这里，我想告诉妈妈们的是，每一个孩子的成长都是不可复制的，只要孩子能健康快乐，真的不必过于苛求细节。

最后，祝愿你的宝宝每一天都开心、快乐！

和孩子共同成长，家长需要智慧

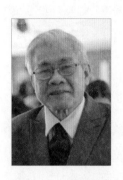

陈禾 教授

应用心理学教授、亲子教育专家、心理咨询师、家庭教育顾问、陈禾亲子教育研究室主任。

每天早晨，我都要花2个小时阅读来自全国各地的家长向我提问的育儿问题。问题很多，很杂，提问者叙述面对的育儿难题时，字里行间总是透露出情绪焦虑。不少妈妈的用语都带着强烈的情绪，例如：

"想做个好妈妈真难啊！"真是一把辛酸泪，叹息中表达着自己的无奈。

"我实在束手无策了，怎么办呀？帮帮我吧！"这是宣告自己已经无能为力。

"我彻底崩溃了，陈爷爷，救救我吧！"像是溺水前的挣扎求救声，撕心裂肺。

养育儿女、陪伴孩子成长，应该是人生中最为美妙与温馨的岁月，为什么许多妈妈会过得如此艰辛？会经常都有闯不过的重重难关？这世界变了？还是人心变了？

世界的确变了。生存条件、生活环境、人际关系、价值判断，都发生了天翻地覆的变化，要适应这些变化，你只能不断学习，尽可能地提高生存能力。然而，生存能力和养育儿女完全是两回事。当你的生活过得更好的时候，你还是无法面对"和孩子共同成长"的实践，为什么？孩子同样面对一个全新的，变了样也变了质的世界。这个世界不再是那种纯真，那种互信和宽容，可以和谐自然度过每一天的儿时记忆。而面对这样的世界，孩子同样过得很艰辛。

毫无疑问，现代年轻家长都很好学。因为有阅读能力，而且育儿书应有尽有，学习的资源十分丰富。

然而好学、读尽育儿书的家长，仍然在陪伴孩子成长时捉襟见肘，想努力做得最好却总感到不对劲，为什么？玄机尽在"缺乏智慧"。好学不见得就能产生智慧，知识丰富不会就换来智慧。没有智慧，你学历再高，育儿专业知识再丰富，面对天性各异的孩子，你的招数再多，依然要搞得焦头烂额。

那么什么是智慧？智慧从哪儿来？我要怎么做才能成为智慧父母？这就成为当前的最大课题。

什么是智慧

所谓智慧，就是能够把所学到的知识，在实践中用得恰到好处。这个"恰到好处"有三层涵义：

第一层，是认识并接受孩子的特质。特质因人而异，你不能把学来的知识生搬硬套，适合别的孩子的养育模式不见得就适合自己的孩子。因此，必须把学来的知识融会贯通，再根据孩子的特点决定自己的养育模式。

第二层，养育的方式方法必须是合理可行的。合理，是符合科学，也符合成长教育的理念；可行，是本身能力做得到，而且环境条件允许。只有合理可行才能产生良好的效果。

第三层，要有延续性发展的规划。培养孩子成人是个漫长的"系统工程"，不能只追求立竿见影，也不能只是瞄着一个目标，期望种瓜得瓜。

孩子的心智成长是许多要素互相交错，互为因果的"联动机制"，急于求成就会乱了章法，粗暴草率就会产生异变，因此，养育儿女的智慧说来虽然复杂，却有一定的规律可以遵循。这一点，我们的老祖宗早就说得明明白白：

"大学之道，在明德，在新民，在止于至善。"学习，目的是养成各种必需要的能力，要着重实践，要不断根据环境的变化而更新思想。

"物有本末，事有终始，知所先后，则近道矣。"什么时候该做什么事，育儿、教养，必须循序渐进。

"知止而后有定，定而后能静，静而后能安，安而后能虑，虑而后能得。"只求做得最好，不必坚持完美，这样才能避免浮躁，能够冷静思考，就能找到最好的、可行有效的策略。

能明白古人的这 3 句箴言，就能明白什么是智慧。

智慧哪儿来

智慧的底层结构是"常识"。现代社会知识爆炸，但勤学苦读，即使不能说是"学富九车"，一车还是可以有的。然而，有知识未必有常识。所谓常识，就是平常生活中浅而易见的道理。然而，说它浅而易见，却又最容易被忽视、被遗忘，于是，在面对新情况，思考解决办法的时候，人们往往只是从大脑的记忆库中检索出有关的知识，却忘了应有的常识。这样也就没法把知识转化为智慧。用一句通俗的话来表达，就是"这样的思考与决策不接地气"，不接地气，就是忽视了具体现实，因此你知识再丰富，也还是没有智慧。

怎么判断自己有没有足够的育儿智慧呢？有3个衡量标准：

1. 当上帝为孩子打开一扇窗的时候，你有没有可能发现这扇窗，并且看到窗外的曙光？这个"上帝"没有宗教上的含义，只是用于说明生命的奥秘。孩子的能力发展是按照成长规律而有迹可循的。每一项能力都有一个学习的敏感期，也就是有个"机会窗口"。例如2岁左右的宝宝萌发自主意识，产生逆反心理，采用反向探索来检验自己的能力，有智慧的父母会接纳他的需求，以顺势引导提供孩子自主行为的时间与空间。相反，则是以管教的方式迫使孩子听话，扼杀了孩子的成长良机。

2. 孩子向你诉说他的需求时，你能不能看懂听懂，并做出适当的回应？由于语言表达能力的不足，或亲子沟通不良，孩子的需求经常是通过情绪特征表露出来，有智慧的父母能够及时判断出孩子的需要，给予正确的回应。相反，则会忽视而无作为，或错判而造成更多更难理顺的问题。

3. 当你向孩子表达某个期望或发出指示的时候，能不能表达得恰如其分？怎样才是恰如其分？就是态度、用词、语气都做到适时、适性、适能。该在怎样的情境下说？怎么说？能不能用孩子听得懂、愿意听的话语？怎么拿捏？都是智慧的体现。

《妈妈宝宝大百科》能给你哪些智慧

这套《妈妈宝宝大百科》是精选自《妈妈宝宝》杂志13年来的精华之作。《妈妈宝宝》自13年前应家长的需求而创办，集合了全国最为著名的数百位儿科医生、营养师、早教专家、心理咨询与情商指导专家，各自从专业的角度，本着适时、适性、适能的原则，费尽心力为妈妈们提供育儿指导与教养的策略。杂志的特色就在于杂，不像一般育儿专著的独沽一味，能够根据读者的需要和阅读特点，在提供专业知识的同时也侧重常识的结合，可以说都是"接地气"的指导。在传达科学育儿理念的同时，特别注重环境条件的配合，提供合理可行的操作指引，正是培养智慧妈妈的宝典。

《妈妈宝宝大百科》分为孕期、0～3岁、疾病3册，对数以万计的育儿困惑进行了剖析和解答，是值得妈妈们用心细读，并作为育儿的案头参考秘笈保存。不论你现在正在怀孕，还是已经有了宝宝，都可以作为家庭育儿的好帮手。

我强烈推荐这套书，就是想向妈妈们传达一个概念：你不可能也不必是一个全能妈妈，但你必须是个智慧妈妈。在面对育儿无小事的繁重任务时，无论吃穿住用，还是性格培养，这些关乎孩子健康成长的问题，总是时时都会遇上烦心的事。那么，怎样才能不盲目育儿？怎样才能气定神闲地面对育儿过程中可能发生的种种问题？掌握正确的养育智慧，你就能不受歪理邪说或脱离现实、不计后果的育儿理论及无效的育儿手段所误导，能够善于思考、耐心细心地把宝宝照顾得恰到好处。

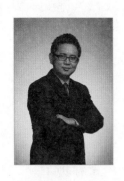

龚晓明

医学博士，妇产科自由执业医生，前北京协和医院妇产科、上海市第一妇婴保健院医生。

"上医治未病"，一个优秀的医生不仅仅要帮助患者解决病痛，还要重视患者的心理感受，尽量多做正确医学理论的普及。好的科普读物可以帮助我们答疑解惑，绕开生活中的雷区，不被谣言困扰，做一个心里"有底"的人。

孕妈妈是妇产领域的特殊人群，她们不是患者，却需要更加周到的照顾。孕妈妈的健康关乎到宝宝的健康发育，关乎到整个家庭的幸福，关乎到我们国家新一代的素质。我们团队也创建了一个帮助孕妈妈的APP"风信子"，它可以为孕妈妈提供科普知识，并跟全国各地的妇产医生交流。在21世纪，我们的大部分孕妈妈都已经具备了不断学习的能力，在这里我希望所有的孕妈妈能够主动吸取各种科学知识，包括健康孕育的科学知识，这可以看做是胎教的最重要部分。

关于这本书，如果孕妈妈可以静下心来细细阅读，可以了解到孕育过程中很多知识，帮助你解决常见的困惑，也能够更加顺畅地和您的产检医生进行沟通。

怀孕生子，总是每位女性人生最重要的时刻。漫漫40周，对于女性来说，是一段奇妙的旅程。

本书以女性独有的视角，以时间为主轴，从第一周到最后一周，详细讲述了孕妈妈身心的各种变化，胎儿的生长发育以及准妈妈在10个月内及生产、月子期间应注意的各种事项，事无巨细地提醒准妈妈们如何避免怀孕中出现的种种麻烦，如何全方位细心呵护自己和宝宝一起顺利度过10个月。

特推荐此书，并想对所有的孕妈妈说，享受这一过程，40周并不长。放松心情，找对方法，让我们和宝宝一起共同成长！

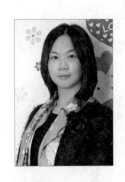

余高妍

儿科医生，知名公益科普作者。毕业于上海交通大学医学院，儿童保健硕士。先后学习工作于上海市环境与儿童健康重点实验室、上海市儿童医院、上海市儿童保健所。新浪微博 @ 虾米妈咪的微博，微信公众号：askmommy，搜狐自媒体：儿科医生虾米妈咪。

新手父母在养育孩子的过程中很容易陷入各种误区，关于生长发育的、关于母乳喂养的、关于看病用药的，等等。有的是来自于老人，有的是来自于网络，也有的是来自妈妈自己的理解。这就造成了很多错误育儿理念的应用和传播。当然，要求妈妈们像儿科医生那样专业并不现实，所以，深入浅出又科学详尽的育儿实操指南就成为了每个有孩子的家庭必备的工具书。

《妈妈宝宝育儿百科》结合了数十位孕育工作者的经验，从孕期的注意事项一直讲到孩子 3 岁，涵盖成长发育、健康、营养、教育等多方面的知识，内容很细致，又很温暖，相信一定会让更多家长受益。

EXPERTS 专家顾问团

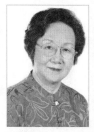
鲍秀兰

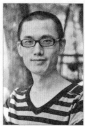
薄三郎

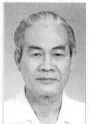
陈禾

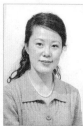
范志红

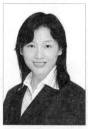
弓立新

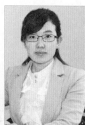
谷传玲

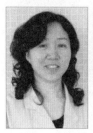
李月萍

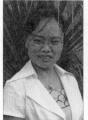
练丽丹

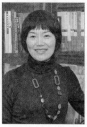
林薇

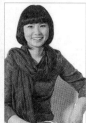
林怡

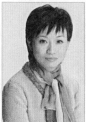
刘湘梅

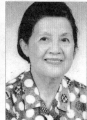
区慕洁

北京地区 Beijing

鲍秀兰
中国优生优育协会儿童发育专业委员会主任委员，中国协和医科大学儿科教授

薄三郎
博士，科学松鼠会成员，著有《健康流言终结者》

程凯
中医学博士，北京中医药大学副教授

郝爱勇
2011年百集"郝医生优生优育系列讲座"主讲人，《中国优生科学》执行主编，华东优生协会秘书长

冀连梅
北京和睦家康复医院药房主任

籍孝诚
北京协和医院儿科学教授

李红霞
北京世纪坛医院妇产科主任

李月萍
中华预防医学会早产儿优化发展工程宝篮贝贝优化中心主任，儿科主治医生

陆虹
北京大学护理学院副院长，硕士生导师

孙吉萍
首都儿科研究所附属儿童医院内科主任医师，教授，门诊部主任

孙淑英
首都儿科研究所内分泌科副主任医师

陶冶
北京大诚中医门诊部主任

王凯安
著名中医保健专家，世界中医药学会联合会美容专业委员会常务理事

王永午
上海长征医院儿科教授，主任医师，硕士生导师

吴霞
北京妇产医院主任医师

许鹏飞
中日友好医院儿科副主任医师

许怡民
北京和美妇儿医院妇产科主任医师，原北京复兴医院妇产科主任医师

于松
北京妇产医院产科副主任、主任医师

张思莱
原北京中医药附属儿科主任

赵天卫
妇产科主任医师，教授，原海淀妇幼保健院院长

郑景山
中国疾病预防控制中心免疫规划中心免疫服务与评

价室主任，公共卫生硕士生导师，副主任医师

周忠蜀
医学博士，中日友好医院儿科主任、主任医师，北京大学医学部兼职教授，中国协和医科大学博士生导师

童金狮
著名食品安全专家，环保专家，教授，国际食品包装协会常务副会长兼秘书长

范志红
中国农业大学食品科学与营养工程学院副教授，食品科学博士，中国营养学会理事

谷传玲
营养与食品卫生学专业硕士，国家二级公共营养师

刘遂谦
原北京新世纪儿童医院临床营养师，澳大利亚营养师协会认证指导营养师

马冠生
中国疾控中心副所长，博士生导师

王斌
国家二级公共营养师，北京营养师俱乐部成员

万之逸
资深时尚健康媒体人士，译作家，高级亚健康咨询师

文怡
美食节目主持人，美食畅

销书作家，"文怡美食生活馆"和"厨蜜网"的创始人

熊苗
北京营养师协会理事，国家高级营养讲师，央视健康节目嘉宾

杨月欣
中国疾病预防控制中心营养与食品安全所营养评价室主任，研究员，博士生导师

张召锋
北京市营养学会理事，北京市营养学会营养宣教分会主任委员

邹春蕾
出身于中医世家，国际注册营养师（新加坡），亚洲营养协会儿童营养中心理事

陈禾
亲子教育专家，心理咨询顾问

弓立新
中国青少年研究中心家庭教育研究所副所长，《少年儿童研究》杂志副主编，国家注册心理咨询师

练丽丹
中国家庭教育高级指导师，国家三级心理咨询师，中华家庭教育研究院副院长

高寿岩
红黄蓝教育机构副总裁，教研中心总监，北京师范大学学前教育硕士

林薇
中国教育学会儿童心理专业委员会学习障碍专业研究会副秘书长

刘湘梅
北京师范大学京师智早期教育研发及培训中心主任

区慕洁
中国优生科学协会理事，北京东城区计划生育协会理事

谢军
国际棋联女子委员会主席，心理学博士，教育学博士后

晏红
清华大学早教专家，中国家庭教育专业委员会常务理事，国家二级心理咨询师

章蓉娅
北京协和医院妇产科医师

王旭峰
北京营养师俱乐部理事长，中央电视台嘉宾，中国营养联盟副秘书长

钟凯
国家食品安全风险评估中心风险交流部副研究员

林怡
林怡育儿会所创办人，著《别以为你会爱孩子》《上幼儿园不用愁》等

顾中一
北京友谊医院营养科营养师，北京营养师协会理事

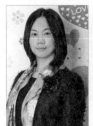
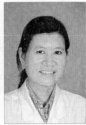
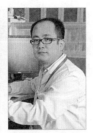

余高妍 　　徐灵敏 　　邹世恩

上海地区　　Shanghai

曹兰芳
上海交通大学医学院
附属仁济医院儿科主
任医师

邵肖梅
复旦大学附属儿科医
院主任医师，教授

余高妍
儿科医生，知名公益科
普作者，毕业于上海交
通大学医学院，儿童保
健学硕士

徐灵敏
儿科主任医师，复旦大
学附属中山医院青浦
分院儿科主任

袁坚
复旦大学文学博士，多
家亲子杂志撰稿人，儿
童教育咨询

陶黎纳
上海市疾病预防控制
中心免疫规划科主管
医师

张伟利
上海交通大学附属新
华医院主任医师，儿科
教授

邹世恩
复旦大学附属妇产科
医院主治医师，临床医
学博士

蒋一方
上海交通大学附属儿童
医院营养研究室主任

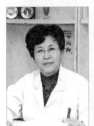
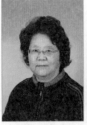
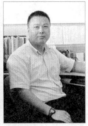

曹兰芳 　　邵肖梅 　　陶黎纳

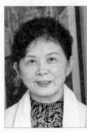
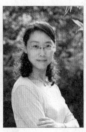
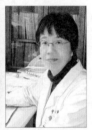

王玉玮 　　叶萱 　　张葆青

山东地区　　Shandong

王玉玮
山东大学齐鲁医院原
小儿内科主任医师

张葆青
山东中医药大学儿科
副教授，硕士生导师，

山东省中医院儿科副
主任

尹振尧
儿科教授，主任医师，
硕士生导师，中华医学
会儿科分会成员

叶萱
艺术学硕士，著有《纸
婚》《红领：玻璃城》
《同桌的距离有多
远》

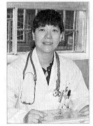
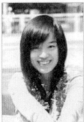
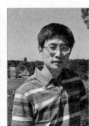
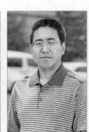
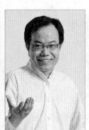
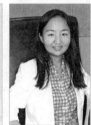

刘海燕 　　咪蒙 　　少个螺丝 　　王兴国 　　武志红 　　杨杰

其他地区　　Else

李清晨
哈尔滨儿童医院心胸外科主
治医师

咪蒙
文学硕士，专栏作者，媒体编辑

李霞
中医儿科博士，山西省中西

医结合医院儿科主治医师

刘海燕
西安交通大学附属二院儿科
主治医师

张树剑
医学博士，知名中医学者，南
京中医药大学副教授

云无心
美国普度大学食品工程博
士，科学松鼠会成员

王兴国
大连市中心医院营养科主任，
大连市营养学会副秘书长

胡萍

儿童和青少年性健康教育专
家及家庭教育专家

魏伟
医学博士，南京军区南京总
医院儿科副主任医师

少个螺丝
科学松鼠会成员，中国科普

作家协会成员

杨杰
教育学硕士，著有《让孩子心
悦诚服》

武志红
心理学家，咨询师，著有《为
何会伤人》

目录

最常见的不适：

呼吸道疾病 18

感冒 18
西医：别乱用感冒药 18
中医：分清寒热再用药 21

发烧 23
婴儿体温的 4 个"特殊" 23
如何帮宝宝调节体温 25
体温别量错了 26
3 步走，不给宝宝当"庸医" 28
到底是病毒还是细菌 29
物理降温真的管用吗 29
需要就医的 8 种情况 31
关于发热的疑惑 32

咳嗽 34
为什么宝宝总咳嗽 34
咳嗽了怎么护理 35
长期咳嗽要小心这些病 36
注意过敏性咳嗽 38

支气管炎 40
起病急的小儿支气管炎 40
中西医治疗支气管炎 41
居家护理 6 方面 42
饮食宜忌 4 方面 43
做好 6 方面，远离支气管炎 43

肺炎 44
细菌性肺炎 44
支原体肺炎 45
病毒性肺炎 46

流行性腮腺炎 47
什么是流行性腮腺炎 47
对症治疗 6 项注意 48
居家照护 3 要点 48

水痘 48
认识水痘 48
水痘的疹子有何不同 49
水痘应该怎么治 49
宝宝长了水痘，妈妈护理很重要 50
预防工作要重视 50
打过水痘疫苗，还会感染吗 50

猩红热 51
认识猩红热 51
猩红热的发病过程 51
居家照护 5 要点 52
猩红热预防 3 要点 53

哮喘 54
认识哮喘 54
哮喘治疗要注意 55
生活护理要做好 55
重视三级预防工作 56

呼吸异常 57
哪些情况属于呼吸异常 57
3 方面判断呼吸异常 57

呼吸异常的危险　58

呼吸窘迫综合征的症状　58

怎样预防新生儿呼吸窘迫综合征　58

急性喉炎　59

为什么孩子易被喉炎侵袭　59

是谁引发了急性喉炎　60

喉炎让宝宝如此难受　60

治疗需及时　60

做好第一线预防工作　61

扁桃体炎　61

急性扁桃体炎的家庭护理　61

爱化脓的扁桃体　62

扁桃体到底切不切　62

百日咳　63

不同阶段，症状不同　63

预防接种是最好的预防方法　64

居家预防 4 重点　64

最常见的不适：

皮肤及出疹类疾病　65

黄疸　65

新生儿黄疸是怎么回事　65

宝宝为什么会出现黄疸　66

中医辨证黄疸有方法　67

新生儿黄疸怎么治　67

怎么护理宝宝　67

预防黄疸，从孕期开始　68

单纯性疱疹　69

什么是单纯性疱疹病毒　69

怎样治疗单纯性疱疹病毒　69

新生儿中毒性红斑　70

认识新生儿中毒性红斑　70

新生儿粉刺（痤疮）　70

新生儿也会长粉刺　70

血管瘤　71

认识新生儿血管瘤　71

乳痂　71

新生儿乳痂要不要留　71

如何去除乳痂　71

粟丘疹　72

认识粟丘疹　72

脂溢性皮炎　73

认识脂溢性皮炎　73

脂溢性皮炎和过敏　73

尿布疹　73

几乎每个宝宝都要中招的尿布疹　73

导致尿布疹的原因　74

尿布疹要不要上医院　74

宝宝得了尿布疹怎么办　74

这不是尿布疹，这是念珠菌感染　75

毛囊炎　76

什么是毛囊炎　76

得了毛囊炎怎么办　76

怎样才能避免毛囊炎　76

蒙古斑　76

宝宝最常见的胎记　76

湿疹　77

反反复复的湿疹　77

湿疹护理 10 项注意　77

幼儿急疹 80

逃不掉的幼儿急疹 80

如何判断到底是不是幼儿急疹 80

出现下列情况要立即就医 81

家庭护理 5 项注意 81

传染性软疣 82

什么是传染性软疣 82

如何治疗才有效 82

荨麻疹 82

不请而至的荨麻疹 82

出现下列症状应马上就医 83

舌舔皮炎 83

每到冬天都会有的舌舔皮炎 83

脓疱疮 83

像水痘一样的脓疱疮 83

脓疱疮的治疗 84

居家调护 6 招 84

过敏性紫癜 85

不可掉以轻心的过敏性紫癜 85

过敏性紫癜的类型 85

过敏性紫癜的治疗 86

干燥性瘙痒 86

干燥引起的瘙痒 86

日光性皮炎 86

什么是日光性皮炎 86

晒伤之后要及时处理 87

痱子 87

恼人的痱子 87

痱子也有很多种 87

痱子不同，护理也不同 88

痱子重在预防 88

皮肤皲裂 88

宝宝也会皮肤皲裂 88

皲裂之后怎么办 89

怎样预防手足皲裂 89

冻疮 89

容易复发的冻疮 89

防止冻疮关键在预防 90

最揪心的不适：

消化道疾病 91

便秘 91

硬邦邦的便便从哪儿来 91

给便秘下个具体的定义 92

抓住宝宝便秘的蛛丝马迹 92

给宝宝通便，你得这样做 93

便秘的药物选择：开塞露和乳果糖 94

这样做，预防便便硬邦邦 95

腹泻 95

宝宝为何拉肚子 95

这样做，可以让腹泻停止 96

脱水最可怕 97

腹泻的食疗小方 97

看病时，你该向医生说什么 98

预防是最好的照顾 98

腹痛 100

什么是功能性腹痛 100

找出腹痛的元凶 100

中医药巧治腹痛 101

西药来帮忙 103

各种腹痛大集合 103

腹胀 106

新生儿肚子大正常吗 106

腹胀，看看是不是这些病 107

这样做，小肚肚就不胀了 108

手足口病 109

手足口病发病经过 109

手足口病发热特点 110

4 个传播途径 110

治疗注意中西医结合 110

家庭护理 3 措施 112

7 方法科学预防 112

疱疹性咽峡炎 113

为什么孩子容易被侵袭 113

注意这些临床表现 113

注意与这些口腔问题相鉴别 114

疱疹性咽峡炎的对症治疗 114

居家护理很重要 115

积极预防，不让病毒有机可乘 115

肠套叠 115

什么是肠套叠 115

肠套叠的症状及发病经过 116

以下情况要立即就医 117

肠套叠入院护理 117

肠套叠家庭护理 118

先天性幽门狭窄 119

出现这些症状要小心 119

确诊依据 119

及时治疗是关键 120

家庭护理要仔细 120

呕吐 120

什么原因会引起宝宝呕吐 120

呕吐后怎么给孩子喂食 121

呕吐时，我们常用哪些药 121

有这些症状要马上就医 122

妈妈需要注意的事项 123

痢疾 123

正确判断宝宝的脱水情况 123

拉肚子伴随发烧怎么办 124

妈妈要做的 124

预防菌痢，大人也要注意 125

疝气 126

脐疝气 126

腹股沟疝气 127

最易被忽视的不适：

五官科疾病 128

中耳炎 128

为什么会得中耳炎 128

中耳炎的症状表现 129

得了中耳炎之后 129

你不知道的中耳炎迷思 130

预防鼓膜穿孔 130

鹅口疮 131

什么是鹅口疮 131

鹅口疮该如何治疗 132

5 招预防鹅口疮 132

斜视 133

假性斜视 133

真性斜视 133

不良习惯导致斜视发生　134

早期发现很重要　134

弱视　134

宝宝弱视 4 种状况　134

治疗弱视 3 项注意　135

听力低下　136

出生后的听力筛检很重要　136

耳聋风险还可以基因检测　137

如何察觉听力障碍　137

避免听觉伤害　138

最容易犯的护耳错误　139

结膜炎　139

宝宝揉眼睛小心红眼病　139

得了结膜炎怎么办　140

勤洗手预防红眼病　141

口腔溃疡　141

这些症状，提示宝宝可能长了口疮　141

口腔溃疡、口腔疱疹，各种口疮要分清　143

宝宝口疮对症治疗　143

先天性青光眼　143

先天性青光眼的蛛丝马迹　143

确诊后务必及时治疗　144

先天性青光眼的预防　144

鼻炎　144

清算 8 种鼻炎　144

怎样预防鼻炎的反复发作　147

如何区别是感冒还是鼻炎　147

怎样用盐水清洗孩子鼻腔　148

霰粒肿　148

得了霰粒肿宝宝眼睛会有什么表现　148

霰粒肿不会影响视力　149

治疗霰粒肿，热敷很有效　149

局麻还是全麻　149

麦粒肿　149

宝宝眼睑为何易长麦粒肿　149

得了麦粒肿如何治疗　150

新生儿泪囊炎与麦粒肿的区别　150

倒睫　151

倒睫的原因和表现　151

宝宝倒睫怎么办　151

最难以启齿的不适：

泌尿系统疾病　152

肾炎　152

引发肾炎的罪魁祸首　152

如何及时发现肾炎"苗头"　153

对症治疗，清除感染源　153

宝宝得了肾炎，妈妈能做什么　154

阻止肾炎来袭，护理最重要　155

鞘膜积液　155

鞘膜积液的分类　155

鞘膜积液的表现　156

鞘膜积液的治疗及预后　156

包皮过长　157

宝宝有没有包皮过长　157

包皮一定要切除吗　157

什么情况下需要切除小儿包皮　157

什么是小儿化脓性包皮龟头炎　158

包皮球囊扩张术后要注意什么　158

包皮环切以后需要注意什么　159

泌尿道感染 159

感染的原因 159

泌尿道感染的症状 160

3 种治疗方式 160

照护预防很重要 161

5 方法预防感染 161

隐睾症 163

什么是睾丸未降 163

宝宝睾丸正常吗 163

睾丸未降怎么治疗 163

最适合的手术方法是什么 164

手术后如何护理宝宝 164

促进睾丸下降，妈妈们该注意什么 165

尿道下裂 165

尿道下裂的表现 165

如何治疗尿道下裂 166

一次手术就可以成功吗 166

手术之后护理需要注意什么 166

手术后怎样清洁手术切口 167

术后什么时间去复查 167

最凶险的不适：

循环及血液系统疾病 168

先天性心脏病 168

先心病的类型 168

先心宝宝有哪些表现 169

掌握最佳治疗时间 169

先心宝宝家庭护理法则 169

先心病合并呼吸道感染怎么办 170

心肌炎 171

找出心肌炎的元凶 171

留意心肌炎的信号 172

正确鉴别早搏 172

及时治疗心肌炎 173

恢复期饮食最重要 173

配合医生做好治疗 174

血友病 174

血友病并不是传男不传女 174

经常出血要注意 175

重视血友病的并发症 176

治疗血友病，输血 + 药物 176

居家防治是血友病预防第一关 177

血友病的孩子怎么吃 177

白血病 178

什么是白血病 178

白血病的 4 种早期表现 178

妈妈们如何才能早期发现 179

谁是白血病的罪魁祸首 179

白血病真的是不治之症吗 180

怎样护理白血病宝宝 181

该如何阻挡白血病 182

贫血 183

你家宝宝贫血吗 183

补血——食补最适合宝宝 184

美味又营养的补血食谱 185

防止贫血，重在预防 185

川崎病 186

不要把川崎病当成普通感冒 186

如何治疗川崎病 187

川崎病 Q&A 187

蚕豆病 188

蚕豆病是一种遗传病　188

如何发现宝宝遭遇蚕豆病　188

蚕豆病治疗起来困难吗　189

如何预防蚕豆病　189

蚕豆病宝宝的护理　190

败血症　191

什么是新生儿败血症　191

如何第一时间发现感染征兆　191

败血症的合并症　192

治疗，抗菌供氧为主　192

做好消毒工作，避免新宝宝感染　193

最外显的不适：
运动系统疾病　194

先天性足内翻　194

足内翻，宝宝的脚会这样　194

治疗越早越好　195

如何给宝宝的小脚做康复　195

手术后的注意事项　196

先天性髋关节脱位　196

确诊先髋，宝宝应该做哪些检查　196

这些表现，让你及早发现先髋　196

年龄越小，治疗效果越好　198

治疗后，妈妈怎么护理　198

脱臼　199

肩关节脱位　199

肘关节脱位　199

桡骨小头半脱位　200

斜颈　200

哪些宝宝是高危人群　200

这些表现要当心　201

家长如何早期发现　201

需要医生要做的处理　202

脊柱弯曲　202

宝宝脊柱的发育过程　202

脊柱侧凸　203

如何发现脊柱侧凸　203

脊柱侧凸一定要手术吗　203

先天性脊柱裂　204

脊柱裂能预防吗　204

O 型腿　205

症状随年龄增长而消失　205

异常情况需要医生诊断　205

宝宝 O 型腿，家长怎么办　206

最忧心的不适：
神经系统疾病　207

脑膜炎　207

脑膜炎有哪些症状　207

脑膜炎感染类型　208

有疫苗吗　209

乙脑　209

传染源和传播媒介症状　209

乙脑的表现症状　209

如何区分乙脑和感冒　209

怎样远离乙脑　210

高热惊厥　210

怎样应对高热惊厥　210

不要对医生隐瞒家族史　211

高热惊厥重在预防　211

这些情况，有可能不是高热惊厥 212

惊厥的孩子，慎用疫苗 213

癫痫 213

警惕孩子的这些表现 213

控制癫痫，从记日志开始 214

癫痫用药，不可随意增减 215

家有癫痫宝宝，妈妈需注意215

急救处理要学会 215

脑瘫 216

如何识别脑瘫倾向 216

7 项姿势反应自测 217

如何预防脑瘫 218

多动症 219

多动症的致病因素 219

多动症的临床表现 219

多动症的治疗方法 220

走出 5 个治疗误区 221

居家护理 4 项注意 221

好动不是多动症 222

自闭症 223

沉默天使从何而来 223

沉默天使都有哪些表现 223

宝宝是哪种"天使" 224

加强行为疗法 225

不要这样做 227

防烫伤妈妈谨记 228

跌落伤 228

头部受伤 228

骨折与脱臼 229

大量出血 229

夹伤、划伤 230

夹到手指 230

划擦伤 231

窒息、异物 232

窒息 232

耳朵进入异物 233

鼻子进入异物 233

眼睛进入异物 233

触电 234

隔离电源 234

查看电灼伤程度 234

休克 235

诱因 235

症状 235

如何处理 236

居家安全自查表 237

最防不胜防的不适：

意外伤害 226

烫伤 226

5 大处理步骤，牢牢记住 226

注意事项 227

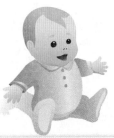

最常见的不适

呼吸道疾病

呼吸道疾病是婴幼儿时期最常见的不适，感冒、咳嗽、发烧……虽说都是小病，却往往让家长们不知所措。这一章节，我们就来盘点一下宝宝最常见的呼吸道异常，并提出有效的解决方案，让家长们在遇到宝宝呼吸道疾病时，不再手忙脚乱。

感冒

家长都害怕宝宝会反复感冒，有的家长偶尔听到孩子咳嗽一声就十分紧张。感冒了就要去医院，孩子是最不愿意去医院的，如果需要打针总免不了哭闹一番，不但孩子难受，家长也是心疼无比。但是仅仅担心难受是起不到任何作用的，家长要学会一些预防感冒和疾病护理的知识，才能让宝宝和家人远离感冒。

西医：别乱用感冒药

分清病毒性还是细菌性

感冒90％左右由病毒引起，病毒引起的感冒可自愈，5~7天病毒可以被身体自主清除，伴随产生的流鼻涕、咳嗽等症状可能会持续14天左右，有些人的咳嗽可能时间会更长些。感冒通常不需要使用抗病毒的药物，如金刚烷胺、利巴韦林等（流感除外，甲流初期可以选用抗病毒药奥司他韦）。老百姓常用的所谓"消炎药"（即抗生素）如阿莫西林等是用来治疗细菌感染的，对病毒感染没有作用，吃了反倒容易引起腹泻、皮疹、过敏等副作用，同时也容易加速细菌耐药，产生超级耐药细菌。

2岁以下，不建议使用感冒药

感冒一般建议多喝水、多休息，清淡饮食。欧美等国不推荐2岁以下儿童用感冒药，有3点原因：

1. 感冒药在2岁以下儿童身上做的研究很少，通常根据成人剂量推算儿童剂量不科学，无法保证用药安全；

2. 儿童感冒药常常是多种有效成分组合在一起的复方制剂，含抗过敏的扑尔敏、减鼻黏膜充血的伪麻黄碱等成分，一旦过量会致命；

3. 儿童的感冒多由病毒感染引起，一般病程5～7天，感冒药不会缩短病程。不过感冒引起的流鼻涕、咳嗽等症状通常会影响患者的生活质量，因此对于2岁以上的儿童及成人，可以适当选择感冒药减轻症状，缓解不适感觉。

2岁以上，对症下药

药店里的西药感冒药成百上千种，如何选择感冒药常常让人无所适从。事实上，感冒药的品种虽多，但不同品种所含的有效成分大同小异，熟悉这些有效成分比记住感冒药的商品名更重要。西药感冒药里的有效成分无外乎下列5类：抗过敏成分；减轻鼻黏膜充血的成分；解热镇痛抗炎成分；祛痰成分；镇咳成分。

1 **流鼻涕、流眼泪、打喷嚏**
可选用含抗过敏成分的感冒药，这类成分包括马来酸氯苯那敏（即"扑尔敏"）或者氯雷他定等。前者有犯困的副作用，后者不会使人犯困。

3 **发烧、头痛、关节痛**
可选用含解热镇痛抗炎药物成分的感冒药，这类成分包括对乙酰氨基酚、阿司匹林、布洛芬等。

2 **有痰**
可选用含祛痰成分的感冒药，这类成分包括愈创木酚甘油醚、乙酰半胱氨酸、氨溴索等。

4 **鼻塞、鼻黏膜充血**
可选用减轻鼻黏膜充血成分的感冒药，这类成分主要指伪麻黄碱。由于这个成分可以被用来提炼冰毒，目前国家对含此成分的感冒药实施限制购买政策。

5 咳嗽

可选用含止咳成分的感冒药，包括右美沙芬、可待因等。

市售的复方感冒药无非是上述五类成分的不同排列组合：比如"艾畅"是止咳成分和减轻鼻黏膜充血成分的组合；比如"惠菲宁"是减轻鼻黏膜充血成分、止咳成分和抗过敏成分的组合；比如"泰诺儿童感冒糖浆"是抗过敏成分、减轻鼻黏膜充血成分、解热镇痛抗炎成分和止咳成分的组合。

妈妈Q&A

Q 如果宝宝几种感冒症状同时存在，那是分别选择对症的单一成分的感冒药，还是选择复方感冒药呢？哪种效果更好？

A 当需要感冒药来缓解症状时，尽量只吃一种药，针对症状选择含有相应治疗成分的药品，能选择单一成分的尽量用单一成分药品。多个症状同时出现时，要针对症状选择含有相应治疗成分的复方感冒药。含有同类成分的不同感冒药不要同时服用，比如"艾畅"和"惠菲宁"，同服可导致伪麻黄碱过量。

Q 对付病毒性感冒，可以用专门抗病毒的感冒药吗？

A 国外的循证医学研究表明，抗病毒成分"金刚烷胺"对感冒病毒基本无效，感冒病毒对它耐药严重，因此国外不再把这个成分添加到复方感冒药中。中国药监部门已要求含"金刚烷胺"的感冒药修改说明书，对于可用于儿童、也可用于成人的氨酚烷胺胶囊，将"5岁以下儿童应在医师指导下使用"修订为"5岁以下儿童不推荐使用"，在"禁忌"项中增加"因缺乏新生儿和1岁以下婴儿安全性和有效性的数据，新生儿和1岁以下婴儿禁用本品"。

Q 听说如果一开始是病毒性感冒，之后也会有合并细菌感染的可能，那能不能使用抗生素提前预防一下呢？

A 感冒主要是由病毒引起的，只有少数会合并细菌感染。抗生素不是疫苗，不能因为怕合并细菌感染而预防性使用抗生素。另外想要提醒的是，如果感冒后合并了细菌感染，医生明确诊断的情况下应该及时使用抗生素治疗，使用抗生素是应该遵医嘱足量足疗程使用，不能随意停药。

中医：分清寒热再用药

中医讲的小儿感冒是现代医学所称的急性鼻炎、咽炎、扁桃体炎等上呼吸道感染的统称，主要由病毒感染引起，少数由细菌感染引起，并与小孩的体质强弱、营养状况有关。由于小儿脏腑之气不足，抗病能力较差，当气候急骤变化或护理不当时，外邪便乘虚侵入而发病。

平时大家了解的都是风寒和风热感冒，还有一种常见的小儿感冒为肺热感冒，主要是在内邪与外邪相互作用下发生的。内邪是肺热，就是人们通常所说的"上火"，外邪就是外感风寒之邪，就是通常所说的"受凉"。二者在体内越积越重，就形成了外寒内热。在肺热感冒的发生过程中，"上火"（肺热）是根本，因此应及时清除肺热。

风寒感冒治疗3法

风寒感冒是由于风寒之邪外袭、肺气失宣所致，症状可见发热轻、怕冷怕风、无汗、鼻塞、流清涕、咳嗽、吐稀白痰、口不渴或渴喜热饮、头痛、周身酸痛、食欲减退、大小便正常、舌苔薄白。

1 药物治疗

患风寒感冒时宜用辛温解表的药物，常选用麻黄、荆芥、防风、苏叶等解表散寒药。可以给孩子服用感冒清热冲剂，每次服用 1/4 ~1/2 袋，每日 2 ~ 3 次。其他的药物还有荆防败毒散、感冒软胶囊、风寒感冒冲剂、小儿清感灵片、清宣止咳颗粒、小青龙冲剂、柴胡饮冲剂等，都可以在医生指导下给宝宝服用。

2 饮食注意

宝宝患风寒感冒时，要特别注意日常饮食上的一些禁忌，要忌食生冷寒凉食物和寒凉性的瓜果，如西瓜、梨、香蕉、猕猴桃等。还要忌食酸味、涩味的食物，如食醋、酸白菜、泡菜以及山楂、乌梅、酸枣等酸性果品。

3 食疗调理

风寒感冒时很多食物都有很好的治疗和预防作用，如生姜、葱白、豆豉等，可以用下面的方法将其制作成一些饮料给宝宝喝。

1. 带皮鲜生姜 3 ~ 5 片，红糖 15 克，煎成汤趁热给宝宝服用，以身体微微出汗时效果最好。

2. 糯米 50 克，连须葱白 2 根，生姜 5 片，先煮糯米，快熟时放入已经捣烂的葱白和生姜，同煮片刻后趁热给宝宝服用。

3. 淡豆豉 10 克，葱白 20 克，将二者同放入锅内煎汤，熟时加入少许红糖，趁热给宝宝服用，出汗即可。

风热感冒治疗3法

风热感冒是由于风热之邪犯表、肺气失和所致，症状表现为宝宝发烧重，但怕冷怕风不明显、头胀痛、有汗、咽喉红肿疼痛、咳嗽声重、痰黏稠或黄、鼻塞、流黄浊涕、口渴喜饮、舌尖边红、大便干、小便黄、舌苔薄黄或黄厚。

1 药物治疗

风热感冒时宜用辛凉解表的药物,常选用菊花、薄荷、桑叶等,还可选用银翘散、桑菊感冒片、板蓝根冲剂、小儿清咽冲剂、风热感冒冲剂、清热解毒口服液、健儿清解液。2岁以下的宝宝宜选用小儿感冒宁糖浆、葫芦散、小儿保泰康颗粒、小儿热速清口服液；2岁以上的宝宝宜选小儿感冒冲剂、咽扁冲剂、银黄口服液等。咽喉肿痛明显者可以配服双黄连口服液或银黄口含片。

2 饮食注意

孩子患了风热感冒后要注意忌食酸涩食品,如食醋、酸菜、酸葡萄、酸梨、李子、柠檬、山楂及柿子、石榴等蔬菜果品之类。其次要忌食辛热食物,如大葱、姜、辣椒、大蒜、韭菜、茴香、芥菜等辛温的调料和蔬菜,龙眼肉、大枣、栗子、核桃、杏等温热性的果品也不要给孩子吃。同时还要忌食肥甘厚味(即油腻肉食),中医讲"热病少愈,食肉则复,多食则遗(留有后遗症之意)",即热性疾病患者或热性疾病刚刚有消退之势时,进食油腻则使疾病迁延不愈,且能使疾病反复发作或出现后遗症。

3 食疗调理

宝宝患了风热感冒时,可以吃辛凉清淡的食品,如菊花、茶叶、白菜、白萝卜、甜梨、甜橙等,同时这些食物还有很好的清热作用,妈妈们可以制作一些饮料给孩子喝,帮助孩子康复。

1. 菊花10克,茶叶少许,煎水当茶饮。
2. 大白菜50克,白萝卜(或胡萝卜)50克,切成细丝给宝宝做成汤,趁热服用。
3. 甜梨或甜橙1个(约200克),榨成果汁让宝宝喝,每日1~2次。
4. 西瓜1个,去皮和瓜子,将瓜瓤搅碎,每次服数勺,每日数次。
5. 乌梅100克去核,加水500毫升,煎至200毫升,去渣后加入白糖25克,冷却后给宝宝喝。

清除肺热3方法

肺热感冒是由于热邪积聚、寒邪外感所致,症状主要表现为早晨起床有大量眼屎、口臭较重、咽部干痛红肿、口唇发红、舌尖红以及有溃疡、地图舌（舌苔出现块状剥脱，像地图一样不规则）、大便干硬臭（2天1次大便或数日1次）。

1 药物治疗

肺热感冒时可以给宝宝选择清热解毒口服液、小儿清肺化痰口服液、小儿清热止咳口服液、王氏保赤丸、七珍丹，还可以选用防风通圣丸或黄连上清丸。

2 饮食注意

水可以治火，让宝宝多饮水，多排小便，可以促进火热之邪的排出。饮食要清淡、适量、易消化，否则容易造成食积，食积易化火，能加重体内热邪的积聚。严禁食用助火的食物或者药物，如羊肉、狗肉、海胆、榴莲、膨化食品、烧烤、辛辣调料、人参、海参等。

3 验方调理

1. 麦冬、生地、玄参各30克，罗汉果1个，加冰糖2小块，加水煎至500毫升，代茶饮，每日1剂。此方既能清热，又能通便，味甜不苦，十分适合预防感冒时服用。

2. 肺热感冒时还可服用一些凉茶，因为凉茶中多含有金银花、苦丁茶等清热解毒的中药。

比较常见的小儿感冒可以在家处理，但是当孩子的病情比较重时，尤其在流感盛行时，就不能掉以轻心，一定要带孩子到医院诊治。

发烧

冬春交替时分，天气变化快，早晚温差大，稍不留神宝宝就容易感冒、发烧。不管是否去医院，最终还要靠妈妈贴心的护理，宝宝才能康复。发热是儿童疾病中最常见的一种临床表现，原因很多。不同个体小儿的体温略有差异，同一个体不同时间也有差异，每天体温波动在1℃之内也属常态，故体温稍有增高并非全有意义，但体温超过基础体温1℃以上时，可以认为是发热。

婴儿体温的4个"特殊"

Special 1 正常体温比成人高

成人平均体温为36.0~37.0℃，婴儿平均体温为36.3~37.5℃（肛温波动在36.9~37.5℃之间，舌下温度较肛温低0.3~0.5℃，腋下温度为36~37.4℃），要高于成人。这是因为，婴儿新陈代谢比成人快，体内产生的热量也比成人多。另外，婴儿的皮下脂肪比成人少，皮肤也比成人薄，体内的热量很容易透过皮肤传递到体表，当体表被衣服或被子覆盖时，温度就比较高。

Special 2 体温调节发育不完全

婴儿体内掌控体温调节功能的自律神经和体温调节中枢还在发育中，尚未成熟。因此，婴儿不会根据外界环境自如地调节体温以适应温度变化，更容易被环境温度左右体温。另外，婴幼儿皮肤角质层薄，皮下有丰富的血管网，血流量相对较大，散热较多，其体温调节功能较差，过冷或过热的环境中都容易使孩子着凉或受热。炎热天气或包裹过多，体温会轻度升高，但一般不会超过37.5℃；寒冷天气或温度较低的空调房间，体温可降至36℃或再低些。

所以在判断婴儿体温是否正常时，不能以成人的体温为标准。每个人的基础体温不一样，而且，每个人一天之内的体温会随着身体和生活状况而改变。进食、活动后体温会有轻度升高，且活动量与体温升高呈正相关。为了了解本身体温状况，建议平时就经常测量体温，了解宝宝的体温变化规律。

Special 3 婴儿的体型不利于体温调节

不从发育的角度，单从体型来看，也可以理解为什么婴儿的体温调节能力比成人更容易受到外界影响。我们都知道这样一个道理，在加热相同的食物时，体积小的要比体积大的温度升高更快，更省时。同理，婴儿也是如此。婴儿单位体重的体表面积是成人的3倍，当体温较高时，热量更容易散发到外界，而当体温较低时，外界的温度也更容易传递给婴儿。这就是为什么体型小巧的婴儿比成人更容易受外界温度影响。

Special 4 一天中体温何时会改变?

1 不吃早饭,体温低

人们从饮食中摄入的能量在体内转化成热量，进而使体温上升。也就是说，体温保持恒定的其中一个必要条件是饮食中摄入充足的能量。夜晚体温降到最低，早上醒来如果不吃早饭，能量供应不足，体温就难以升至正常。不仅是成人的早餐，婴儿早上喝奶也一样必不可少。

2 犯困时,体温会升高

体温调节中枢和掌管睡眠的大脑有一部分区域是重叠的，因此，当大脑发射出睡眠信号时，手脚的血管就会扩张，皮肤温度就会升高。所以宝宝睡前体温有所上升是正常的。

3 作息不规律,体温易变化

宝宝出生后，从最初的昼夜不分，到体内逐渐形成较为分明的昼夜节律。体温同样也受昼夜节律的影响，正常情况下，体温在清晨4~5时达到最高，在夜晚2~4时达到最低。如果作息经常发生改变，难以形成规律，那么体温的变化也会被打乱，譬如在体温本应升高的中午出现体温降低的现象。

如何帮宝宝调节体温

婴儿需要外界帮助调控体温

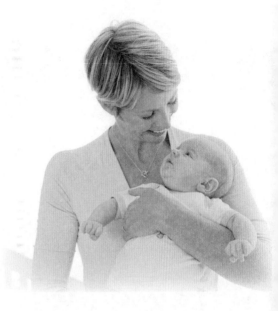

　　小婴儿由于体表面积相对较大，皮肤层薄，皮下脂肪少，血管丰富，散热较多，所以对于外界气温的适应能力是很差的，需要在今后的生活当中通过不断地调节体温来适应外界不断变化的温度。如果孩子在不断地经受寒冷的训练，那么皮肤就会很好地适应，因而就会减少生病。但是如果小婴儿一直生活在一个恒温的环境中，体温调节中枢没有这方面的训练，那么孩子因为温差的变化不适应，进而造成抵抗力的降低。大人应多留意宝宝的体温变化，通过接触冷空气、增减衣服、开关窗户、使用空调及电暖设备等方法来帮助婴儿更好地调节体温，拥有较强的耐热和耐寒能力。

利于体温调节的几种做法

1 耐寒力从小培养

　　人体对于不同的气温因为先天遗传和后天的生活习惯的不同，也表现出不同的适应能力。生活在北方的孩子可能抗寒能力比南方的孩子强，生活在南方的孩子抗炎热的能力就比北方孩子强。也就是说，孩子的耐寒能力是可以通过后天锻炼强化的。2~3 个月的婴儿可以穿单薄、宽大、透气的衣服，让孩子通过肥大的衣服能够亲密接触空气。温暖的季节，可以打开窗户，在阳光照射下，给孩子解开衣服，露出一部分皮肤，暴露 1~2 分钟，以后逐渐暴露得多一些，并且逐渐延长时间。

2 开窗通风，增强抵抗力

　　宝宝在室内待久了，需要经常通风。通风不仅有利于帮助调节婴儿体温，对预防疾病也很重要。最好每 1 小时开窗通一次风，将室内污浊的空气与室外新鲜空气交换一下，降低患病几率。注意通风时间避开早晚上下班高峰期，如果赶上雾霾天，可以在通风后打开空气净化器，提高空气洁净度。

3 衣物避免太过紧身

　　牛仔裤、紧身毛衣等紧紧箍在身上的衣服，容易抑制宝宝排汗，也会对自律神经的活动造成影响，同时对宝宝的身体发育也不利。

4 不能一味穿太少

相比一直处在同一温度的环境里，处在温度不断变化的环境中更有利于婴儿体温调节机能的发育。但是，婴儿对温度较为敏感，在气温较低的环境里一味追求少穿很容易着凉生病，因此，应配合季节和温度变化适当增添衣物，在气温比较稳定的时期可以适当少穿些。

5 可以不穿袜子

婴儿小手和小脚丫的体温调节能力相对较高，平时可以不必给宝宝穿袜子。冬季除外，宝宝冬季手脚容易受凉，引发感冒等其他问题，因此冬季在室内活动时最好穿着袜子。

6 穿吸汗性好的内衣

冬季最好给宝宝穿内衣，如贴身的保暖衣，内衣和外衣之间隔着空气，保暖很有效果。另外，内衣最好吸汗性、透气性佳。宝宝活动量大，容易出汗，衣服如果透气性好，热度可以散发出来，也有助于宝宝体温的调控。

体温别量错了

量体温，别只在发热时

抱着宝宝时，总能感受到宝宝身体传递过来的热度，暖暖的像个小火炉。在宝宝身体健康的时候，宝宝的体温通常不会引起大人的注意，当被问及宝宝正常体温是多少时，很多父母回答不上来。只有当明显感觉到宝宝发热时，才会拿出体温计给宝宝测量体温。其实，了解正常状态下宝宝的体温也是非常重要的，宝宝的体温很容易受环境的影响而发生改变，不了解宝宝体温的变化规律，比如婴儿体温本来就比成人高等等，就难以辨别真正的体温异常情况。所以，父母应该了解有关体温的基本常识，经常监测宝宝的体温变化。

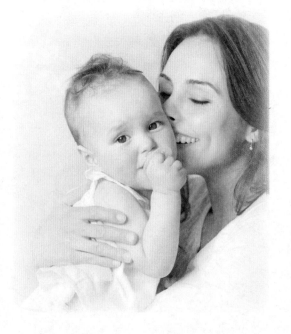

注意这3点，测得更准确

有没有发现，自己在家测量宝宝的体温数值和在医院测的不一样? 这可能是你使用的温度计和测量的方法有问题。

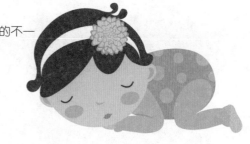

1 什么时间测

宝宝体温在一天中是变化的，不同时间测得的体温数值也并不相同。但由于每天的作息具有规律性，相同时间段体温相近，所以要想长期监测宝宝的体温，应在每天固定时间测量。

3 测之前注意什么

人体的温度受饮食、运动的影响而发生变化，在进食、剧烈运动后测量的体温会偏离正常值，无法作为衡量宝宝体温的依据，因此，测量体温要避开如下场合:

● 剧烈运动后，体温上升，不能测量。

● 饭后血流加速，新陈代谢加快，体温上升。

● 刚起床时体温较高，也不适宜测量体温。

● 宝宝熟睡时，体温较低，测量值也不准。

2 测哪个部位

不仅测量时间要固定，测量部位也要固定。人体各个部位也有明显温差，体表温度比肛门、口腔、耳内温度要低。因此，每次测量时要使用同一种温度计、测量同一个部位。

常见测量方法的注意事项

1 耳温枪

测量身体中心体温。3个月以内婴儿、中耳炎、运动前后、吃饭前后以及喝冷热饮后测量耳温都不准确。如两耳测量值不同，取较高值为准。38℃以上算发烧。

测量注意事项 测量时，3岁以内的婴幼儿要把耳朵向下向后拉，3岁以上的孩童要把耳朵向上向后拉。

2 肛温表

所测值与身体的中心温度很接近，是婴幼儿首选的体温测量方法。腹泻患儿不适宜测量肛温。大便后、洗澡后、便秘患儿测量肛温都不准确。38℃以上算发烧。

测量注意事项 测量前用酒精消毒，再用冷水冲净。如用玻璃水银体温计，需把水银柱甩到35℃以下。在体温计感应端抹一些油类润滑后，让孩子俯卧，慢慢轻柔地插入宝宝的肛门约1.5～2.5厘米。待3～5分钟后读数。

3 腋温表

测量值低于身体的中心温度0.8℃。如喝热饮、剧烈运动、情绪激动及洗澡，需待30分钟后再测量。37.3℃以上算发烧。

测量注意事项 酒精消毒体温计，再用冷水冲净。如用玻璃水银体温计，需把水银柱甩到35℃以下。将腋窝处的汗水擦干，把体温计感应端放在腋窝深处，用上臂夹紧。持续5～10分钟后读数。

4 口温表

测量值低于中心温度0.5℃，需要孩子的配合，所以不适合婴幼儿。喝冷热饮后需待30分钟后再测量。37.5℃以上算发烧。

测量注意事项 酒精消毒体温计，再用冷水冲净。将体温计感应端置于舌头下方。静置约1分钟，体温计发出哔的声音可读取数值。

Tips 许多妈妈会在测出的温度上加一定数值来推算宝宝"真正的体温"，实际是不需要的。向医生报告体温时，你只需告诉他测得的温度和使用的方法，如"医生，我用耳温枪，测得耳温是39.5℃"即可，否则会影响医生的正确判断。

3步走，不给宝宝当"庸医"

妈妈们在发现宝宝发热之后，往往一着急自己就当上了"庸医"，各种退热药、抗菌素、抗病毒药物齐上阵。有些时候就可能出现宝宝病情非但没有好转，反而更加严重的情况。所以，妈妈们选择正确的药物和护理方法，对于宝宝的及时康复非常有帮助的。

Step1 不要着急

首先，宝宝发热了，不要着急，测体温是必需的，体温的正确测法是：在宝宝清醒安静的状态下，测腋温5分钟即可。要说明的是：有些妈妈们会在宝宝睡觉时、哭闹、饭后、饮热水以及刚刚活动后给宝宝测体温，这时的体温往往是要高过真实的发热温度。

Step2 给体温分好级别

第二，测出体温之后，我们根据宝宝的体温分一个级别，37.4～38℃之间是低热；38.1～39℃之间是中等度热；39.1～41℃则是高热；超过41℃是超高热。宝宝的基础体温比成人要高一些，低于37.4℃一般都是正常情况。有很多妈妈在看到孩子37.2～37.4℃时就认为孩子一定发热了，这是不正确的。当然，也有特殊情况，比如有些孩子的基础体温比较低，那么我们就要用另一个标准去考虑宝宝的体温了。如果在一天之内体温波动超过1℃，那么我们也认为宝宝确实是发热了。

根据体温状况分级可以给我们充分的时间考虑该如何应对宝宝的发热，分出级别来，妈妈们能更准确地选择药物。

Step3 根据体温高低选用合适的药物

当宝宝的体温超过38.5℃时，我们就要选择退烧药给宝宝们口服了。儿童常用剂型为口服剂和栓剂，其中口服剂为最常用方式，一般在服用半小时左右开始生效；栓剂通过直肠黏膜直接吸收，适合不能口服或高热惊厥需要立即降温者，腹泻患儿不适用。小儿常用的口服降温药物有：对乙酰氨基酚混悬液或布洛芬混悬液，要注意，宝宝发烧时首选对乙酰氨基酚混悬液，并且只有6个月以上的宝宝才能使用布洛芬混悬液。高热不退时，可在医生的指导下交替使用两种药物。

使用退烧药属于对症治疗，只能短暂降低体温，使机体舒适感增加，原则上建议在腋温38.5℃以上使用，次数不宜多，间隔不宜密，避免过度使用，以免造成体温过低和肝肾功能损害。

到底是病毒还是细菌

值得注意的是，每当宝宝发热，妈妈们常自作主张地给宝宝用各种抗菌素，如阿奇霉素、阿莫西林等等，有些时候确实是起到了一定的作用，但是，宝宝们的发热真的就是感染了细菌引起的么？

有经验的医生会告诉你，引起孩子发热的病原体，90%左右是各种病毒，细菌感染只占其中的一小部分。所以，抗菌素的应用就显得很盲目，甚至会引起细菌耐药或对身体的损伤。还有一些家长急于给孩子退烧，要求用激素类如地塞米松等当做退热药，殊不知，激素退热虽有效果，但大家对激素的副作用又了解多少呢？激素确实有抗炎的作用，但同时还有抑制免疫反应的作用，所以不能作为宝宝退热的灵丹妙药。

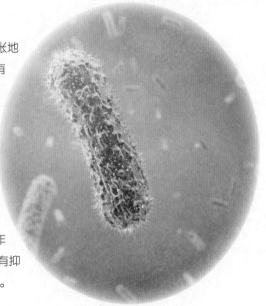

物理降温真的管用吗

感冒发烧的时候，绝大多数情况下只要能让热量正常散发掉就好。既不要"捂孩子"不让热量散发，也不要过于在意降温这件事，恨不得马上让孩子体温回复正常才满意。

物理降温不是灵丹妙药

物理降温的方法很多，核心目的就一个——让身体快速的散发热量，从而达到降低体温的目的。这对于散热不够引发的中暑等问题，比较实用。但对于第因为感冒等炎症等疾病导致的发烧，则效果不是那么令人满意。

发烧不是洪水猛兽

人是恒温动物，也就是说，当身体温度低于设定的体温平衡点时候，就要拼命加强产生热量，提高体温，恢复平衡。所以在感冒炎症等发烧情况下，身体会本能希望保持高一点体温比如38℃，你把体温降下来，他就要升回去，你降得越快，他越要制造更多的热量来回升体温。比如这时贴一个冰凉的退烧贴，就是最掩耳盗铃的方法，家长看着孩子体温瞬间下降，非常开心，可孩子体温平衡点还没有恢复正常，他的身体误以为热量散失太多，就会拼命制造更多热量。

体温平衡点恢复正常可以依靠吃退烧药调整，也可以依靠身体慢慢战胜病毒、细菌等恢复健康。但单纯的物理降温是无法解决发烧的根源，也无法调整人体体温的平衡点，那么物理降温的用处是什么呢？其实和吃退烧药的目的是一样的：让身体更舒服一些。

要不要选择物理降温？

是否选择物理降温不是看它是否能"有效降温"，因为"降温"是没意义的，病没好，降了也会升回去，不降也不会病的更重，而是看它是否让发烧到难受的病人舒服一些。家长通常一看到孩子稍微发烧就难受心疼，但大部分孩子发低烧不会有很强的不适感，很多在38.5～39℃以上才会明显不舒服，这时才需要对发烧进行更积极的干预。

因此，是否或者如何选择物理降温，家长应该了解：

1. 发烧不是病，降温也不是治病，最多只是让孩子更舒服一些，因此大多数情况下，在孩子没有明显不舒服前，都不需要降温处理。

2. 孩子发烧期间要少穿衣服不要捂，适当通风，室温过热要开空调，让身体产生的多余热量有自然温和的散发渠道，这是物理降温的最简单实用方法。

3. 降温最简单安全有效的方法，还是合理的口服退烧药。

4. 在配合退烧药使用其他物理降温方法的时候，需要了解降温不是目的，不要总用那些"快速"降温的方法，包括冰枕、冷水浴、退烧贴等，更不要使用酒精擦拭，容易造成中毒。

5. 使用温水浴、温水擦身，前提是能让宝宝更舒服，而不是更快降温。

6. 当发烧温度越来越低，发烧间隔越来越久，家长可以逐渐安心了。

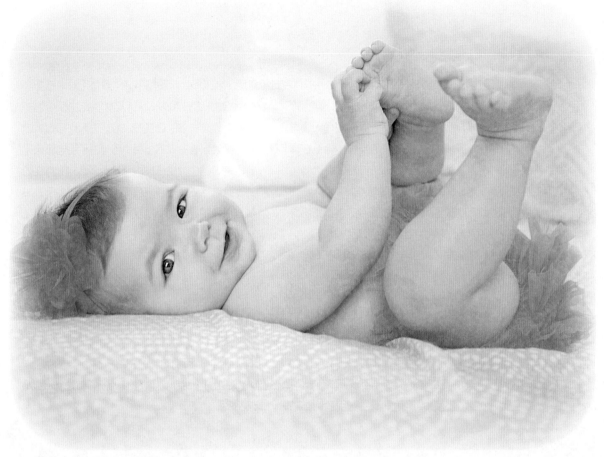

需要就医的 8 种情况

宝宝发烧遇到以下几种情况，需尽快就医

1.3 个月以内的宝宝；

2. 发烧 40℃以上持续 24 小时，少尿或者无尿的宝宝；

3. 低烧持续 4 天以上的宝宝；

4. 发烧引起抽搐的宝宝；

5. 剧烈呕吐或者吞咽困难的宝宝；

6. 呼吸急促口唇发紫的宝宝；

7. 精神差活动低，甚至昏睡的宝宝；

8. 烧退 24 小时后又复升高的宝宝。

关于发热的疑惑

 婴儿能用电热毯吗?

婴儿不能用电热毯保暖。因为婴幼儿的体液量相对地比成人多,年龄越小,体液量相对地越多。新生儿体液总量约占体重的80%,1个月约占75%,婴幼儿约占70%,成人是60%。由于小儿的新陈代谢旺盛,需要的水分也较多。孩子每天通过食品和饮水来补充身体所需要的水分,每天也通过大小便、出汗、呼吸从体内排泄出一部分水,肾脏在调节体液的平衡上起着主要的作用。但是由于用电热毯不能很好地控制温度,高温的蒸发造成婴幼儿大量出汗或从呼吸的过程中大量丢失水分,而婴幼儿的肾脏因为发育不成熟,其调节机制相对地差,不能大量回收尿中的水分,这样孩子容易造成脱水。同时由于丢失大量体液,造成孩子呼吸道黏膜干燥,其抵抗病原体的屏障作用减弱,容易引发疾病。而且由于环境温度过高,孩子大量出汗后,也容易受凉引发疾病。更何况电热毯由于质量的差异,孩子因为尿后引起的渗漏也容易引起电路短路,出现意外情况。所以不能给孩子用电热毯,还是选择其他的取暖方式为好。

 高热降温,用不用酒精擦浴?

在医生和一些家长实施的退热措施中,经常采取的物理降温的手段之一就是用30%左右的酒精擦浴。世界卫生组织研究证明,在发烧时(38～41℃)用酒精擦浴降温是不科学的,这样做违反了生理的发烧调节机制,不仅无效,且可能使患儿发生颤抖,加重肺炎和其他疾病。所以世界卫生组织在上个世纪90年代就不主张用酒精擦浴进行退热处理。

造成酒精中毒

婴儿的体表面积相对较大,皮肤薄嫩,皮肤通透性较强,角质层发育不完善,皮下血管相当丰富,血液循环较为旺盛,发烧处于高温持续状态时全身毛细血管处于扩张状态,毛孔张开,对涂在皮肤表面的酒精有较高的吸收和透过能力,酒精经皮肤更容易吸收。如果酒精擦浴后擦拭时间较长,擦拭面积又大,致使酒精经皮肤大量吸收入血,对于婴幼儿来说肝脏功能发育不健全,容易产生酒精中毒,如果酒精浓度过高就会造成脑及脑膜充血水肿水,引起精神兴奋,出现烦躁不安、恶心呕吐、呼吸困难等酒精中毒症状。严重者致使孩子因呼吸麻痹、重度缺氧而死亡。

降温太过迅速

酒精挥发得快,使得体表迅速降温,孩子可能全身颤抖,而引起体温的再次升高。酒精擦浴和过凉的冷水擦浴的寒冷刺激一样,都可以引起外周血管收缩,毛细血管压力增加,使肺循环阻力增大,加重了低氧血症。有些孩子可能会对酒精过敏,从而引起全身不良反应,如皮疹、红斑、瘙痒等。个别孩子因酒精擦浴使迷走神经兴奋,可引起反射性心率减慢,甚至引起心室纤颤及传导阻滞而导致心跳骤停。

Q 平时宝宝体温就比别人高，这样的情况可以接种疫苗吗?

A 有的宝宝正常体温偏高，平时多留意宝宝的体温，如实告诉医生，由医生判断是否可以接种疫苗。有时衣服穿多了也会造成体温短暂升高，接种前注意避免穿过厚，导致体温升高，延误疫苗接种。

Q 高烧会烧坏脑子吗?

A 有很多家长错误地认为，发热可能会把孩子的脑子烧坏。因此，当孩子体温稍一升高时，就急忙给孩子服退热药。甚至有的家长把退热药当作常规治疗药物，每日定时服用。这种认识和做法是没有任何科学根据的。

在一般情况下，发热对小儿的脑细胞没有直接的损害。只有当体温超过 41.4℃以上时，脑部才会有受到损伤的危险。

婴幼儿高热有时会发生惊厥，这主要是由于婴幼儿的大脑发育尚不完善，兴奋容易扩散，导致神经细胞异常放电所致。有的患儿在急性感染过程中引起中毒性脑病表现。这种情况的出现，并不是因为高热损伤了脑细胞所致，也不是病原体直接侵入脑组织所致。中毒性脑病的发生与感染中毒、人体对毒素的过敏反应、缺氧、脑水肿、水电解质代谢紊乱等因素有关。

一般说来，发热不会把孩子的脑子烧坏。即使在小儿发热过程中出现惊厥、脑病等表现，也并非都是由于发热所致。

Q 宝宝发烧吃药后，一下子体温降到36℃，要紧吗?

A 如在使用药物后，伴随着大量出汗，体温迅速下降到明显低于正常的体温，通常是因为退热药使用剂量偏大，或者联合使用了其他的退热药或激素类药物。此时需要为孩子保暖，尤其是四肢末梢部位，可以适当调整室内温度，必要时可以在确保不会烫伤孩子的情况下使用暖水袋等保温措施；同时为孩子补充温暖的水和果汁，以补充大量流失的水分和电解质。通常经过上述处理，体温会逐渐恢复到正常，假如小宝宝或伴随精神差、反应差，应在做以上措施的同时及时就医。

对于腋下温度超过38.5℃的宝宝，还是要使用退烧药。使用退烧药的目的主要有两点：其一是缓解发烧给宝宝带来的不适，以便宝宝能正常饮食和睡觉，为对抗疾病补充足够的能量和保持体力；其二是预防宝宝可能因为高烧引起的高热惊厥。提示一点：有过一两次高热惊厥通常不会对宝宝大脑发育造成影响，家长们不必过于担心。但反复高热惊厥对宝宝大脑多少会造成一些损伤，一部分会转变为复杂型高热惊厥或者癫痫，应该尽量避免。因此有过高热惊厥史的宝宝在体温达到38℃时就可以考虑药物降温。另外，降温是为了避免引发高热惊厥，因此使用退烧药降温的目的不是要把体温降到平时的正常温度，而是降低到38.5℃以下就可以了。

咳嗽

咳嗽是宝宝常见的呼吸道症状之一，许多家长一听到孩子发出阵阵咳嗽，就担心孩子是不是又病了。其实咳嗽并不全是病态的。正常情况下，咳嗽仅是孩子正常的生理防御反射，是人体自行清理呼吸道的办法。如果清晨孩子起床时轻微地咳嗽，这是在清理前一天晚上积存在呼吸道内的黏液，父母不必担心。3岁以下的宝宝咳嗽反射较差，不会排痰、吐痰，可能咳嗽时间较长。这时不要轻易给孩子服用止咳药，如果家长急着给孩子服药止咳，痰液不能顺利排出，大量蓄积在气管和支气管内，就会造成气管堵塞，导致孩子咳嗽加重，就会发展成病态的了。

为什么宝宝总咳嗽

1 感冒

小儿咳嗽多为感冒的前期症状、伴发症状或者后遗症状。有的宝宝先出现咽痒、咽痛、咳嗽，两三天后才出现发热、鼻塞、头痛等，这时咳嗽就成为感冒的首发症状。有的宝宝先出现发热、鼻塞流涕，同时出现咳嗽，这时咳嗽就成为感冒的伴发症状。还有的宝宝感冒时经过输液、退热剂等治疗，其他症状将愈的情况下，咳嗽却缠绵难愈，这时咳嗽便为感冒的后遗症状。

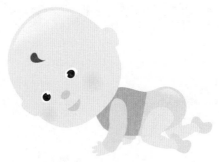

3 呼吸道异物

当宝宝出现反复、持续性的咳嗽时，有可能是气管内有一些小异物或者结核病，但这些情况较为少见。这时带孩子到条件好的医院，由有经验的医生进行诊治，做到及时、有效地处理。

2 呼吸道炎症

导致宝宝咳嗽的原因很多，各种病原体入侵呼吸道后引起鼻咽部、扁桃体、气管支气管甚至肺部的感染（即我们通常说的咽炎、扁桃体炎、气管炎、支气管炎、肺炎等）都是宝宝咳嗽的常见原因。

4 其他

除了这些原因以外，宝宝较长时间的咳嗽还可能是由于其他的一些疾病引起的，比如小儿心肌炎后遗症出现心脏过早搏动时也会引起干咳，这种干咳常常是单声的，并且常伴随心慌症状出现。

咳嗽了怎么护理

1 饮食合理

要保证宝宝一日三餐吃好，少吃零食、凉的和黏腻食物，对一般的咳嗽，宝宝可以吃些可口清淡、有营养的食物。冬天务必给宝宝吃热的饮食，面条、面片汤、各式粥等都很好。饮食要有规律，荤素搭配好了营养才丰富全面。营养得到了保证，身体自然就会强壮，抵抗力也会大大增强。

2 保持居室内空气新鲜

污浊的空气会对呼吸道黏膜造成不良刺激，能导致呼吸道黏膜充血、水肿、分泌异常或加重咳嗽，严重时可引起喘息。因此，要保持室内空气新鲜，应定时开窗换气，厨房油烟要排出，家长更不可在家抽烟，有朋友来访也尽量不要抽烟。

3 大便要通畅

许多宝宝的大便不是很通畅，有的宝宝2天或3天才大便1次，大便时非常费劲，这些表现都揭示了大肠燥热。燥热也容易引起体内的火气，从而能够引发咳嗽症状。因此，防治咳嗽必须保持宝宝大便畅通。宝宝大便干结时可多吃点香蕉、苹果、地瓜等，并适度运动，帮助增加肠蠕动。可以用验方"增液汤"，由麦冬、生地、玄参组成，水煎取汁后，加少量冰糖，既能清热，又可通便，口感也好，容易被宝宝接受。

4 垫高头部

如果孩子咳嗽持续2周不见好转，父母应该带他去看医生。医生一般会建议让孩子在进食后30分钟内保持直立姿势，睡觉的时候头部稍微垫高一些。

5 居家注意

居室要清洁、安静、空气流通。孩子咳嗽时不要洗澡，因为洗澡会加速血液循环，容易再次受凉，痰多的孩子还会因为洗澡而增加呼吸道的分泌物。这即是《内经》所言"形寒饮冷皆伤肺也"之意。在孩子咳嗽情况好转时，比如只是早晨稍有咳嗽，食欲、精神都不错，能玩、不发烧时，可在入睡前洗一次澡。如果睡眠情况很好，咳嗽也没有再反复，就可以隔一天洗一次了。

6 清洁鼻腔

尽量保持孩子鼻腔的清洁，鼻塞或流鼻涕都将加重咳嗽症状。对于不会擤鼻涕的婴儿或幼儿，父母可以使用生理盐水滴鼻液或是球型吸鼻器帮助孩子清理鼻腔。如果孩子的咳嗽和鼻塞症状持续10天仍未见好转，就应该带他看医生。他有可能患上了鼻炎(由感冒引起的细菌性感染)或是其他一些疾病，如哮喘、过敏、肺炎或淋巴结肿大等。

7 适当的室温

孩子咳嗽时往往伴有发热，室温过高不利于身体散热。稍冷而新鲜的空气可使呼吸道黏膜收缩，减轻充血、肿胀，保持气道通畅。但温度过低又会使消化吸收的营养物质过多地用于氧化以产生能量保持体温，削弱了抗病能力，影响生长发育。所以，室内要维持在适宜的温度，即25℃左右。

8 中医饮食调节

中医认为，鱼、蟹、虾和肥肉等荤腥、油腻食物可能助湿生痰，有的还可能引起过敏反应，加重病情。辣椒、胡椒、生姜等辛辣之品，对呼吸道有刺激作用，使咳嗽加重，要注意避免让宝宝食用。新鲜蔬菜如青菜、胡萝卜、西红柿等，可以供给多种维生素和无机盐，有利于机体代谢功能的恢复。干燥的季节可以多给宝宝吃点梨子，或者多喝梨汁，能润肺止咳，是宝宝咳嗽时的最佳水果；但脾胃虚寒的孩子，可以将梨切块，加鲜姜片1~2片，煎水代茶饮。

9 饮食疗法

山药粥 若宝宝昼夜咳嗽不停，进食较少，面色萎黄，可用山药100克加水熬煮，煮熟加糖适量给孩子服用。

梨粥 鸭梨1个去核切片，取杏仁9克、冰糖15克水煎服。也可将鸭梨与粳米同熬成粥，可清心润肺、止咳除烦。

百合粥 鲜百合20克，糯米50克，共煮粥，冰糖调服。有健脾补肺、止咳定喘之效。

萝卜陈皮汤 白萝卜1个，切片，在锅内放入白胡椒5粒、生姜10克、陈皮5克，煮汤，再加冰糖50克。用于早期咳嗽频繁发作、咽喉发痒、咳声重浊、痰白清稀。

杏仁粥 甜杏仁20枚去皮尖，粳米50克，共煮粥服。

长期咳嗽要小心这些病

我们经常会遇见一些长期咳嗽（1个月以上）的孩子，家长们总以为孩子是感冒后嗓子发炎引起的咳嗽，于是断断续续地给孩子吃不同的抗生素，甚至不停地给孩子输液，可是总不能去"根"。不久，孩子又咳嗽了，这是怎么回事呢？

1 感染后咳嗽

孩子呼吸道感染后的确很容易引起咳嗽，但是通常持续时间为一两周左右，不会超过1个月。所谓的感染也不一定就是我们通常意义的细菌感染，有可能是病毒感染，也有可能是支原体感染，也有可能是用的抗生素对感染的细菌不敏感。但是很多家长喜欢自己在家给孩子使用抗生素，如选择的药物不合适，孩子的咳嗽会延长。这个时候，需要及时去医院就诊，让大夫帮你选择合适药物。

2 鼻后滴漏综合征

这是由于鼻部疾病引起分泌物倒流至鼻后或咽喉部，或反流入声门及气管，而引起咳嗽。在儿科常见疾病为过敏性鼻炎、鼻窦炎及腺样体炎。这样的孩子除咳嗽、咳痰外，通常还主诉咽喉部滴流感，或鼻痒、鼻塞、流涕、打喷嚏等。

3 胃食管反流综合征

胃食管反流性咳嗽大多发生在夜间或睡眠后不久，表现为阵发性咳嗽，部分患儿有反酸、呕吐、呃逆、烧心、消化不良等反流症状。但儿童特别是婴幼儿表现不典型，往往呼吸道症状较突出。

4 咳嗽变异性哮喘

这是一种以咳嗽为主而无典型症状和体征的特殊类型的支气管哮喘，因为没有明显喘息、气促等症状，容易被误诊。孩子主要表现为刺激性干咳，多件夜间咳嗽。感冒、冷空气、油烟、花粉等容易诱发咳嗽。小时候爱出湿疹并且有过敏性体质的孩子（比如过敏性鼻炎、哮喘、荨麻疹）要高度警惕。

5 肺炎支原体肺炎

由肺炎支原体引起，肺炎支原体感染后，全部患儿均有咳嗽，多数为剧烈与顽固性咳嗽，有些似百日咳样痉咳，约半数可剧咳至呕吐、面部浮肿以及鼻、胸、腹痛。一般初为干咳，后期可有脓痰。咳嗽不少于3周者占90%。呼吸道症状重，肺部体征不明显，胸片阴影显著是本病的特征。有报道说慢性咳嗽病儿中肺炎支原体阳性率显著高于急性咳嗽病儿，说明肺炎支原体是小儿发生慢性咳嗽的重要原因之一。

6 嗜酸细胞性肺炎

相对少见。有人认为嗜酸细胞性肺炎属于一种变态反应性综合征，以肺部浸润同时伴有周围血中嗜酸细胞增高为特征。多数患儿有低热、轻咳、乏力及胸部不适等。

7 脑性瘫痪

脑性瘫痪（或脑发育不良）引起孩子长期咳嗽在临床上是最常见却最容易漏诊的疾病。因为大脑受到了损害，对吞咽反射和咳嗽反射的调节出现异常，所以，这类孩子最容易反复呛咳误吸，导致呼吸道反复感染而咳嗽。然而在我国，脑性瘫痪早期诊断的孩子并不多，除非当孩子到了该坐甚至该走路却不能时，家长才抱孩子去看病，而在平时，根本不会知道反复咳嗽是由于脑损伤引起的。

8 结核感染

咳嗽是儿童肺结核的基本症状之一。结核病为世界传染病中病死率最高的疾病，近年来儿童结核病的发病率有增高趋势，从世界范围而言，结核病的控制远未达到理想目标。因此对于所有慢性咳嗽的患儿，特别是一些高危人群，即使无异常的体征和缺乏结核中毒症状，也不应忽视肺结核的诊断。

9 心理性咳嗽

心理性咳嗽是由于患者有心理问题或有意清喉引起，通常见于学龄期少年儿童，女孩发病率高于男孩子。多种多样的心理社会应激原可触发或加剧咳嗽，这些应激原包括：学校恐惧症、对成绩的认知性压力及对亲人的依赖。其特点是刺激性干咳，当有人关注时，症状明显加重，注意力转移或睡眠时消失。

10 百日咳

目前有散发的病例报道，多见于没有打过百白破疫苗的孩子，是一种由百日咳杆菌引起的急性呼吸道传染病。临床特征为咳嗽逐渐加重，呈典型的阵发性痉挛性咳嗽，在阵咳终末出现深长的鸡鸣样吸气性吼声，病程长达2~3个月。

11 支气管异物

支气管异物引起长期咳嗽的孩子并不少见，尤其多见于3岁以下的孩子。部分家长由于疏于看护，没有发现孩子有明显呛咳的过程，当孩子咳嗽后，总按感冒给予治疗。此外，药物性咳嗽、先天性肺发育畸形(包括原发性纤毛功能障碍)、支气管肿瘤、心功能不全等许多疾病亦可引起慢性咳嗽。

注意过敏性咳嗽

医院儿科门诊中每天都碰到大量因咳嗽来就诊的孩子。听家长介绍孩子病情，多半是咳嗽很久了，每每在半夜或凌晨发作，或者在活动和吃饭的时候一阵阵咳嗽，没有喘憋，在家自己试着吃过几种抗生素或止咳药，效果都不明显。带孩子去医院拍过胸片、检查过血液，都没发现什么明显异常，家长便往往认为这是宝宝体质差引起的。以往这部分孩子常被诊断为"感冒"或"支气管炎"，近年来随着医学事业的不断发展，国内外学者发现，这些孩子可能患了过敏性咳嗽，临床上称为"咳嗽变异性哮喘"。

咳嗽为何会过敏？

过敏性咳嗽是小儿常见的呼吸道疾病之一，由于他们的支气管黏膜娇嫩，抵抗外界病菌感染的能力低，因而很容易发生炎症，引起咳嗽。咳嗽本是一种排除呼吸道痰液和异物的有效途径，但是对于频繁发作、难以控制的过敏性咳嗽来说，就应当充分引起重视。究其实质，它是一种以咳嗽为主要临床表现的隐匿性哮喘。目前有数据显示，工业化明显的城市、沿海发达地区的过敏性咳嗽患者逐年增加，说明环境对过敏性咳嗽的影响非常明显。季节交替时往往是小儿过敏性咳嗽的高发时节。

中西医看过敏性咳嗽

西医 西医认为，小儿过敏性咳嗽受遗传及环境因素的双重影响。其中过敏体质与本病的关系最为密切。此外，还受环境因素的影响，如吸入尘螨、动物毛屑、花粉或冷空气等物；食入牛奶、鱼、虾、鸡蛋和花生等食物。强烈运动或过度通气、强烈的情绪变化也可以引起本病。

中医 中医认为，过敏性咳嗽的根本发病原因是由其"脏腑娇嫩，形气未充"的生理特点及"发病容易"的病理特点共同决定的。由于婴幼儿处于生长发育时期，脏腑娇弱，机体形态尚未成熟，所以各种生理功能尚未健全，脾胃不足。但是家长爱儿心切，常常过度哺喂，或孩子本身喜食肥甘厚味，造成脾胃受损，使痰饮内附。加之感受风寒、风热等外来邪气而引起肺气上逆的结果，其发作主要与"风""痰"有关。

过敏性咳嗽的11个特点

1.咳嗽持续或反复发作≥1个月，常在夜间及清晨出现发作性咳嗽，运动后加剧。

2.临床无感染征象（如发热等），或长期服用抗生素（消炎药）无效。

3.用支气管扩张剂（氨茶碱等）可使咳嗽症状缓解。

4.有个人过敏史（婴儿湿疹、荨麻疹、对某些食物过敏）及家族过敏史（如父母及亲戚有过敏性鼻炎等）。

此外，兼有如下特点：

5.咳嗽常发生在冷热交替或季节交替的时候，或者春暖花开花粉较多的春季，草枯木败的秋季也很常见。

6.有爱揉眼睛、揉鼻子或者爱挠头皮的表现。

7.入睡时出汗较多，不老实，还不喜欢平躺着睡，而是喜欢蜷曲着睡。

8.反复发作，多呈阵发性剧烈单声呛咳，咳声不均，咳嗽的时间较长，呼吸较急。

9.咽痒或咽部不适，似有物粘牢但无痰咳出。

10.虽然咳嗽，但是不发烧，咳出来的痰是稀薄的白色泡沫样的。

11.一般晚上睡下后咳嗽比白天要严重一些。

过敏性咳嗽治疗要有耐心

1 急慢期治疗各不同

过敏性咳嗽急性期采用祛风化痰的中药来疏风、清肺、化痰止咳，缓解期则用补肺健脾方法去除"宿根"。

2 常用的中成药

中医常选用清热解毒、健脾燥湿、补肾纳气、止咳化痰等方法治疗小儿过敏性咳嗽。常见的治疗小儿过敏性咳嗽的中成药有:小儿百部止咳糖浆、川贝枇杷糖浆、川贝雪梨膏、小青龙合剂、小儿咳喘颗粒、固本咳喘片等，但最好在医生指导下辨证使用。

3 节气疗法

此外，使用的冬病夏治的三伏贴、冬病冬治的三九贴、百草琼浆益气贴等，对防治过敏性咳嗽也有不错效果。如果咳嗽较剧，严重影响孩子的生活学习，也可服用中药汤剂治疗。

由于过敏性咳嗽易于反复发作，故家长需要耐心积极治疗。据有关研究显示伴随着积极治疗，80%的患儿会随着年龄的增长，体质增强不再发病。

支气管炎

支气管炎一年四季均可发病，以冬春季最多见，并且没有明显的地域差别，无论南方还是北方的妈妈，冬春交替时节都要细心呵护宝宝的呼吸道，远离细菌病毒的侵袭。小儿支气管炎通常是由普通感冒、流行性感冒等病毒性感染引起的并发症，也可能由细菌感染所致，是小儿常见的一种急性上呼吸道感染。年龄多见于1岁以下的小儿，尤以6个月以下婴儿多见。

起病急的小儿支气管炎

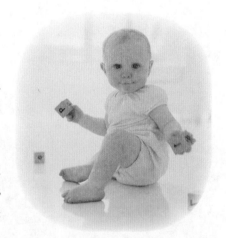

小儿支气管炎多见于1岁以下的宝宝，尤以6个月以下的婴儿最多，越小的宝宝病情越严重。支气管炎起病较急，开始多有上呼吸道感染症状，如鼻塞、流涕、喷嚏，体温一般不超过38.5℃，多在2~3天后退热。

一般来说，先是上呼吸道感染，出现流涕、咳嗽及发烧等症状，逐渐往肺部的中、末端细支气管蔓延，出现支气管发炎、黏膜水肿、分泌物增多，影响肺部的气体交换，因而产生呼吸急促及呼吸困难，并合并喘鸣声出现，这些均为细支气管炎的症状。严重者会有类似气喘发作的呼吸急促或困难，吃不下东西，并伴有高烧、活动力降低，甚至有脱水现象。该病潜伏期为4~6天，疾病表现期7~10天，症状通常在14天左右会改善。

Tips 可以从咳嗽的不同来区分急、慢性支气管炎

1.急性支气管炎初期为干咳，痰量逐渐增多，渐渐发展为黏液脓性痰。

2.慢性支气管炎以持续性咳嗽为主，迁延不愈，早晚较重，夜间最明显，痰量或多或少。慢性支气管炎在夏季较轻，冬季易出现急性发作，尤其是在外感疾病之后容易使病情加重。反复发作的孩子，体质多瘦弱。

中西医治疗支气管炎

西医治疗

急性支气管炎如为细菌感染，一般选用抗菌药物控制感染。若痰液黏稠不易咳出，一般选用必嗽平、小儿强力痰灵或咳必清糖水、复方甘草合剂等止咳化痰。频繁干咳时可服少量镇咳药物，有时也可使用氨茶碱或舒喘灵解痉止咳，但应注意避免用药过量及时间过长，影响纤毛的生理性活力，使分泌物不易排出。

中药治疗

内服药 在缓解期可以用一些止咳平喘的中药制剂，也能在一定程度上减轻症状。

外贴药 很多宝宝患病后，长期服药可引发某些药物的毒副作用，外贴中药的安全、方便便受到了很多家长的青睐。目前使用比较多的有百草琼浆益气贴和三九贴等。

推拿疗法

开天门 从眉间中点起，直上至发际为天门，用两手拇指桡侧（手臂自然下垂，掌心向前，内侧为尺外侧为桡）交替自下往上直推为开天门，每次推 30 ~ 50 次。

推坎宫 两眉上直对瞳孔，自内眉梢至外眉梢呈一条直线，为坎宫。两拇指自眉头向眉梢做分推为推坎宫，每次推 20 ~ 50 次。

饮食疗法

山药粥 若宝宝昼夜咳嗽不停，进食较少，面色萎黄，可用山药 100 克加水熬煮，煮熟加糖适量给孩子服用。

百合粥 鲜百合 20 克，糯米 50 克，共煮粥，冰糖调服。有健脾补肺、止咳定喘之效。

杏仁粥 杏仁 20 枚去皮尖，粳米 50 克，共煮粥服。

梨粥 鸭梨 1 个去核切片，取杏仁 9 克、冰糖 15 克水煎服。也可将鸭梨与粳米同熬成粥，可清心润肺、止咳除烦。

山杏汤 山药 200 克煮熟捣为泥状，粟米 250 克炒熟研粉，杏仁去皮尖 500 克炒熟研粉。每天早上用开水冲泡粟米杏仁粉 10 克，兑入山药泥适量。可益气补虚、温中润肺，用于小儿久咳不愈或反复发作。

居家护理 6 方面

1 保暖

温度变化，尤其是寒冷的刺激可降低支气管黏膜局部的抵抗力，加重支气管炎病情。因此，家长要随气温变化及时给患儿增减衣物，尤其是睡眠时要给患儿盖好被子，使体温保持在36.5℃以上。

2 多喂水

小儿支气管炎时有不同程度的发热，水分蒸发较大，应注意给患儿多喂水。可用糖水或糖盐水补充，也可用米汤、蛋汤补给。饮食以半流质为主，以增加体内水分，满足机体需要。

3 营养充分

宝宝患支气管炎时营养物质消耗较大，加上发热及细菌毒素能够影响肠胃功能，容易导致消化吸收不良。家长要采取少量多餐的方法，给宝宝选择清淡、营养充分、均衡易消化吸收的半流质或流质饮食，如稀饭、煮得很烂的面条、鸡蛋羹、新鲜的蔬菜汁和水果汁等。

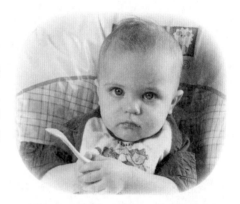

4 促进咳痰

患儿咳嗽、咳痰时，表明支气管内分泌物增多，为促进分泌物顺利排出，可用雾化吸入剂帮助祛痰。有的医生会建议在雾化剂里加入祛痰止咳的药，效果会更好，一般每日2～3次，每次5～20分钟。还应该帮助宝宝翻身，每1～2小时一次，不让痰液在体内淤积。拍背是帮助宝宝拍痰的好办法。拍背时应将宝宝直立抱起，拍背的手应微微蜷起，形成中空状，这样宝宝就不会感觉很疼，并且震动的效果比较好。拍背时两侧肺部都应该拍到，肺脏的上下左右前后也都应该拍到。由于体位的关系，宝宝的背部和肺下部更容易产生液体积聚，所以应着重拍这些部位。拍背时应发出"啪、啪"的响声，这样的拍背才能有效。

5 退热

宝宝患支气管炎时多为中低热，如果体温在38.5℃以下，一般无需给予退热药，主要针对病因治疗，从根本上解决问题。如果宝宝有发烧现象，家长应定时为宝宝测量体温。当体温高于39.5℃，可使用头部冷敷或温水擦浴的方式物理降温。但是幼儿不宜采用此方法，必要时应用药物降温。

6 保持家庭良好环境

患儿所处的居室一定要温暖，通风和采光也要良好，并且空气中要有一定湿度，防止过分地干燥。室内要避免烟雾和灰尘的刺激，也不要让孩子接触表面为油漆的物品。宝宝所用的被子、枕头要轻软，不用动物羽毛及毛毯，不要在宝宝的房间放置花盆，家里也不要使用煤炉。

饮食宜忌 4 方面

1 食物宜清淡

新鲜蔬菜如白菜、菠菜、油菜、萝卜、胡萝卜、西红柿、黄瓜、冬瓜等，不仅能补充多种维生素和无机盐的供给，而且具有清痰、去火、通便等功能。黄豆及豆制品含人体需要的优质蛋白，可补充慢性气管炎对机体造成的营养损耗。

2 强化平时饮食

平时可多选用具有健脾、益肺、补肾、理气、化痰的食物，如猪、牛、羊的肺脏及枇杷、橘子、梨、百合、大枣、莲子、杏仁、核桃、蜂蜜等，有助于增强体质。

3 忌食海腥油腻

因"鱼生火、肉生痰"，故慢性支气管炎的宝宝，应少吃黄鱼、带鱼、虾、蟹、肥肉等，以免助火生痰。

4 不吃刺激性食物

辣椒、胡椒、蒜、葱、韭菜等辛辣之物均能刺激呼吸道使症状加重，菜肴调味也不宜过咸、过甜，冷热要适度。

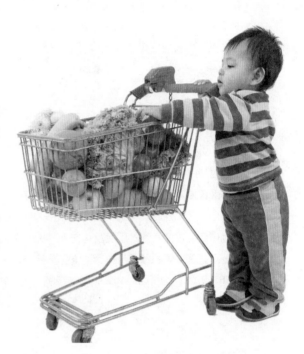

做好 6 方面，远离支气管炎

- 鼓励孩子勤于锻炼，有氧锻炼是提高机体抵抗力的好方法。
- 保持空气流通，室内空气新鲜。
- 积极防治感冒，防止上呼吸道感染向气管、支气管蔓延。
- 温度变化，尤其是寒冷的刺激可降低支气管黏膜局部的抵抗力。因此，家长要随气温变化及时给患儿增减衣物。

- 食物宜清淡，多吃新鲜蔬菜，如白菜、菠菜、油菜、萝卜、胡萝卜、西红柿、黄瓜、冬瓜等，不仅能补充多种维生素和无机盐，而且有清痰、去火、通便等功能。
- 室内要避免烟雾和灰尘，不要让孩子接触表面为油漆的物品。宝宝所用的被子、枕头要轻软，不用动物羽毛及毛毯。不要在宝宝的房间放置花盆，家里也不要使用煤炉。

肺炎

肺炎是宝宝的常见病，四季均易发生，以冬春季为多，如果治疗不彻底，易反复发作，还可影响孩子的发育。肺炎的临床表现为发热、咳嗽、呼吸困难。体弱、患佝偻病、贫血、营养不良及有先天畸形的宝宝，比同龄的孩子更易患肺炎。

细菌性肺炎

细菌性肺炎的传播主要是飞沫传染，细菌可在人体的鼻咽部黏膜寄存并且繁殖。还有一种情况是，这些细菌原本就存留于鼻咽部黏膜上，但并未产生症状，当宝宝感冒免疫力低下时，便会引起机体产生相应的肺炎症状。引起肺炎的病菌多为肺炎链球杆菌、B型嗜血杆菌、金黄色葡萄球菌等。体弱、患佝偻病、贫血、营养不良及有先天畸形的宝宝，比同龄孩子更易患肺炎。如果感冒或支气管炎未及时治疗，在上感后数天至一周可能引发肺炎，也可能一发病就是肺炎。一般来说，起病急，大多发烧到38～39℃，也可超过40℃，常伴咳嗽、气急，有时鼻翼扇动，口唇青紫。

Tips 新生的小宝宝肺炎症状并不明显，可能只是吸吮差、易呛奶，但并不咳嗽，也不发烧，甚至体温低于正常。但是这时往往宝宝的病情已经很严重了。

有时宝宝的肺炎体征并不明显，但是恰恰这正是肺炎较重的表现，这时肺部听诊，很多时候也听不到肺炎特有的湿罗音，除非拍X光片才能明确诊断，给诊断带来很大麻烦。胸部X光最典型的特征，是肺部的某个肺片变白。若怀疑是严重的细菌性肺炎感染、坏死性肺炎等，就需要电脑断层摄影做确认诊断。

治疗注意

肺炎的治疗原则是应用消炎药物，杀灭病原菌。应该根据不同的病原菌选用敏感的药物，做到早期治疗。同时还应对症治疗，如发热时给予退烧药，咳嗽时应给予止咳化痰的药物，对比较严重的肺炎应及时到医院进行相应的治疗。

居家预防3方面

1 做好生活护理
对患有肺炎的宝宝,家长要细心观察孩子的体温和呼吸的情况,要保持室内空气新鲜、安静,让孩子休息好。在饮食上要吃易消化、高热量和富有维生素的食物,以软的食物最好,有利于消化道的吸收。咳嗽时要拍拍孩子的背部,有利于痰液的排出,拍背时从下往上拍。房间内不要太干燥,孩子要适当地饮水,以稀释痰液,有利于痰的排出。

2 预防感染
宝宝的肺炎症状缓解后,家长也不能掉以轻心,一定要注意预防上呼吸道感染,否则易反复患病。注意气候的变化,随时给小儿增减衣服。

3 注意锻炼
注意加强锻炼,可根据年龄选择适当的锻炼方法。如果宝宝成天居住在门窗紧闭的居室内,对外界空气适应能力就差。到户外活动时,注意适当增加衣服。

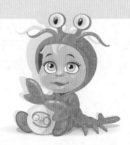

支原体肺炎

支原体肺炎是一种因支原体感染而引起的肺炎,是学龄儿童和青少年常见的一种肺炎,婴幼儿也有发病。

发热是肺炎的早期表现

孩子早期发热并不是因为治疗不及时转为肺炎的,发热只是肺炎早期的一种表现。但是支原体肺炎早期症状和体征并不典型,即使发病初期到医院诊治,医生通过听诊、血生化检查、X光片也不会早期发现,因此支原体肺炎又叫"原发性非典型肺炎"(此非典型肺炎不是非典时期SARS病毒引起的肺炎)。

支原体肺炎典型症状出现比较晚

支原体肺炎一般发病不急,发热可能是首先表现的症状,2~3天以后才会咳嗽并逐渐加重,但是肺部的物理体征并不明显,早期的肺部X光片也没有明显表现。所以,支原体肺炎只有等到肺部出现阳性体征,结合血生化检查才能做出诊断。支原体肺炎血常规检查往往是正常或者稍高;血生化检查:补体结合试验,血凝抑制试验2周后升高,冷凝集试验1周后开始升高才具有诊断意义。

支原体肺炎并没有感染性

支原体肺炎预后良好，但是肺部阴影的消失比体征消失得慢。极个别的患儿有可能复发，并不是所有的孩子都有可能复发。此病只要加强护理，患儿休息好、多喝水、对症用药即可。支原体肺炎针对病因治疗用药简单，主要使用大环内酯类抗生素治疗，其实不用输液，口服药物一样可以达到治疗的目的，很少出现并发症。支原体肺炎不具有传染性，所以家长不用担忧。

病毒性肺炎

能够引发肺炎的病原体很多，而在婴幼儿所患的肺炎当中，病毒性肺炎比细菌性肺炎还要普遍。

哪些病毒需小心

许多呼吸道病毒都可以引发肺炎，呼吸道融合体病毒、副流行性感冒病毒、流行性感冒病毒等造成的肺炎，约占婴幼儿患肺炎的70%。

确认肺炎的病原体比较困难，有时甚至不能用X光和临床身体检查来鉴别是细菌还是病毒感染。一般说来，如果是大叶性肺炎、肋膜积水、肺脓疡或出现肺间质气泡，就大致可以断定不属于病毒性肺炎的范围。

病毒性肺炎的表现

在患病初期，大部分宝宝都有上呼吸道感染的现象，也就是咳嗽、流鼻涕和发烧，接着下呼吸道可能出现症状，例如呼吸快速、喘鸣等，肺部听诊时可以听到"啾啾"声或是啰音。

如何确定是否为病毒性肺炎

一般的血液检查，可以显示白细胞的数量、分类和中性白细胞的数量。其实，白细胞检查可以提供的帮助并不多，更不能根据它来确定是细菌还是病毒感染。假如白细胞和中性白细胞数量过少，尤其是发生在婴幼儿身上时，我们就应高度注意孩子是否患了极严重的感染。若白细胞与中性白细胞数量特别高，那么孩子大概不是病毒感染，有可能是细菌感染。呼吸道融合体病毒会造成十分严重的细支气管炎和肺炎，对此要特别小心。

Tips 病毒性肺炎的临床表现与病毒性细支气管炎、细菌性肺炎都十分相似。假如孩子两侧肺部出现喘鸣声，就必须把哮喘、呼吸道阻塞列入鉴别诊断的考虑范围。若仅仅是一侧出现喘鸣声，那么是否吸入异物也要列入考虑范围。

妈妈要做哪些防治工作

当孩子出现肺炎的表现时，有的家长会自行找些抗生素给孩子吃。其实这是非常危险的做法，因为抗生素对杀灭病毒无效，还会扰乱人体内的正常菌群，所以家长一定要慎重。由于目前还没有治疗病毒性肺炎的特效药，所以治疗病毒性肺炎仍以支持疗法为主，病情比较严重的孩子需要住院治疗。如果确实病情十分严重，以至于临床上无法和细菌感染做鉴别诊断，那么可以考虑使用抗生素。

病毒性肺炎后遗症

比较严重的肺炎痊愈后会留下后遗症，而且后遗症发作的几率比较高。其中比较严重的是腺病毒和呼吸道融合体病毒，这两种病毒可能造成的后遗症包括间质性肺疾病、敏感反应性气管或支气管扩张、慢性肺疾病等。

虽然大部分孩子患了病毒性肺炎后都能自行痊愈，但是有些会恢复得比较慢，或是持续出现呼吸功能不正常现象。一些高危险性患者，例如免疫系统功能失调或有慢性病的患者，其病毒性肺炎痊愈后，肺部功能可能很长时间都会处于不正常状态，所以在痊愈后仍然需要很好地调理。

流行性腮腺炎

流行性腮腺炎也称为"痄腮"，是一种由腮腺炎病毒所引起的急性传染病，主要通过唾液飞沫感染（唾液及污染的衣服亦可传染）。其传染力较麻疹、水痘弱。起病大多较急，无前驱症状。

什么是流行性腮腺炎

潜伏期8～30天，平均18天。有发热、畏寒、头痛、咽痛、食欲不佳、恶心、呕吐、全身疼痛等，数小时腮腺肿痛，逐渐明显，体温可达39℃以上。

小儿患病时，可有发热、头及颈部肌肉疼痛、单侧或双侧腮腺肿大，耳下凹陷消失，耳朵上翘，颌下腺肿大，此时孩子不敢咀嚼（尤其是吃酸性的食物），否侧疼痛会加剧。腮腺肿胀最具特征性，一般以耳垂为中心，向前、后、下发展，状如梨形，边缘不清；局部皮肤紧张，发亮但不发红，触之坚韧有弹性，有轻触痛；通常一侧腮腺肿胀后1～4天累及对侧，双侧肿胀者约占75%。重症者腮腺周围组织高度水肿，使容貌变形，并可出现吞咽困难。腮腺肿胀大多于1～3天到达高峰，持续4～5天逐渐消退而恢复正常。全程10～14天。

对症治疗 6 项注意

1. 对腮腺炎主要采用中草药治疗，关键在精心护理，增强小儿机体抵抗力。

4. 对患腮腺炎或可疑的患儿，应进行呼吸道隔离，直到腮腺炎肿胀完全消退后1周。

2. 无并发症的宝宝无需就医，只需在家中隔离护理，到腮腺肿大完全消退为止。

5. 患儿应卧床休息，直至体温正常、腮腺肿胀完全消退，这对预防并发症很重要。

3. 若发现宝宝高热不退、呕吐频繁、头痛、精神萎靡、嗜睡，要警惕并发脑膜炎，需及时送医院诊治。

6. 若孩子有高烧，应加强口腔护理，经常用生理盐水漱口，饮食忌食酸、辣、硬等刺激性食物。

居家照护 3 项要点

1. 宜卧床休息，给予易消化的流质或半流质饮食，多饮水。

2. 不要给宝宝吃酸性食物，因为酸性食物可加重疼痛。

3. 可以用冷毛巾挤干水后轻敷肿胀部位，以减轻疼痛和肿胀。

水痘

水痘是由水痘病毒引起的出疹性急性呼吸道传染病，多见于2~6岁儿童，主要通过空气飞沫经呼吸道传播，也可通过衣服、用具、玩具等传染，传染性较强。一年四季均可发病，多见于冬春季节。

认识水痘

水痘是由水痘带状疱疹病毒初次感染引起的急性传染病，传染率很高，主要发生在婴幼儿身上，以发热及成批出现周身性红色斑丘疹、疱疹、痂疹为特征。冬春两季多发，传染力较强，易感儿发病率可达95%以上。不过家长不用特别担心，水痘为自限性疾病，病后可获得终身免疫。

传染性较强

　　水痘传染性强。患者为主要传染源，出疹前1～2天至出疹后一周都有传染性，主要通过飞沫和直接接触传播。在近距离、短时间内也可通过健康人间接传播。也可接触污染的用品间接传染。

学龄前高发

　　普遍易感，但学龄前儿童发病最多，故幼儿园、小学等儿童集体机构易引起流行。6个月以内的婴儿由于获得母体抗体，发病较少。妊娠期间患水痘可感染胎儿。

水痘的疹子有何不同

　　水痘的潜伏期为2～3周，起病较急，可有发热、头痛、全身倦怠等前驱症状。在发病24小时内出现皮疹，随即变为米粒至豌豆大的圆形水疱，周围有明显的红晕，有的水疱中央呈脐窝状。经2～3天水疱干涸结痂，痂皮脱落便自然痊愈了，不留疤痕。

　　皮疹呈向心性分布，自脸部开始，后见于躯干、四肢。数目多少不定，以躯干最多，然后是颜面部、头部，四肢较少，掌部更少。黏膜也是容易被侵入的部位，常见于口腔、咽部、眼结膜、外阴、肛门等处。皮疹常分批出现，这一批还没结痂脱落，下一批就开始出现了，所以经常能看到丘疹、水疱和结痂同时存在，皮疹全部脱落需要2～3周的时间。若患儿抵抗力低下时，皮疹可进行性全身性播散，形成播散性水痘。

水痘应该怎么治

　　水痘的治疗原则主要是加强护理，预防继发性感染和并发症的发生。临床上以对症治疗为主，若有弥漫性脓疱、蜂窝组织或急性淋巴结炎等并发症时，则需选用广谱抗生素。对于病情比较严重的孩子，可肌注丙种球蛋白。忌用皮质类固醇激素，以防止水痘蔓延和加重。

　　对免疫能力低下的播散性水痘患儿、新生儿水痘或出现水痘性肺炎、脑炎等严重情况时，应及早采取抗病毒药物治疗。可选用阿糖腺苷或无环鸟苷，或加用a-干扰素，抑制病毒复制，防止病毒扩散，促进皮疹愈合。

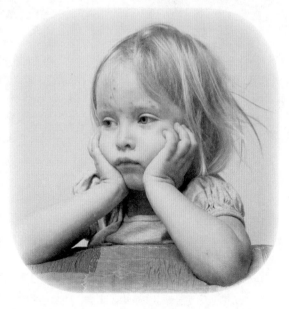

宝宝长了水痘，妈妈护理很重要

水痘患儿的病情一般比较缓和，很少有并发症，无需特殊治疗，常可在7～10天内自然痊愈，但是妈妈要精心护理，以防止感染。

1 饮食护理

发热出疹期要卧床休息，给宝宝多喝水，并提供营养丰富、容易消化的食物如牛奶、鸡蛋、水果、蔬菜等，忌吃辛辣鱼虾等食物。

3 避免感染

剪短指甲，避免宝宝抓伤皮疹而引起感染。如果瘙痒严重，可涂擦炉甘石洗剂止痒，也可服用扑尔敏等药物。疱疹破溃可涂抹2%的龙胆紫溶液，已有感染可局部涂一些消炎软膏，必要时可服用黄连素、磺胺类药物。切忌使用肤轻松、强的松一类的软膏，以免造成全身性水痘。如出现持续高烧、咳嗽、头痛、胸痛或疱疹密集、颜色加深、疱液混浊以及已经发生弥漫性脓疮、蜂窝组织炎或淋巴肿大的患儿，需送医院治疗。

2 保持清洁

预防受凉感冒，特别不要吹风。常洗手洗脸，勤换衣，保持皮肤清洁。注意衣物和用具的清洁消毒，讲究卫生。居室要经常通风，温湿度要适宜。

预防工作要重视

1. 病毒流行期间尽量少带孩子去拥挤的场所如商场、影院等，注意不要让孩子与患水痘的小朋友过多接触。

2. 在水痘潜伏期的头2天肌注丙种球蛋白，可作为被动免疫，暂时增加其抗病能力，但是一般只能减轻水痘症状而不能降低发病率。

3. 注射水痘疫苗，可有效预防病毒侵袭。水痘的控制关键在于预防，预防的主要措施是接种水痘疫苗。

打过水痘疫苗，还会感染吗

有的妈妈会有这样的疑问，为什么打过水痘疫苗了，可孩子还是感染了水痘病毒？其实疫苗均具有一定的保护率，但由于受种者个体的差异，少数人接种后未产生保护作用，仍有可能会发病。只不过打过水痘疫苗后，即使感染了水痘，症状也会轻微很多。

猩红热

猩红热是一种由A族乙型溶血性链球菌引起的急性呼吸道传染病，在季节交替之际特别容易蠢蠢欲动。猩红热的病情比较严重，并发症较多，重症患者可出现休克、败血症，治疗不及时可能导致死亡，所以对于猩红热的治疗不可不慎。

认识猩红热

A族链球菌的感染，在一年四季都可能发生，而猩红热的流行季节则是冬末至初春这段时期，好发于2～10岁的幼童，6个月以内的婴儿很少发病。潜伏期为1～3天，未经治疗的病童，传染期为10～21天，如果持续有脓状分泌物，那么传染期可长达数周乃至数月之久。如果患儿经过适当治疗，则可将传染期缩短为1～2天。

猩红热的发病过程

1 前驱期

大多骤起畏寒、发热，重者体温可升到39～40℃，伴头痛、咽痛、食欲减退，全身不适，恶心呕吐。婴儿可有谵妄和惊厥。咽红肿，扁桃体上可见点状或片状分泌物。软腭充血水肿，并可有米粒大的红色斑疹或出血点，即黏膜内疹，一般先于皮疹而出现。

2 出疹期

出疹时间

皮疹为猩红热最重要的症候之一。多数自起病第1～2天出现.偶有迟至第5天出疹。

出疹部位

从耳后，颈底及上胸部开始，1日内即蔓延及胸、背、上肢，最后及于下肢，少数需经数天才蔓延及全身。

红疹形态

● 典型的皮疹为在全身皮肤充血发红的基础上散布着针帽大小，密集而均匀的点状充血性红疹，手压全部消退，去压后复现。

● 偶呈"鸡皮样"丘疹，中毒重者可有出血疹，患者常感瘙痒。在皮肤皱褶处如腋窝、肘窝、腹股沟部可见皮疹密集呈线状，称为"帕氏线"。

● 面部充血潮红，可有少量点疹，口鼻周围相形之下显得苍白，称"口周苍白圈"。

● 病初起时，舌被白苔，乳头红肿，突出于白苔之上，以舌尖及边缘处为显著，称为"草莓舌"。2～3天后白苔开始脱落，舌面光滑呈肉红色，并可有浅表破裂，乳头仍突起，称"杨莓舌"。

Tips 皮疹一般在48小时内达到高峰，2～4天可完全消失。重症者可持续5～7天甚至更久。颌下及颈部淋巴结可肿大，有压痛，一般为非化脓性。此期体温消退，中毒症状消失，皮疹隐退。

3 恢复期

退疹后一周内开始脱皮，脱皮部位的先后顺序与出疹的顺序一致。躯干多为糠状脱皮，手掌足底皮厚处多见大片膜状脱皮，甲端皲裂样脱皮是典型表现。脱皮持续2～4周，严重者可有暂时性脱发。

Tips 猩红热的病情比较严重，并发症较多，容易并发中耳炎、乳突炎、鼻窦炎、颈及颌下淋巴结炎、中毒性肺炎、急性肾炎、中毒性心肌炎、风湿热等，重症患者可出现休克、败血症，治疗不及时能导致死亡。

居家照护 5 要点

1 卧床休息

卧床休息可以减少身体的消耗和心、肾、关节的负担，减少合并症。居室应通风，阳光要充足，但不能使阳光直接照在患童脸上。尽量让患童独居，避免传染他人，也可防止其他交叉感染。

2 饮食

嗓子痛时，应吃些稀饭、少油的食物，如粥、面汤、蛋汤、牛奶、碎菜等。要多喝水，有利于排除细菌毒素。

3 口腔保洁

因细菌多集中在咽部，口腔保洁很重要。年龄大的患儿，每次饭后或睡觉醒来时，用温盐水漱嗓子，一日3～4次。年龄小的患儿，可以用镊子夹纱布或药棉蘸温盐水擦拭口腔。要清除鼻腔分泌物，用青霉素软膏涂抹口唇和鼻腔。

4 皮肤护理

出疹时患儿皮肤搔痒，不但影响患儿休息，如果抓破，还会引起皮肤感染。要将患儿的指甲剪短，用温水擦洗皮肤，帮助止痒。注意出疹时勿用肥皂。皮疹退后可出现皮肤脱屑，有痒感，注意不要用手剥脱皮屑，以免引起感染，可涂抹止痒药膏。

5 观察病情

在发病2~3周时注意小便颜色是否加深，如果尿液似酱油色或洗肉水色，出现尿量减少、面部或四肢浮肿以及关节肿痛等症状时，应及时就诊。还要注意发现并发症的象征，出疹期要注意患儿有无心慌、气短、脉搏加快甚至呼吸困难等症状，以便及时发现并发症心肌炎。

发病 1 周左右 患儿如发热不退、颈部或颌下淋巴肿痛，可能并发化脓性淋巴结炎；耳内可能并发化脓性中耳炎。

发病 2 周左右 注意患儿有无关节肿痛的现象。这是关节炎的象征，如不及早治疗，还可能导致风湿性心脏病。

发病 3 周左右 注意患儿有无茶色尿，有无浮肿、腰痛现象，这是肾炎的象征。发现以上可疑并发症的象征，应立即去医院诊断、治疗，防止病情发展。

猩红热预防 3 要点

1 加强身体锻炼

流行季节，虽然天气很冷，室内也要做到通风换气，每日至少2次，每次15分钟。儿童要加强体育锻炼，多做户外活动，不断提高自身的抗病能力。

2 药物预防

尽量不食用生牛奶或任何生牛奶制品。避免与患者密切接触，除非患者已接受一个10天的抗生素疗程，且已康复至少2天。与患儿有接触的小儿，可服大青叶、板兰根、金银花等中药进行预防。猩红热流行期间，不要带小儿到公共场所。

3 及时切断传染途径

在阳光不足、空气不流通、人口拥挤的室内较易发病。主要通过呼吸道飞沫传播，一旦接触患者或健康带菌者的喷嚏、咳嗽出的飞沫就可能被传染，也可能是接触到被污染的衣物或用具而间接感染。因此，一定要采取隔离消毒措施，切断传播途径。

隔离要及时 尽量不要与其他宝宝接近，隔离期限自发病之日起不少于 7 天，如有化脓性并发症，则应隔离至炎症痊愈。

消毒要彻底　孩子的起居室要经常开窗通风换气，每天不少于 3 次，每次 15 分钟，鼻涕要擤在纸里烧掉。用过的脏手绢要用开水煮烫。日常用具可以暴晒，至少 30 分钟，食具煮沸消毒。痊愈后，家里要进行一次彻底消毒，玩具、家具要用肥皂水或来苏水擦洗一遍，不能擦洗的，可在户外暴晒1～2小时。

园所也要防传染　托幼园所及小学的班级内发现猩红热患儿，应立即送医院或回家隔离治疗。患儿所在的班级应做一次彻底扫除。患儿接触过的食具要煮沸消毒，用具、桌椅等用来苏水擦拭消毒。室内应充分通风换气。对工作人员及其他幼儿要加强晨、午检，注意观察有无咽炎、扁桃体炎等嗓子痛的可疑患者，发现后及时去医院诊断治疗。

哮喘

支气管哮喘是一种反复发作的呼吸道变态反应性疾病，是婴幼儿时期的一种常见病，近几年明显增多。本病病因与过敏有关，多发生于春、秋两季，对气候变化很敏感，气候突然改变，某些病毒及细菌感染，情绪紧张，剧烈运动或吸入刺激性气体，吸入粉尘或皮屑，进食鱼虾，鸡蛋、牛奶等食物，都可引发哮喘。一般常有家族过敏史。

认识哮喘

哮喘的突出表现是咳嗽和气喘，夜间更容易发作。宝宝哮喘时发生的哮鸣音在几步之外都能听到，由于哮喘时气道受阻，易导致缺氧，所以宝宝常有呼吸困难、表情痛苦、不能平卧、面色苍白、口唇发紫、出冷汗、烦躁不安等。宝宝哮喘大部分预后良好，于青春期前后可自然痊愈，但是如果不坚持预防和治疗，一部分将转为终身疾病。

哮喘最常见的情况是，明明宝宝上午时声音还好好的，到了下午声音忽然就哑掉了，这是喉咙严重发炎水肿所造成的。虽然这种现象来得快，但如果处置适当，好得也很快，但有时若呼吸道阻塞过于严重，就会造成窒息休克现象。因此，父母如果发现宝宝的声音忽然变得很紧，说不出话来，甚至呼吸声很大，有类似犬吠的鸣叫声或咳嗽，就得赶快去医院。

哮喘治疗要注意

1 祛除诱因

由于哮喘是一种多病因的疾病，查出病因并加以防护在哮喘治疗中极为重要。对感冒引起的患儿，要积极治疗和预防呼吸道感染，避免受凉，寒冷天气出门最好戴口罩。患儿家中避免使用油漆、杀虫剂、香味过浓的洗漱用品及化妆品，不摆设毛绒玩具，不喂养猫、狗等宠物。患儿在家时不打扫卫生。被服宜选用全棉制品，并定期曝晒、清洗。尽量少吃小食品及冷饮。总之，对可能引起患儿哮喘发作的一切因素都应遵照"避、忌、替、移"的四字方针予以清除。

2 控制急性发作

当患儿出现胸闷、咳嗽、喘息等哮喘急性发作的症状时，家长应先让孩子保持镇静，给小儿吸入迅速缓解气道痉挛的药物，如万托林或博利康尼等，如有好转，可每3~4小时重复一次。如1小时内吸入3次，患儿的症状仍无好转，就应和医生取得联系，必要时需送往医院治疗。在医院经过一周左右的治疗，大多数患儿可以得到缓解。

生活护理要做好

1 生活护理

应注意每次发病的诱因和细节，避免接触过敏原，如花粉和尘屑等。平时要注意锻炼身体以增强体质，预防感冒，避免精神方面的刺激。同时鼓励宝宝多喝水，饮食清淡，忌食鱼虾。家长注意不要在室内抽烟。保持家庭良好环境，居室要温暖、通风，采光良好，即使是秋冬也要每天开窗1~2次，但应避免穿堂风。并且空气中要有一定湿度，防止过分干燥。轻者在家口服或吸入器官扩张剂即可，严重者发作时必须送去医院。

2 食疗调理

取红枣3粒、白果3粒去壳，放入小锅内，加大半碗水，中火烧10分钟。吃白果和红枣并喝汤，最好是在每晚临睡前服用。此方适合2岁以上的宝宝食用。

易诱发哮喘的食物有牛奶、蛋类、海产品、豆类、某些水果、辣椒以及调味品，如胡椒、八角、茴香，还包括食用色素、香精、啤酒、汽水和冷饮等。因此，在婴幼儿期要减少这些食品的摄入，特别是婴儿期（0~1岁）要以母乳喂养为主。添加辅食时，坚持由少到多、由稀到稠、由粗到细及由1种到多种的原则，以便发现不耐受或可诱发哮喘的食物，及时进行调整，并避免在婴儿期食用这些能诱发哮喘的食物。

重视三级预防工作

哮喘的预防一般分为三级预防，一级预防主要针对易发人群，以改善环境为主；二级预防针对已经出现毛细支气管炎、喘息性肺炎、过敏性鼻炎的病人，主要是治疗鼻炎及其并发症和预防反复呼吸道感染；三级预防主要是针对哮喘病人，主要以管理和教育为主。

一级预防

父母一方有哮喘或者父母双方都有鼻炎的孩子容易罹患哮喘，从怀孕开始就要启动一级预防措施。主要是远离宠物，避免吸烟和污浊的空气，保持房间通风干燥，及时清理垃圾和剩饭剩菜，尽量少使用棉质的沙发、窗帘和床单，室内尽量少种花木。

二级预防

6~11个月得过毛细支气管炎、喘息性肺炎或者2岁以前有过敏性鼻炎孩子，更容易发展到哮喘，从明确诊断起就要启动二级预防。除了上面的改善环境以外，要调节孩子的大便，最好一天1次，大便不干不硬。积极治疗鼻炎，控制症状，防止鼻涕倒流刺激下呼吸道。如果合并鼻窦炎、腺样体肥大，就要彻底治疗。鼻窦炎的主要症状就是孩子早上起床的时候嘴里有臭味、经常早晚咳嗽、感冒以后会有黄鼻涕。腺样体肥大的症状主要是打呼噜、鼻子堵。另外还要注意这些疾病对心脏的损伤，心脏损伤的表现是孩子脾气大、爱哭，甚至咬人，容易出汗，特别是夜间刚睡觉的时候。不愿意走路，孩子喜欢的事情就精力充沛，不喜欢的就说累。如果做到以上几点，孩子得哮喘的机会就会减少很多。

三级预防

主要针对已经确诊为哮喘的患者，以管理和教育为主，目的是使患者能充分地按照医生制定的计划长期、规范地治疗。

1. 家长应该与医生充分交流，共同制定一份个体化的治疗计划，向医生说出自己对于药物和疾病的主要顾虑和恐惧。

2. 要和医生充分讨论，找出宝宝哮喘发作的先兆以及哮喘发作的触发因素。

3. 家长一定要学会正确使用吸入器、储雾罐和呼气峰流速仪。因为吸入是目前最有效的治疗哮喘的措施，正确地掌握吸入的方法至关重要。风流速仪是评价治疗效果、增减用药的客观指标。

4. 在医生的协助下，识别哮喘发作的警告征象，找到缓解哮喘发作的最佳办法。警惕有致命危险的高危因素，及时有效地控制哮喘的发作。

5. 要信任医生，告诉医生自己没有遵循治疗计划的药物因素和非药物因素，以便医生及时调整治疗计划，减少的症状，提高的生活质量。

呼吸异常

小婴儿的呼吸异常现在得到了越来越多的重视，因为它们很不容易察觉，但却会给小婴儿的生长发育带来极大伤害。尤其是新生儿及婴儿的睡眠呼吸暂停，还极有可能是引起猝死的重要原因。

哪些情况属于呼吸异常

因为呼吸道尚未成熟，正常新生儿的喉头软骨比较软，协调能力不足，而且鼻道小、容易鼻塞，所以偶尔会在喉头处会出现呼噜呼噜像小猪般的呼吸声。时而明显，时而听不到，这不算是生病，父母不需要担心。另外，刚出生的新生儿多是用鼻式呼吸，不太会张口呼吸，有时轻微鼻塞就会让宝宝很不舒服，尤其在喝奶时，鼻子塞住不好呼吸，嘴巴又忙着喝奶，所以经常中断喝奶去呼吸，这就让家长看着很心疼。在观察呼吸的同时，家长也应注意宝宝有没有其他的相关症状，进一步地确定宝宝是否生病，例如嘴唇的颜色、活动的能力、有没有咳嗽、流鼻水、发烧、喝奶的状况如何等。

3 方面判断呼吸异常

要观察宝宝是否有呼吸异常的状况，可以简单地从下面3个方向入手：

1 **呼吸的速度**
刚出生的新生儿呼吸速度为每分钟40～60次，随着他的成长，呼吸速度会慢慢下降，婴幼儿20～30下，到了成人大约是15下。呼吸速度有异常可能是太快造成呼吸急促，或是太慢造成呼吸暂停、呼吸迟缓等。

2 **呼吸的深度或形态**
在休息的情况下，宝宝的呼吸平顺、有规则。一旦发生呼吸异常，宝宝就会有呼吸很费力的表现，我们可以观察到宝宝有胸凹情形，也就是肋骨下缘与腹部交接处会有凹陷的现象、中央的胸骨凹陷或胸骨上方与颈部交接处凹陷，这是因为呼吸肌肉费力的缘故。

3 **呼吸的声音**
呼吸有杂音，多是因为呼吸道的分泌物增加或呼吸道狭窄而产生的异常呼吸音，有可能出现鼻翼扇动、喘息式呼吸等。有的宝宝出现呼吸异常时，呼吸声会变得很大、嘈杂，甚至可以听到喘鸣声、哮鸣声和水泡状的声音等。虽然这些异常的呼吸音有时需要借助听诊器才能听得出来，但是如果声音明显，那么不用听诊器也能辨别出来。

呼吸异常的危险

当宝宝出现呼吸异常的现象时，最可怕的是造成呼吸衰竭或是无法换气，进而缺氧，导致器官组织的伤害甚至死亡。这类危险可能会随病情恶化而发展成呼吸衰竭，也可能突发为呼吸道阻塞（例如痰阻塞），或是呼吸暂停而无法换气。如果在缺氧的过程中造成脑部伤害，将来的神经发展也可能受到不同程度的影响。

Tips **小心早产儿发生呼吸窘迫**

早产儿的呼吸中枢对缺氧、二氧化碳升高、血液酸碱度等变化，感应度不如一般婴儿。因为他们的胸廓呼吸肌肉和弹性都比较差，所以很容易发生呼吸窘迫综合征。

早产儿新生儿呼吸窘迫综合征又称肺透明膜病。由于缺乏肺表面活性物质，肺泡萎陷，致使生后不久出现进行性加重的呼吸窘迫和呼吸衰竭。此外，怀孕时合并妊娠糖尿病的产妇、剖宫产、双胎、多胎、宫内窘迫或窒息儿、有遗传史等，呼吸窘迫的发生率也比较高。

呼吸窘迫综合征的症状

1. 呼吸如果孩子发生了呼吸窘迫，刚出生时可能哭声还正常，但是在生后6～12小时内会出现呼吸困难、呻吟、烦躁，并且症状逐渐加重，严重时就会发生呼吸暂停，缺氧严重者甚至会死亡。

2. 发病时间如果病情较轻，可在生后24～48小时左右发病，呼吸困难不明显，采取治疗措施后三四天即可好转。

3. 皮肤青紫或灰白，供氧不能减轻症状。

4. 如存活3天以上者肺成熟度增加，多数能恢复；病情严重者多在3天内死亡。

5. 鼻翼煽动；吸气时胸廓软组织凹陷，以肋缘下、胸骨下端最明显；双肺呼吸音低，吸气时可听到细湿罗音。

怎样预防新生儿呼吸窘迫综合征

作为准妈妈，一定希望能在分娩前就做好准备，避免发生新生儿呼吸窘迫的情况。只要做好产前和产后的预防，就能降低呼吸窘迫发生的可能性。

1 小心观察

呼吸是维持生命基本的能力，家长不需要像惊弓之鸟，但是把握小心观察的原则是绝对必要的。尤其是新生儿，了解异常状况并能发觉异常，做出及时的反应，这是许多父母必须学习的。

2 孕期就开始预防

经过产前检查诊断为高危妊娠的准妈妈，一定要积极配合治疗。通过有针对性的治疗，能有效预防早产、难产等情况的发生。

不是高危妊娠的准妈妈也应当做好产前保健，按时定期进行产检，并监测好胎动，因为胎儿在宫内的活动能通过胎动显示出来。在孕中、晚期，产检时需要做胎心监护，以监测胎儿的发育情况。

3 选择有救助条件的生产医院

选择到有能力处理新生儿急救的医院生产，在第一时间就给宝宝最好的保护。在婴儿出生以后，妈妈要尽可能地哺喂母乳，给宝宝提供自然的抗体来源，以增加身体抵抗力，并减少过敏性疾病的发生。

Tips 新生儿呼吸窘迫综合征的治疗方法一般有输氧；维持水电解质和酸碱平衡以及营养支持治疗；有感染的用抗生素抗感染治疗、暖箱维持等。如果胎儿的肺发育还未成熟，根据具体病情会使用一些药物促进肺的成熟。本病治疗的费用较高，应慎重选择值得信任的医院就诊。

急性喉炎

小儿急性喉炎是喉黏膜及声带的急性卡他性炎症，常见于6个月至3岁的婴幼儿。多为流行性感冒、肺炎、麻疹、水痘、百日咳、猩红热等急性传染病的前驱疾病，好发于冬春季节。

为什么孩子易被喉炎侵袭

由于小儿喉部的解剖特点，喉腔狭小，喉软骨柔软，会厌软骨舌面、杓状软骨、杓状会厌襞、室带和声门下区黏膜下组织松弛，黏膜淋巴管丰富，发炎后容易肿胀发生喉阻塞。小儿咳嗽功能不强，不易排出喉部及下呼吸道分泌物，更使呼吸困难加重。因此，小儿急性喉炎的病情常比成人严重，若不及时诊治，可危及生命。

是谁引发了急性喉炎

急性喉炎常发生于伤风感冒之后，开始时多为鼻腔、鼻咽和口咽急性卡他性炎症，大多由病毒引起，最易分离的是副流行性感冒病毒，另外有腺病毒、流行性感冒病毒、麻疹病毒等。如感染向下扩展便可引起喉黏膜的急性卡他性炎症，多继发细菌感染。常见细菌有金黄色葡萄球菌、溶血性链球菌、肺炎双球菌、流感杆菌、卡他球菌等。

Tips 多数宝宝发病非常急促，夜间突然被憋醒，烦躁不安，发热，声音嘶哑，同时出现一阵阵吹哨般的响声(医学上称为"喉鸣音")。此时，咳嗽声音极为特殊，像小狗的咳声一样，称为"犬吠样咳"。严重时因缺氧出现鼻翼扇动，面色、口唇和指甲青紫，吸气时锁骨上窝、胸骨柄上窝及上腹部显著凹陷，称为"三凹征"。患儿的呼吸由短促、缓慢变得快而浅。此时，应立即送医院治疗。

喉炎让宝宝如此难受

1. 声音嘶哑 初起声嘶多不严重，哭闹时有嘶声。

2. 犬吠样咳嗽 炎症侵及声门下区，则成"空"、"空"样咳嗽声，夜间症状加重。

3. 吸气性喉喘鸣 病情较重者可出现吸气性喉喘鸣。

4. 呼吸困难 宝宝可以出现不同程度的呼吸困难，胸骨上窝、锁骨上窝、肋间及上腹部软组织吸气期内陷等喉梗阻症状。

治疗需及时

1. 应及早使用有效、足量的抗生素以控制感染。有喉阻塞症状时，医生会给宝宝使用类固醇激素。

2. 重度喉阻塞或经药物治疗后喉阻塞症状未缓解者，应及时作气管切开术。

3. 尽量使宝宝安静休息，减少哭闹，以免加重呼吸困难。

4. 选用具有清利咽喉的中药制剂含服，如金嗓清音丸、金嗓散结丸、黄氏响声丸等，有助于消肿止痛开音。

5. 可以根据不同证型选用不同的中药水煎，取过滤药液 20ml 做蒸汽吸入或超声雾化吸入，每次 15 分钟，每日 2 次。

做好第一线预防工作

1 预防感冒
家长首先应注意宝宝在季节变化时防寒保暖，让孩子多到户外活动，以增强体质，提高抗病能力。体质较弱的儿童，选用增加机体免疫的药物如匹多莫德、胸腺肽、转移因子等。

2 加强营养
平时的饮食应以清淡为原则，多食些新鲜蔬菜及水果，避免或少吃可生热的狗肉、羊肉等，保持大便通畅。另外，要忌食寒凉的食物，如冰淇淋、冰镇饮料等，以防引起或加重喉部黏膜反应性充血，从而引发喉炎。

3 环境清新
室内要保持适当的温度及湿度，要经常开窗更换新鲜空气。

4 及时诊治
若是发现孩子有流感等上呼吸道炎症要及时诊治，对出现有急性喉炎症状的患儿，应当及时就医，千万不能抱有侥幸思想，自己在家治疗，以免耽误病情，造成严重后果。

扁桃体炎

扁桃体炎急性期，必须坚持抗感染治疗为主，支持治疗为辅的治疗原则。抗感染治疗主要针对病原菌选择有效的抗菌素，青霉素对较常见的链球菌感染有效，可作为首选药物。然而，近年来许多细菌已发生了变异，产生耐药菌，普通的青霉素可能无效，此时必须采用更强效的抗生素才能控制炎症。非常严重的感染有时需要住院治疗，抗生素疗程一般需用7天左右。

急性扁桃体炎的家庭护理

1. 发病时应卧床休息，多饮水，排出细菌感染后在体内产生的毒素。

2. 淡盐水含漱每日多次，保持口腔清洁无异味。

3. 饮食宜清淡爽口，避免过多食用湿热、燥热的食物。多食用富含维生素的食物，如新鲜蔬菜和西瓜、鸭梨等时令水果，少食用肉类甜食等滋腻肥甘厚味的食物。黄豆制品含优质蛋白，能补充由于炎症而使机体损耗的组织蛋白，且无增痰助湿之弊。菜肴要避免过咸，以蒸煮为主，避免油炸煎烩。

4. 在应用抗生素治疗时，应严密观察病儿体温、脉搏变化，如持续高热，可增大剂量，或在医生指导下更换药物。

5. 宝宝体温过高时，应物理降温，也可用酒或低浓度酒精擦拭头颈、腋下、四肢，帮助散热，防止病儿发生惊厥。

爱化脓的扁桃体

1 了解扁桃体的特性

家长应该了解扁桃体发育的特点，儿童扁桃体自10个月开始发育，4～8岁是发育的高峰期（这个年龄段扁桃体稍大，也是最爱感冒的年龄段），12岁左右停止发育。所以，让孩子养成饭后漱口，睡前刷牙的习惯非常重要。

2 反复化脓要找原因

扁桃体反复化脓（至少3次以上），首先应该查找原因，看看孩子有没有睡前喝奶的习惯？有没有贫血、营养不良或免疫功能缺陷等因素，需要到医院找内科大夫看一下。去除了诱因，自然免除了手术这个程序。

扁桃体化脓合并高烧不退，还要注意排除是否合并病毒感染。临床上EB病毒感染后导致的传染性单核细胞增多症，或者川崎病，有时候也是表现为孩子的扁桃体化脓。所以看似简单的病，有可能会误诊。

3 有可能是过敏惹的祸

扁桃体肿大的孩子当中，有相当一部分孩子属于过敏体质，比如爱出湿疹和荨麻疹、有过敏性鼻炎、爱便秘等。这类孩子，除了扁桃体大以外，还可能同时有腺样体肥大(张口呼吸和睡眠打鼾)甚至哮喘。所以，孩子反复生病，除了和扁桃体感染有关以外，还和自身特殊的过敏体质有关。这个时候，光打消炎针是不行的，还需要结合情况给与抗过敏治疗。

4 注意继发病症

扁桃体化脓，不能掉以轻心，最常合并的疾病有心肌炎、肾炎等。所以，孩子生病的时候，不要只查血常规，必要的时候需要查尿常规、心肌酶等。

扁桃体到底切不切

孩子扁桃体反复化脓，需要带孩子去医院分别让内科大夫和外科大夫看一下，听听他们的综合意见，为自己的孩子制定好一个最合适的方案。如果符合扁桃体切除的适应证，那么可以在外科医生的建议下进行切除。

什么时候该切除？

1.慢性扁桃体炎反复急性发作。

2.有扁桃体周围脓肿病史者。

3.扁桃体过度肥大，妨碍吞咽、呼吸，导致营养障碍者。

4.风湿热、肾炎、关节炎、风心病等患者，疑扁桃体为病灶者。

5.因扁桃体，增殖体肥大，影响咽鼓管功能,造成慢性渗出性中耳炎，经保守治疗无效者。

6.白喉带菌者，经保守治疗无效者。

7.不明原因的长期低热，扁桃体有慢性炎症。

8.各种扁桃体良性肿瘤，对恶性肿瘤则应慎重选择病例。

什么时候不能切？

下列情况时要注意不能切除扁桃体：

1. 急性扁桃体炎发作时一般不施行手术，需炎症消退后 3 ~ 4 周方可手术。

2. 宝宝有血液病、代偿机能不全的心脏病、活动性肺结核等，均不宜手术。

3. 风湿热及肾炎等全身症状未控制时不宜手术。

4. 在脊髓灰白质炎及流感期暂时不宜手术。

5. 患者家属中免疫球蛋白缺乏或自身免疫疾病的发病率高者，白细胞计数低于 3000 者。

百日咳

人类是百日咳的唯一宿主，其传染途径为飞沫传染，也就是说百日咳是一种通过飞沫传播的人传染病。它的传染力很强，如果人体对百日咳没有免疫力，一旦吸入有百日咳菌的飞沫，几乎百分之百会发病。

不同阶段，症状不同

1 初期症状

感染百日咳的人，经过6 ~ 20天的潜伏期后就会开始出现症状。发病初期的症状并不会很明显，只会有经微发烧、流鼻水、流眼泪、打喷嚏或是轻微咳嗽等类似感冒的症状。

2 2周后症状

当这些类似感冒的症状持续约2周以后，患者会受到百日咳菌分泌的外毒素刺激的影响，导致咳嗽渐渐加剧。接着会出现一些严重的咳嗽症状，譬如阵发性咳嗽，也就是常会出现连续不断的激烈咳嗽。

阵发性的咳嗽会持续到咳出浓痰才会暂时停歇。在阵发性咳嗽的阶段，患者常会因长长地吸一口气而发出呜音，咳完之后也常常伴随着呕吐。阵发性咳嗽、吸入性哮声以及咳嗽后呕吐，是百日咳的典型症状。

3 小于3个月婴儿的症状

婴幼儿常会在阵发性咳嗽开始之前就先出现烦躁不安的情形，而小于3个月的婴儿则一般不会出现典型的吸入性哮声，而多以呼吸暂停为症状表现。

4 成人症状

成年人同样也不会出现吸入性哮声，而且症状相当不典型，通常只会呼吸不顺畅、头痛以及不停地咳嗽。因此，在临床上，咳嗽后呕吐成为成年人以及青少年是否感染百日咳的重要依据。

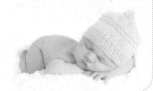

Tips
1. 小于3个月的婴儿多以呼吸暂停来表现。
2. 成年人通常只会呼吸不顺畅、头痛以及不停地咳嗽。
3. 咳嗽后呕吐为感染的重要依据。

预防接种是最好的预防方法

目前预防百日咳最有效的方法仍是预防接种。百日咳疫苗是一种不活化疫苗，通常是与破伤风及白喉类毒素合并成为白喉、破伤风、百日咳混合疫苗。而市面上另有白喉、破伤风、非细胞百日咳混合疫苗，以及合并其他疫苗所制成的疫苗可供选用。以上的疫苗只要按时程完成接种，皆可提供婴幼儿一定的保护力。

目前国内的百日咳疫苗接种时程为出生满2个月、4个月、6个月各接种一剂，出生满1年6个月时再追加一剂，如此才会产生最佳的免疫保护力。

此外，由于成人感染百日咳，症状通常会类似一般感冒，因而常会延误就医或就医时难以被诊断出来。这样回家后就很容易传染给家中的婴幼儿，特别是尚未完成百日咳疫苗完整接种时程、对百日咳尚不具备完整免疫力的婴幼儿。

居家预防 4 重点

1 有疑似症状应戴口罩并就医

家中照顾人员或托儿所的工作人员，若出现头痛、呼吸不顺畅、不停咳嗽及咳嗽后呕吐等上呼吸道感染症状时，应快速就医，并注意个人卫生。此时最好戴口罩，以避免将百日咳杆菌传染给年龄较小的孩子。

2 避免出入拥挤场所

平日应避免带婴幼儿到拥挤或通风不良的场所。

3 按时完成接种时程

应依照接种时程按时带婴幼儿完成四剂百日咳疫苗的接种，以提高对百日咳的抵抗力。

4 注意小婴儿的症状

由于小于6个月的婴儿症状较不典型，尤其是出生3个月内的婴儿常会出现暂停呼吸或发绀的症状，如果有，应快速就医治疗。

最 难 缠 的 不 适
皮肤及出疹类疾病

从出生开始，就有皮肤问题不断找上宝宝，从尿布疹到湿疹，再到其他各种皮疹，宝宝可能出现的皮肤问题可真不少。和每一种皮肤异常打交道，就像打仗一样，你不仅仅是侦察员，还要在第一线冲锋陷阵，和各种细菌、病毒以及不知名的隐形敌人做斗争，保护着宝宝娇嫩的皮肤。

皮肤问题看似都是小毛病，可它们老是反反复复，有的还会有生命危险。皮肤问题这场战役，你有信心取得胜利吗？

黄疸

新生儿黄疸是一种常见现象，有生理性黄疸和病理性黄疸。对于初为人父母的爸爸妈妈来说，在刚出生的宝宝出现黄疸后，如何识别哪些是正常现象、不需紧张，哪些需要及时地进行干预和治疗，是至关重要的。下面我们一起了解下吧。

新生儿黄疸是怎么回事

大约有60%以上的足月新生宝宝在生后2~3天出现黄疸，4~5天达到高峰，5~7天消退，一般不超过2周。多数新生儿的黄疸是生理性的，是不需要干预的。

当胆红素在体内积聚会引起皮肤或其他器官黄染，是新生儿期最常见的临床问题。新生儿黄疸多数是未结合胆红素增高，当过多的未结合胆红素积聚于体内时，可能会透过血脑屏障，进入脑组织，引起神经系统损害，严重者会出现胆红素脑病，留有神经系统后遗症，甚至会危及生命。

宝宝为什么会出现黄疸

在新生儿期最常见的是非结合胆红素增高的黄疸。常见于红细胞增多症，比如胎-母或胎-胎输血、宫内发育迟缓、糖尿病母亲所生的婴儿。或者同族免疫性溶血，即血型不合如ABO或Rh血型不合等，我国ABO溶血病较为多见。

此外，感染、胆红素代谢障碍、胆汁排泄障碍等新生儿疾病也可引发黄疸。

黄疸时宝宝有哪些表现？

生理性黄疸4大特点

1. 新生儿一般状况良好。

2. 足月新生儿在生后2~3天出现黄疸，4~5天达高峰，5~7天消退，一般不超过2周；早产儿多于生后3~5天出现，5~7天高峰，7~9天消退，最长可延长至3~4周。

3. 每日血清胆红素升高<5毫升/分升，或每小时<0.5毫升/分升。

4. 足月儿总胆红素<12.9毫升/分升，早产儿15毫升/分升。

病理性黄疸5大特点

1. 出生后24小时内出现皮肤黄染。

2. 血清总胆红素在足月儿≥12.9毫升/分升，在早产儿≥15毫升/分升或每日上升>5毫升/分升。

3. 血清结合胆红素>2毫升/分升。

4. 黄疸持续时间较长，足月儿>2周，早产儿>4周。

5. 黄疸退而复现。

Tips 一般头面部黄染时血清胆红素在5~6毫升/分升；躯干上部黄染时多为9毫升/分升左右；躯干下部及大腿黄染时多为10~12毫升/分升；上臂及膝以下及手足黄染时多≥15毫升/分升；足底黄染为重度黄疸多，≥20毫升/分升。

母乳性黄疸

母乳喂养的新生儿在生后2~14天内发生，但不随生理性黄疸的消退而消退，黄疸以轻度和中度为主，血清胆红素多在12~20毫升/分升之间，以未结合胆红素为主。

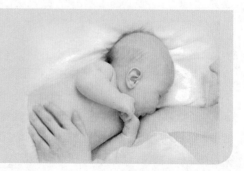

中医辨证黄疸有方法

阳黄

颜色为橘黄或金黄色，鲜艳并有光泽，有时伴有苍白，中医称为"阳黄"，多为未结合胆红素升高为主的黄疸，多为肝前性黄疸如溶血性黄疸。

阴黄

黄疸颜色晦暗如烟熏，灰黄色夹有暗绿色，色暗且无光泽，中医称为"阴黄"。多为结合胆红素升高为主的黄疸，多为肝后性、肝性黄疸如胆道闭锁、肝硬化。

新生儿肝炎早期可呈阳黄与阴黄混合表现，晚期肝硬化为阴黄。

新生儿黄疸怎么治

1 一般治疗

生理性黄疸不需要治疗。病理性黄疸需积极去除病因，注意保暖，尽早喂奶，提供充足热量和营养，适当补充维生素，避免使用磺胺类药、氯霉素、利福平、水杨酸盐、吲哚美辛等药物。缺氧、酸中毒应及时纠正。

2 光疗

光疗是降低血清未结合胆红素最有效的办法。光疗时需要注意保护好宝宝的眼睛和会阴部，最好是间断进行光疗。多补充水分，注意体温变化，应每日监测胆红素变化。光疗的副作用主要是皮疹、发热、腹泻，一般多不严重。

3 药物治疗

可供给白蛋白、纠正代谢性酸中毒、肝酶诱导剂、丙种球蛋白、口服肠道益生菌等。

4 换血治疗

对于严重的高胆红素血症或合并严重的贫血等情况时需要进行及时的换血治疗。对于大多数ABO溶血的患儿，通过积极的早期干预，是不需要换血的。而对于Rh溶血病的患儿，几乎都需要进行换血治疗。

5 手术治疗

胆道闭锁、胆总管囊肿者需手术治疗，在诊断明确后需尽早进行手术，以免病情延误导致肝硬化等不可逆转的肝脏损伤。

怎么护理宝宝

1 一般护理

母婴同室，保持病房适宜的温度、湿度，尽量减少陪人及探视人员数量。定期通风，创造良好的环境，使病房温馨、舒适、安静。

2 新生儿喂养

以母乳喂养为主。有效的母乳吸吮可促进乳汁的分泌，并促进新生儿肠蠕动、粪的排泄。胎粪尽早排泄能降低血清中胆红素的浓度，减轻新生儿黄疸程度。

3 新生儿观察

精神状态 新生儿若出现发热、嗜睡、反应差、拥抱反应减弱、惊厥发作、角弓反张等症状需及时就医。要注意胆红素脑病发生的可能，严重可致婴儿死亡。

喂养情况 生理性黄疸和母乳性黄疸不影响新生儿的饮食，若新生儿出现拒乳、喂养困难、吮吸无力等，应予以重视，及时治疗。

大便情况 每1小时检查新生儿排便情况，保持尿布平整干燥，利于新生儿入睡；准确记录新生儿每日大小便次数，第1次排胎便和胎便变黄时间，发现超过24小时未排胎便，超过3天胎便未变黄，应及时通知医生。观察新生儿大小便颜色的变化情况，尿液颜色变化反映黄疸轻重变化；粪便由浅黄转为白色，应考虑胆道闭锁引起的黄疸。

4 光疗患儿的护理

若宝宝黄疸水平较高，医师可能会安排宝宝进行光疗。光疗时需要保护好宝宝的眼睛及会阴部。如果是在光疗箱内光疗，还要注意保护好宝宝的皮肤，避免压伤宝宝娇嫩的皮肤。还应注意补充水分，注意体温的变化。

预防黄疸，从孕期开始

1 ABO溶血病

ABO血型系统为O型的妈妈要注意了，当宝宝的爸爸血型为A、B或AB型血时，你的宝宝血型很可能是O、A、B型血。如果宝宝血型是A型或者B型都有20%的可能发生ABO溶血，导致宝宝黄疸程度重。40%～50%的ABO溶血发生在第一胎，所以第一次怀孕也应注意发生溶血的可能。

2 Rh溶血病

对于Rh血型系统为阴性的妈妈来说，发生Rh溶血的风险性与危害性就更大了。虽然Rh溶血基本上都发生在第二胎，但极个别的第一胎也会出现。所以Rh阴性血型的母亲在妊娠16周时应检测血中Rh血型抗体作为基础值，以后每2～4周检测一次，当抗体水平明显上升，提示可能发生Rh溶血病。宝宝出生以后尽早进行溶血检查。早期进行干预，最大限度地避免胆红素脑病的出现。

3 母乳性黄疸

母乳喂养的新生儿有 25%～30% 可能发生母乳性黄疸，在继续喂养母乳的情况下黄疸在 3～12 周消退，除少数胆红素＞20 毫升／分升，有可能发生胆红素脑病，一般不必停母乳喂养。

黄疸在停哺乳 2～3 天后即下降 50% 左右，可以诊断为母乳性黄疸。3 天后黄疸下降不明显者可除外母乳性黄疸，需寻找其他病因。

新生儿黄疸难以通过一种有效的方式做到完全的提前预防，但通过早期发现，明确病因，对因、对症及时治疗，完全可以把黄疸对人体的伤害降到最低点，让宝宝不留任何后遗症。

单纯性疱疹

如果新生儿口腔、眼角出现片状水泡，可要抓紧去医院哦，因为这很有可能是单纯性疱疹病毒！

什么是单纯性疱疹病毒

如果新妈妈既往有生殖器单纯疱疹复发史，那么大多数新生儿会在产时经产道或临产前数天内被感染，他们的头皮、眼、皮肤、脐带和呼吸道等部位因为直接接触产道而被感染。

大多数新生儿为产时或产后不久被感染，出生时无异常，多在生后 5～10 天发病。常在产道直接接触的部位发生成簇的疱疹，疱疹为红色，直径 1～3 毫米。发展下去，孩子会有发热、嗜睡等症状，严重者会有全身症状如昏迷等。

怎样治疗单纯性疱疹病毒

单纯性疱疹病毒在治疗上主要以收敛、干燥，防止继发感染为主。可外用抗病毒药物。若有继发感染，可用一些抗生素类的软膏等。如果疱疹有糜烂渗出时，可用 3% 硼酸溶液局部湿敷，能使皮损干燥、疼痛减轻或消失，缩短病程。

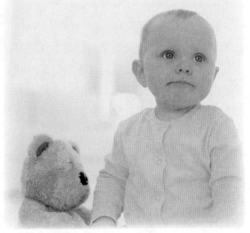

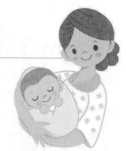

新生儿中毒性红斑

约50%的新生儿可发生新生儿中毒性红斑。本病具有自限性，无严重并发症，妈妈们可以放心。

认识新生儿中毒性红斑

新生儿中毒性红斑又称新生儿荨麻疹，为新生儿常见疾病。常发生在出生后2周内，是以红斑、丘疹和脓疱为特征的短暂性皮肤病。患儿多数在出生后4天内发病，皮损除掌跖外，可发生于任何部位，但好发于臀、背、肩等受压处，数目或多或少。皮损可在数小时后退去，不久又重新发出，无

其他全身症状，经过7～10天可自愈。

本病病因不明，可能为出生后外界刺激引起的非特异性反应，或对来自于母体内某些具有抗原性物质所致的变态反应或肠道吸收物质的毒性反应，也有认为是病毒感染。

新生儿中毒性红斑不需要治疗，也无严重并发症。

新生儿粉刺（痤疮）

粉刺病不是青春期的专利，刚出生的小宝宝也会有，而且男宝宝长粉刺的几率比女宝宝大。如果婴幼儿期长粉刺的话，那么青春期也容易再长哦！

新生儿也会长粉刺

新生儿期的粉刺又称新生儿痤疮，具体形成原因目前还不是特别清楚。但有专家认为，新生儿痤疮可能和他在妈妈肚子里时通过胎盘吸收的激素水平过高有关。发生在3个月以内的患者，几乎均为男婴。发生在3个月至2周岁期间，男婴略多于女婴。

粉刺一般出现在宝宝的脸蛋、前额等部位，也是粒状的丘疹，没有痒感。但它不像粟丘疹的疹形比较一致，这种新生儿粉刺形态比较多样，有的是红的、炎症一样的丘疹，也可能是有白头

的，还有的可能像大人的粉刺一样，有黑头，甚至有的还有脓头，偶尔还会有结节或囊肿。

单纯性的粉刺可在数周内消退，丘疹和脓疱可于6个月内痊愈，愈后可留凹陷性瘢痕。少数可持续1年以上消退，并在青春期容易发病。

Tips 如果宝宝超过6个月，新生儿粉刺还很严重，就要去咨询医生，看宝宝是否存在内分泌的问题。

血管瘤

大部分血管瘤会随着宝宝的成长而自行萎缩,只要没有影响宝宝的日常生活,就不需要特别处理哦!

认识新生儿血管瘤

新生儿血管瘤是因为血管不正常增生而产生的情形,多为良性的肿瘤,且发生几率不高。身体的任何一部位皆有可能有血管瘤的情形,内脏器官亦为可能生长的部位。新生儿血管瘤若生长在皮肤上,外观多呈现平滑色块,通常会随宝宝的成长而自行萎缩、消失。

一般来说,增生的血管瘤会随宝宝的成长而变大,大概在5个月时会长到最大,然后会慢慢变小。因大部分血管瘤是属于良性的,所以宝宝5岁前会有50%的血管瘤自动褪去,7岁以后有70%的血管瘤会消失,而9岁时则会有90%的宝宝已自动痊愈。根据统计,大部分宝宝在10岁时,血管瘤就会完全消失。

如血管瘤持续快速生长及扩张,就需要请医师视新生儿血管瘤的性质、位置、大小等情况做诊断评估,采取激光治疗、血管硬化剂等方式进行治疗。

乳痂

乳痂不是囟门的"保护神",为了更好地观察囟门健康,还是把乳痂清理掉吧!

新生儿乳痂要不要留

婴儿刚出生时,在头部皮肤表面会有一层油脂,这是一种由皮肤和上皮细胞分泌物所形成的黄白色物质。如果婴儿出生后不洗头,时间一长,这些分泌物和灰尘聚集在一起,就会形成较厚的乳痂。

虽然乳痂不疼不痒,对孩子的健康没有明显的影响,但由于乳痂一般都有些湿润或者油腻,容易和其他灰尘粘在一起越积越厚。而且囟门处如果乳痂太厚,还会影响对宝宝囟门的观察。所以,妈妈们还是应该通过正确的办法去除乳痂。至于除去乳痂就会导致头顶进风,则是没有科学道理的。

如何去除乳痂

需要注意的是,给孩子去除乳痂时不能直接用梳子刮,或者用指甲抠,否则容易损伤孩子薄嫩的头皮。妈妈们可以这样去做:

可以先将橄榄油加热待冷却后使用,也可用石蜡油局部涂擦,然后将浸湿的纱布敷在头上，让胎垢充分软化。一般24小时以后可用纱布轻轻擦拭，或用小梳子轻轻梳头发，痂皮就会脱落。如果痂皮很厚，抹一次油可能清除得不是很彻底，可重复上述做法2~3次。也可以每天涂1~2次植物油，直到痂皮浸透后再梳去。

痂皮去掉后，要用温水将婴儿头皮洗净，然后用毛巾擦干头皮。最好用毛巾盖住婴儿的头部，直到头发干透，以免受凉。

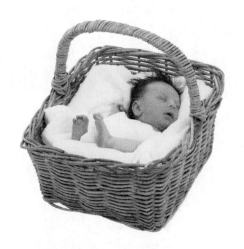

粟丘疹

妈妈们可能会发现，有的新生儿额头上会有一些零散的小点点，有点发黄，而且比较硬，有点像痱子，宝宝也没有任何不舒服感觉。其实这种黄白色小丘疹不需要治疗，在宝宝满月以后，这种皮疹会逐渐消退。

认识粟丘疹

粟丘疹是一种面部黄色小硬疹，又称新生儿白色痤疮，是新生儿期常见的一种皮肤病，约40%~50%的新生儿可得这种病，与新生儿的皮脂腺末发育完善有关。

这种粟丘疹多于出生时或生后不久开始出现，多为单个皮肤损害，直径为1~2毫米大小，跟针头大小一致，大的可能有小米粒那么大，呈珍珠白色或黄色的坚实小丘疹。分布比较松散，表面光滑呈球状，其顶部顶端尖圆，上覆极薄表皮，用手挤压可见坚实的角质样球状颗粒。好发于眼周、颊颞、鼻、前额、外耳部位，一般最常出现在宝宝的脸部。粟丘疹不疼也不痒，宝宝不会有任何不适。

如果不经治疗，多在生后3~4周自行消退，也有可能存在达3个月之久。不会留下疤痕。因此，宝宝如果得了新生儿粟丘疹，一般不需要治疗。

Tips 值得注意的是，有极个别宝宝的粟丘疹会持续很长时间，有时能长达数个月。而且分布广泛、持续不消退的粟丘疹，常可合并出现其他皮肤问题，比如毛发增多，出疹部位色素沉着等。因此，一旦发现粟丘疹持续存在，数目又较多，应及早到专科医院做必要的检查并积极进行治疗。

脂溢性皮炎

脂溢性皮炎与乳痂很像，都是头上有痂皮，暗黄色，但这种皮炎并不是乳痂。虽然2岁以后脂溢性皮炎就会消除，但在青春期有可能会再次出现。

认识脂溢性皮炎

脂溢性皮炎是一种常见的皮肤发炎现象，没有明显的病因，但会侵害到面部、躯体或头皮等部位的皮肤。新生宝宝由于皮脂腺分泌旺盛，容易出现厚薄不等的黄痂。有时可在头皮上先形成米粒大小的小红疹子，然后再形成灰黄色的痂皮，如果再沾上灰尘，就可形成厚厚的一层黄痂，久之可转变成黑色，并有痒感，需到医院请皮肤科医生进行诊治。

治疗可用消毒植物油或液体石蜡将结痂浸泡柔软后，用棉棒或洁净毛巾轻轻擦除。这一点和乳痂的去除比较相似。平时应注意头部卫生，避免过多出汗。如果皮炎症状较重或反复

出现，可使用红霉素软膏、硫磺软膏等。

脂溢性皮炎一般到孩子2岁左右就会彻底消除，不过偶尔还会在青春期后再次出现，甚至会在一生中反复发病。

脂溢性皮炎和过敏

脂溢性皮炎没有明确的原因，可能是受母体雌性激素的影响，皮脂腺分泌旺盛所致。患脂溢性皮炎的宝宝，本身皮肤的敏感性增高，有较高的渗出性，容易发生过敏。所以在平日，尤其是开始添加辅食的时候，要注意记录过敏食物清单。哺乳的母亲平时应限制多糖、多脂饮食，忌饮酒和辛辣刺激性食物，避免引发宝宝过敏。

尿布疹

宝宝的小屁股上尿片覆盖的部位皮肤常会出现红点，如果不进行处理，很快红点就会发展成一大片，仔细看还有脱皮，宝宝也容易因此而哭闹，这就是每一个妈妈都耳熟能详的尿布疹了。

几乎每个宝宝都要中招的尿布疹

虽然不同的宝宝长尿布疹的症状并不完全相同，但如果宝宝带尿布的地方看上去发红（出现红屁股）、不舒服，那就表明他可能出尿布疹了。宝宝的皮肤可能还会有些肿胀和发热。

宝宝的尿布疹可能并不严重，只是在很小的一块区域内长一些红点；也可能会比较严重，出现一碰就疼的肿块，并分散到肚子和大腿上。你不用着急，宝宝出尿布疹是很常见的，特别是在宝宝1岁之前。

导致尿布疹的原因

1 纸尿裤更换不及时

即便是吸收性最强的纸尿裤，也会残留一些尿液在婴儿娇嫩的皮肤上。若更换不及时，尿液和粪便中的细菌结合在一起，会分解、形成带有刺激性的氨，对皮肤造成刺激。

3 新食物改变便便成分

宝宝开始添加辅食，或尝试一种新食品时，长尿布疹是很普遍的现象。任何新的食物都会使宝宝粪便的成分发生改变，也会增加宝宝的排便。

2 摩擦或对化学物质敏感

出现尿布疹，也可能是因为尿布摩擦皮肤引起的，特别是当宝宝对一次性纸尿裤所用的芳香剂或清洗棉质尿布的洗涤剂等化学物质格外敏感时。另外，不适合宝宝娇嫩皮肤的护肤乳液或爽身粉也可导致尿布疹。

4 使用抗生素

在进行抗生素治疗的宝宝（或母乳喂养，但妈妈在进行抗生素治疗的宝宝）有时会发生霉菌感染，因为抗生素在消灭有害细菌的同时，也会清除一些能够抑制霉菌生长的有益菌。抗生素还会导致腹泻，这也会促使尿布疹的发生。

尿布疹要不要上医院

宝宝长尿布疹后，你可能不需要带他去医院。只要勤快些，经常给他换尿布，即使不去看医生，也能在三四天后让你的宝宝摆脱尿布疹的困扰。

如果宝宝的尿布疹看起来像是感染了，比如有水疱、脓疱、渗出黄色液体或溃烂，就一定要去医院。医生会给宝宝开外用（局部用药）或口服抗生素。针对霉菌感染引起的尿布疹，医生会开抗真菌类药物，用于尿布区域。

如果宝宝的尿布疹在家处理数天后仍未消退，就需要去医院。如果宝宝同时还发烧超过38℃，也需要及时就医。

宝宝得了尿布疹怎么办

1 保持干爽

对付尿布疹最好的办法，就是经常给宝宝更换尿布，让他保持洁净和干爽。这意味着你可能需要晚上把他叫醒换尿布。

2 彻底清洗

每次换尿布时，都要彻底清洗宝宝的尿布区域，而且最好用温水。洗完后，要记得把宝宝的皮肤蘸干，如果天气暖和或是夏天，也可以晾一会，因为干燥有利于尿布疹恢复。注意千万不要来回擦拭，反复擦拭会破坏皮肤的自我防护功能。

3 注意隔离

每次换尿布时都要给宝宝使用起隔离作用的软膏，以便在宝宝的皮肤上形成一个保护层，防止粪便和尿液侵蚀。现在市面上有好几种很不错的隔离霜，比如凡士林和锌氧粉（氧化锌粉），锌氧粉质地更黏稠，对保护敏感皮肤非常有效。

Tips 不要给宝宝涂抹含滑石粉的婴儿爽身粉，因为滑石粉不但不能预防尿布疹，而且还会摩擦和刺激宝宝的皮肤。

4 穿得宽松一些

把宝宝的尿裤系松些或给他穿稍大一号的纸尿裤，好让空气能够更流通。如果你给宝宝使用棉质尿布，会更有利于透气。如果你给宝宝用的是一次性纸尿裤，可以试试其他牌子，看看尿布疹是不是会好些。

5 直接接触空气

天气暖和时，如果宝宝能够在户外或在室内容易清洁的地面上玩耍，尽可能让他不穿尿裤（也不要抹隔离霜），而且时间越长越好。直接接触空气会加快尿布疹的恢复。宝宝长尿布疹时，应该考虑让他光着小屁股睡觉。在床单下垫一块塑料布或隔尿垫，就可以保护床垫不被尿湿了。

这不是尿布疹，这是念珠菌感染

如果宝宝的尿布疹总也不好，那就有可能是念珠菌感染。宝宝长尿布疹的原因有很多种，包括摩擦、敏感和潮湿等。但是如果无论你怎么努力治疗都不行，保持小屁屁干爽和使用尿布疹药膏等方法都没有用，那么这种尿布疹就可能是念珠菌感染引起的。

Tips **怎么分辨念珠菌感染和尿布疹呢？**

如果尿布疹症状轻微，你可能没办法判断是不是念珠菌感染。但一旦皮疹到了爆发期，你一般就能看出是不是念珠菌感染了。因为与普通的尿布疹相比，这种皮疹更清晰、更鲜红，边缘轻微凸起，而且周边还有小的皮肤破损。这种周边的皮肤破损是红色的，与大块的皮疹会隔开一点儿。宝宝的皮肤可能还会有鳞屑。

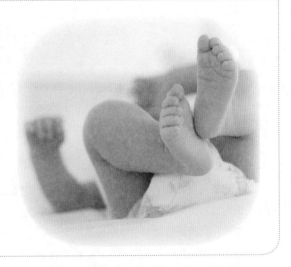

毛囊炎

炎炎夏季,很多新生宝宝会在头上、腹股沟等处出现一些红红的小脓点,有时胯下、臀部也会有。尤其是长在臀部的脓点,需要妈妈注意分辨到底是不是尿布疹,因为有时也有可能是毛囊炎哦。

什么是毛囊炎

夏季天气炎热,皮肤毛孔容易阻塞,毛囊炎也就更易多发。毛囊炎大多由金黄色葡萄球菌或链球菌引起,在毛囊处出现红色丘疹或如青春痘一般的脓包,常见于婴幼儿的头部、颈部、腋下以及腹股沟和臀部等部位。大部分患病的宝宝主要以痒为主,少数会有疼痛。有些在皮肤深处的毛囊炎,会出现较大的脓包,常常可以挤出脓液。

得了毛囊炎怎么办

当毛囊炎刚刚出现的时候,可以用碘酒涂抹。晚上涂抹,次日清晨洗去。也可以使用百多邦,一天涂2～3次。同时一定要注意宝宝皮肤的清洁,给宝宝洗头洗澡的时候要清洗彻底。平时要尽量少给宝宝吃刺激性食物、动物性脂肪,并保持宝宝排便通畅。毛囊炎特别容易反复发作,一定要在治好以后做好防治工作,以免复发。

怎样才能避免毛囊炎

预防毛囊炎,应该保持环境通风凉快,孩子最好穿宽松、棉质的衣服,避免局部多汗、潮湿,有遗尿问题的儿童应注意及时更换尿湿的衣裤。孩子应该注意个人清洁卫生,勤洗澡、勤换衣服、勤剪指甲,防止抓破感染。

蒙古斑

蒙古斑一般在胎儿期就会有,宝宝出生后会自然消退,不会影响宝宝健康,所以新手爸妈不需要担心哦!

宝宝最常见的胎记

蒙古斑是新生儿最常见的胎记,属先天性,以黄色人种尤为多见。常出现在宝宝的腰部、臀部及背部,表现为淡灰青色或暗青色斑片。大多单片发生,呈圆形或椭圆形,斑与斑之间界线不清晰。蒙古斑是由于胚胎发育过程中一些黑色素细胞停留在真皮延迟消失所导致,这种斑一般在胎儿时期即已出现,出生后一段时期内会加深,以后颜色渐渐转淡,常于5～7岁时自行消退而不留痕迹。

湿疹

湿疹是小宝宝常见的一种皮肤问题，而且因为比较痒，宝宝常常搔抓，再加上常常反复不见好，让宝宝看起来很痛苦的样子。于是妈妈们上网搜集各种偏方，试用各种润肤霜，效果时好时坏。激素类的药膏又怕在脸上留下斑痕而不敢给孩子用，这样往往与它"斗争"大半年也不见好。其实，与其在不知情的情况下滥用激素药膏，不如明明白白地合理使用激素药膏。

反反复复的湿疹

湿疹又称异位性皮炎，属于遗传过敏性疾病，好发于5岁以下的幼儿。引起宝宝湿疹的原因很多，通常认为有两方面的主要原因：遗传的原因，比如说家族中有患过敏性疾病的人（如哮喘、过敏性鼻炎、湿疹等）；与宝宝自身免疫系统不成熟相关。

目前没有任何一种药物可以根治湿疹，但50%以上的患儿随着年龄的增长，湿疹可以自愈。在这个过程中，家长能做的就是通过护理以及药物来控制湿疹的反复发作，以减轻湿疹对患儿生活质量和生长发育的影响。

湿疹护理 10 项注意

既然湿疹不能根治，护理和控制好湿疹的发作很重要。父母需要通过正规渠道获得专业的知识，不要听信各种偏方、秘方，以免延误宝宝治疗。国内外的临床经验均表明，对于中重度湿疹的治疗，外用激素药膏是首选。但用关键词在百度上检索"湿疹 激素"，显示出来的绝大多数信息是不要使用激素，这很容易误导家长，延误宝宝湿疹的治疗。

1 湿疹总反复，妈妈怎么办？

通常湿疹在宝宝2岁以上会有缓解，而50%的宝宝在5岁以上会自愈。对于轻度湿疹，用低敏的护肤霜经常保持皮肤湿润就可以控制；对于中重度的湿疹，保湿的同时需要配合

使用弱效外用激素；对于有破口合并细菌或真菌感染的湿疹需要联合使用抗感染的药膏，如百多邦或派瑞松；止痒可以口服抗组胺药，如扑尔敏或氯雷他定。

2 天气变化会刺激湿疹吗？

气温的骤变是湿疹的刺激因素，随着天气变热，宝宝体表温度变高，水分蒸发容易使皮肤干燥，诱发湿疹。应注意适当减衣物，夜里少盖被子，室温保持凉爽，同时经常涂抹专为敏感皮肤研制的润肤霜。

3 湿疹无法彻底治愈

湿疹没有彻底治愈的方法，家长要有和湿疹打持久战的心理准备。常说母子连心，

家长的焦虑状态很容易影响到宝宝，给宝宝造成精神压力。精神紧张也是诱发湿疹的原因之一，家长面对湿疹一定要心态平和，营造一个愉悦健康的家庭氛围，这样也会更利于宝宝湿疹的控制。

4 真的不能长期用激素？

湿疹本身就是反复发作的疾病。尤卓尔属于弱效激素，小面积断续使用不会有严重不良反应。激素药膏的副作用常常被高估，很多妈妈宁愿选择让宝宝硬扛着，也不愿意选含激素药膏来减轻宝宝的痛苦。导致最初也许很容易就控制住的小面积湿疹，被拖成了大面积不易控制的难治湿疹。

一般长期大剂量口服激素才会抑制幼儿生长，外用激素长期使用的不良反应只局限于皮肤，包括皮肤变薄或色素沉着等。另外，即使不用激素药膏，湿疹的皮肤在恢复期也会造成皮肤色素的改变，这是疾病自身引起的皮肤颜色变化，不一定是激素造成的色斑，随着时间的推移，色斑会慢慢褪去。

5 激素药治疗湿疹有好转后应该怎样逐步撤药？

1%氢化可的松和尤卓尔强度相当，相对较弱。力言卓的有效成分是0.05%的地奈德，属于中等强度激素。市场上常用的外用激素药膏由弱到强排序为：1%氢化可的松、0.1%丁酸氢化可的松（尤卓尔）→0.1%糠酸莫米松（爱洛松）、0.05%地奈德→倍他米松→氯倍他索。治疗幼儿湿疹，通常不会选用后面两种，往往1%氢化可的松就可以，遗憾的是1%氢化可的松在中国市场上没有，因此我们常用和它强度相当的尤卓尔。当需要比尤卓尔更弱的激素时，需

要药房自己配制。对于就医不便的患者，可以用温和无刺激的润肤霜来稀释尤卓尔，可以1:1或最低4:1来稀释。

通常医院自制的外用地塞米松药膏属于弱效激素，但口服或静脉注射的地塞米松属于中强效的激素。幼儿使用弱效的外用激素时，症状消失就可以停药，不需要逐步撤药。另外，人们熟知的0.025%的醋酸氟轻松属于含氟的中等强度的激素，不建议给宝宝用。含氟的激素也不建议在脸上使用，因为它会更容易使色素沉着留色斑。

6 缓解湿疹，重在保湿

英文Eczema在中文里被译成"湿疹"，导致不少人认为湿疹是由于皮肤太湿造成的，其实恰恰相反，湿疹皮肤很怕干，要经常保持滋润才行。现在有不少家长都是海淘润肤霜，在此想提醒大家，海淘时尽量买Oinment或者Cream这样的剂型，避免Lotion。Lotion里的水分太大，水蒸发后会让皮肤更干燥，因此湿疹的皮肤更应该用油一些的Cream或Ointment。湿疹皮肤的护理，保湿是基础，做好保湿可以事半功倍。

我们常用于湿疹的保湿霜是丝塔芙润肤霜。丝塔芙（Cetaphil）是个专为敏感皮肤研制的品牌，有一系列产品，包括丝塔芙润肤霜丝塔芙润肤露和丝塔芙洗面奶等。这个牌子的产品在美国的药店和超市很容易买到，是做低敏产品非常成熟的一个品牌。

7 湿疹宝宝也可以洗澡

宝宝得了湿疹，仍然可以洗澡，只要水温稍微调低一些，洗澡时间控制在15分钟之内，不过度清洗，不用刺激性沐浴露即可。一

般建议湿疹宝宝用丝塔芙洗面奶取代普通宝宝沐浴露来洗澡，以避免皮肤受刺激。洗完澡立刻擦干身体，及时涂抹润肤霜。如果宝宝皮肤只是有点变红、脱皮，或有几个小疹子的轻症湿疹，可以只用润肤霜护理就能控制。有些皮肤科医生推荐郁美净护肤霜，应该也可以起到同样的皮肤保湿的作用。

8 哺乳期不必完全忌口

越来越多的临床证据表明，食物过敏是一个普遍存在的问题，回避这些宝宝生长发育所必需的可疑过敏的食物，并不能完全有效地预防婴儿湿疹的发生。哺乳妈妈可以尽量避免刺激性的食物，但不必完全不吃牛奶和鸡蛋。对于轻中度湿疹而言，查找食物过敏原也没有多大意义。避免复发重在护理，注重皮肤的保湿滋润，注意避免刺激，比如避免丝毛等物品接触皮肤、避免皮肤过热出汗、避免过度日晒、避免碱性皂液等。别轻易给孩子断奶，母乳是宝宝最好的食品。宝宝长湿疹不一定影响生长发育，但缺营养一定会影响生长发育。

9 湿疹不严重可以正常接种疫苗

湿疹不是预防接种疫苗的禁忌症，湿疹不严重的话可以正常接种疫苗。只有严重顽固性湿疹的急性感染期，才需要延迟接种疫苗。

10 激素类药膏的使用原则

● 治疗时尽可能选用低等强度的药膏，除非是控制中重度湿疹的急性发作（此时可以选用强一点的激素）。

● 全身涂抹时，使用面积尽量不要超过体表面积的1/3。

● 使用时间以5~7日为宜，同一部位连续使用不超过2周。

● 激素类药膏一般每日1~2次。

● 如果同时使用两种以上的药膏，每种药膏之间的涂抹时间要间隔半小时以上。

治疗宝宝湿疹，要在专业医师的指导下按治疗指南使用药品。不要把外用激素药膏想象成洪水猛兽，也不要轻信所谓的纯中药不含激素。有报道在英国和香港的一些中医诊所，经常会有所谓的不含激素药膏被检测出含有地塞米松之类的激素。与其在不知情的情况下滥用激素药膏，不如明明白白地合理使用激素药膏。

幼儿急疹

大多数宝宝的第一次发烧,都是因为幼儿急疹。常常毫无预兆地发烧,有时甚至是40℃左右的高热。宝宝精神头跟往常一样,没有什么不舒服的表现,这让第一次面对宝宝发烧的妈妈们很是煎熬:到底要不要去医院呢?到底要不要输液呢?其实幼儿急疹系自限性疾病,发烧三天左右热退才会疹出,疹子发透了宝宝也就好了,妈妈们要忍住煎熬哦!

逃不掉的幼儿急疹

6~7个月大的宝宝是幼儿急疹的高发人群,1岁以内的宝宝发病率为55%。这是由于这一时期宝宝从母体内获得的免疫力逐渐减弱,所以初生儿第一次发烧多数是由该病所导致的。

如何判断到底是不是幼儿急疹

患病初期的表现有哪些?

宝宝在高烧的情况下身体并不会感到特别不适,除少数情况下可能引起食欲下降、精神不振外,大部分患儿不会感受到明显的症状。所以患病初期医生很难确诊,到烧退后全身开始出疹时才能被确诊。幼儿急疹的特征有以下这些:

- 突然高烧 39 ~ 40℃,甚至会持续 3 ~ 4 天。

- 食欲并不下降,精神状态良好。

- 烧退后全身开始出疹。

- 有时伴随轻微腹泻。

- 有些宝宝只是低烧,无期他不适。

发病症状如何辨别?

1 突然高烧39℃

事先没有任何流鼻涕、咳嗽等症状,却突然高烧,这是幼儿急疹的典型症状。由于这大多是宝宝出生后第一次发烧,所以常令父母措手不及。

2 高烧持续3~4天

一般情况下,高烧会持续 3 ~ 4 天,其间体温会有少许波动,食欲和精神状态不会受到影响。

3 退烧后全身开始出疹

高烧 3 ~ 4 天后,突然退烧,脸上、胸前、腹部开始出现红疹,一直蔓延至全身,并伴随轻微腹泻。红疹不发痒,3 ~ 4 天后自然消退,退后不留痕。也有部分孩子烧退后疹子出得特别少,甚至个别孩子身上看不到疹子,但是其发病年龄、症状体征符合幼儿急疹,应属于不典型的幼儿急疹。

4 很多宝宝发病不典型

也有很多宝宝发病不那么典型，既没有高热，也没有明显的红疹。可能低烧两三天后自行退烧，然后耳朵后面或者四肢会出现零星的几个红疹，这也是幼儿急疹的一种表现。

出现下列情况要立即就医

无法进食，浑身无力

当宝宝夜晚发烧时，若能及时补充水分，可以等到第二天再去医院。但如果宝宝什么都喝不进去，浑身无力，并开始出现脱水症状时，则需立即送去急诊。此外，宝宝发生高热惊厥时也要立即去医院。

症状未好转

如果发烧持续1周不退，或无法及时补充水分、症状加重时，都需要再去医院检查。

出现其他症状

发烧期间，由于饮食不当出现呕吐、腹泻，或者着凉之后出现鼻塞、流涕、咳嗽等症状，这就不是单纯的幼儿急疹了，就需要去医院对因对症治疗了。

家庭护理 5 项注意

1 水分补充不能少

高烧会导致出汗增多，腹泻以及汗液的蒸发也会带走体内许多水分，所以要及时补充水分，以防脱水。

2 易消化的离乳食

由于患病期会有轻微的腹泻症状，因此离乳食一定要利于消化，否则会加重腹泻。

3 退烧一天后再洗澡

发烧时绝对不能洗澡，最好等完全退烧后，观察一天再洗。出疹时可以洗澡。

4 可适当服用退烧药

发烧是身体对病毒的自然防御过程，所以不要强制退烧。而且幼儿急疹是烧透才会出疹，因此医生对于退烧药的服用也有争论。但当宝宝由于高烧不能喝水时，为防止脱水，可以在医生的指导下适当服用退烧药。

5 让宝宝凉快凉快

当宝宝的体温持续上升时，在他不反感的情况下，可以进行物理降温。减件衣服或是开窗通风，如果在炎热的夏季，还可以打开空调，但温度不要太低。

传染性软疣

传染性软疣是一种病毒感染，不是单纯的长痘痘。如果数目多的话，应该结合抗病毒治疗。

什么是传染性软疣

由传染性软疣病毒感染引起。传染性软疣病毒属于痘病毒科中的一种DNA病毒，主要通过直接接触感染，患者往往在公共浴室或游泳池中被感染，也可自体接种，还可通过性接触感染。

传染性软疣初起为白色、半球形丘疹，逐渐增大至5~10毫米，中央微凹如脐窝。挑破顶端后，可挤出白色乳酪样物质，称为软疣小体。疣体数目不定，或散在，或簇集，一般互不融合。可发生于身体任何部位，但最常见于颈部、躯干、下腹部及外生殖器等部位。

如何治疗才有效

传染性软疣以局部治疗为主。最简单的方法是消毒后将其挑破，挤出或挑出皮损中央的白色软疣小体，或用镊子夹住疣体将其拔除，然后涂2%的碘酒，并稍加压迫止血。也可用电灼法去除。数目多的应分批治疗或加用抗病毒的口服或注射剂，外搽阿昔洛韦膏、3%酞丁胺软膏、干扰素等也有一定疗效。有的妈妈觉得宝宝小，不忍心去医院拔除软疣，只要求大夫开一些口服药物。但这样往往不易见好，而且也比较容易复发。

荨麻疹

荨麻疹也是宝宝常见的皮肤问题，常常不知道因为什么，突然就全身大片大片的红包。因此，养成记录宝宝日常生活的习惯，可帮助妈妈更好地发现可疑过敏原。

不请而至的荨麻疹

荨麻疹是一种常见的皮肤病，是由多种原因（尤其是过敏反应）引起的皮肤下小血管扩张，形成发痒、发红、隆起的皮疹，看起来很像蚊子叮过后引起的红疹。皮疹常有地图状的边缘，异常瘙痒。身体的任何部位都有可能发生，而且形状大小不一，经常会有变化。

典型的急性荨麻疹可能会持续2~24小时，且常常反复发作。如果能找出恶化原因，尽量避免并及时有效地进行治疗，再加上注意宝宝的日常生活起居，就可以使孩子不再受到荨麻疹的困扰。

如果发现宝宝有荨麻疹的症状，家长要注意回想症状发生之前孩子是否服用了什么药物，或是吃过什么容易过敏的食物及其添加物，有没有感染、发烧或其他异常症状，这样可以方便医师找出病因。另外还要特别注意宝宝在冷、热、阳光下或运动流汗后，是否特别容易发生。

出现下列症状应马上就医

如果没有伴随其他症状，通常可以不必去看医生。但一旦发现下列症状，就应该立刻寻求医生的帮助：

1. 宝宝全身出荨麻疹，并不断恶化。

3. 宝宝的手、脚和脸在发肿。

2. 治疗或药物不起作用。

4. 荨麻疹在皮肤内部而不是在表面。

如果荨麻疹出现严重的过敏反应，宝宝需要立刻吃其他药物以防止过敏反应所引起的休克，严重情况下可能会阻碍呼吸。

舌舔皮炎

北方冬天常因为室内有暖气的缘故而变得特别干，宝宝于是便经常舔嘴唇，嘴角红红的，跟过敏似的，这就是所谓的舌舔皮炎了。

每到冬天都会有的舌舔皮炎

舌舔皮炎顾名思义就是舔嘴唇舔出来的皮炎。这是因为经常舔会舔掉皮肤表面的保护层，而皮肤失去保护，更容易失水。这样就形成越干越舔、越舔越干的恶性循环。有些宝宝舔嘴唇舔得太厉害，嘴唇旁边一圈的皮肤都出现了类似湿疹一样的皮炎。出现这种情况时，如果皮炎不是很严重，纠正一下孩子舔嘴唇的习惯，涂一点婴幼儿专用的润唇膏，多喝水，注意饮食和生活各方面的调理，慢慢就能缓解了。还可以用金霉素眼膏给孩子涂一涂发红、干燥的皮肤，帮助皮肤康复。不过，如果口周发炎比较厉害，还是要去医院看一看为好。

脓疱疹

脓疱疹跟水痘很像，不过它是由细菌引起的，应及早带宝宝去医院诊治哦！

水痘一样的脓疱疹

脓疱疹（传染性脓疱病）是由金黄色葡萄球菌引起，好发于颜面、口周、鼻孔周围、耳廓及四肢暴露部位。表现为在红斑基础上发生薄壁水疱，迅速转变为脓疱，周围有明显红晕。脓疱破后，脓液干燥结成蜜黄色厚痂，痂不断向四周扩张，可相互融合。自觉瘙痒，常因搔抓而将细菌接种到其他部位，发生新的皮疹。结痂一周左右自行脱落痊愈，不留瘢痕。重症患者可并发淋巴结炎、发热等。

脓疱疹好发于颜面和四肢，尤其是鼻部、口周和双手。由于多数家长不了解这方面的知识，孩子得病后往往处理不当而使皮损不断扩散，更有甚者误认为得了手足口病或者水痘，从而造成误诊误治。

脓疱疹的治疗

宝宝患脓疱疹一经发现，应尽快隔离和就医。病情轻者可以肌注青霉素或口服抗菌素；病情重者可静脉滴入抗菌素并配合全身支持疗法，局部常外敷1%~3%黄连素或0.5%的新霉素软膏，或1%龙胆紫溶液，并在患处四周正常皮肤每隔两三个小时涂50%酒精，以减少自然接触传染的机会。

较重的脓疱疮，大多在头面、胸背及四肢皮肤上，有豌豆大小的疱疹，内含微浑液体，疱疹膨胀到一定程度时可自行溃破，称为天疱疮。处理时除局部皮肤患处涂药外，还应肌肉注射青霉素，并给予充分的营养和水分。这种情况，一般都要到医院去医治，临床需要1~2周才会痊愈。若未及时处理，或治疗不当，可发展成新生儿脓毒血症，那就危险了。

在局部外用药前应先清洁局部皮损，去痂挑疱。清洁液常用1%~3%硼酸溶液，1∶2000黄连素溶液，1∶5000高锰酸钾溶液等。对于皮损广泛及有合并症的患者，必须应用抗生素。

居家调护 6 招

1 尽量用淋浴

在浴缸里泡澡，会使浴缸里的其他细菌进入患处，使炎症进一步恶化。在手上打上肥皂轻轻搓洗，不要太过用力，然后使用淋浴头冲洗全身。洗完后，用毛巾将身上的水擦干，然后进行消毒、擦药。

2 将毛巾区别开

疱疹的传染性极强，要避免患者接触家人，并把毛巾区别使用。患者的内衣和外衣可以与家人的一起清洗。另外，患疱疹宝宝的毛巾和衣服最好能天天洗，并在太阳下晒干、杀菌。

3 按医生的指示服用药物

治疗传染性脓疱疹要严格遵守医嘱，因为完全治愈需要花费时间，新生儿及婴儿的抵抗力较弱，如果没有按医生要求的剂量服用和涂抹药膏，病情有可能恶化。把消毒液倒在棉棒或纱布上杀菌效果更好，患处较小时使用棉棒，较大时使用纱布。即使症状有所缓解也不要轻易停药，不与医生商量不可擅自决定。

4 溃疡的面积较大时，贴上纱布

水疱破了以后容易感染其他部位的皮肤，因此最好在消毒、擦药以后贴上纱布。

5 把指甲剪短

婴幼儿忍不住瘙痒常会将水疱抓破，这样会扩大溃疡面积，因此可以将宝宝的指甲剪短，但家长还是要随时留意。

6 痊愈后再和小朋友玩

疱疹干燥后开始结痂，这时碰一下很容易破，流出来的液体会感染周围皮肤，也会感染其他小朋友。

过敏性紫癜

有时妈妈会在孩子的小腿前面发现有很多出血点，大小不等，不高出皮肤，摸一摸不疼也不痒，这时妈妈们常会抱着侥幸心理想等几天看看会不会消下去。结果慢慢不光腿上多了，屁股上、胳膊上也都有了，这才赶紧带孩子去了医院。血常规检查显示血小板正常，大夫说应该是得了过敏性紫癜。那么，什么是过敏性紫癜？它是血液病吗？

不可掉以轻心的过敏性紫癜

过敏性紫癜又称亨－舒综合征，是一种较常见的微血管变态反应性出血性疾病。临床以皮肤紫癜、消化道黏膜出血、关节肿痛和肾炎症状为主要临床表现。

本病的病因有感染、食物过敏、药物过敏、花粉、蚊虫叮咬、劳累等，但过敏原因很难确定。儿童及青少年时期多见，男性多于女性，起病前1～2周多有上呼吸道感染病史。本病有反复发作迁延难愈的特点，并且100%对肾脏有损害，有一部分患儿会出现紫癜性肾炎，严重者可发生肾衰乃至死亡。

过敏性紫癜的类型

Ⅰ 单纯皮肤型 这种最常见，表现为皮肤瘀点瘀斑，以双下肢、臀部居多，对称性分布，常分批出现，呈鲜红色，按之不退色，可融合成片，数日后颜色变暗，7～14天消失。

Ⅱ 混合型 除皮肤症状外伴有恶心、呕吐、呕血、腹痛、腹泻、便血等症状。或者伴有游走性的关节痛，以大关节为主。这些症状可交替出现。

因为本病对肾脏有损害，从发病之初就要定期检查尿常规，一周2次，坚持3个月到半年。主要关注尿常规化验单上的红细胞和尿蛋白有没有异常。但一次检查结果不足以说明肾脏损害程度，至少一周2次都有异常才能诊断为紫癜性肾炎。

过敏性紫癜的治疗

该病在治疗方面，初期主要应用复方芦丁、钙剂、维生素C、抗组织胺制剂，有感染的情况下首先抗感染治疗。伴有关节痛或皮肤紫癜反复难消退的，可小剂量应用激素。出现紫癜性肾炎时可应用激素、免疫抑制剂等，但副作用比较大。中西医结合治疗有利于皮肤紫癜消退，减轻肾脏损害，减少激素、免疫抑制剂的副作用。

干燥性瘙痒

太过干燥的气候也能引起瘙痒和红疹，这就是干燥性瘙痒。不过确定干燥性瘙痒之前，首先要注意排除食物过敏和维生素缺乏。

干燥引起的瘙痒

导致孩子皮肤瘙痒的原因有很多，不仅与身体疾病有关，还与药物、皮肤过敏、环境因素（包括季节、气温）、生活习惯（使用碱性肥皂，穿着毛衣、化纤织物）等有关，所以必须先明确病因，才好对症治疗。

如果发病季节在春季，排除食物过敏引起的过敏症之后，可以考虑为干燥性瘙痒症。即由于空气过于干燥引发皮肤脱屑、瘙痒，抓挠过度的话可能会出现条状或片状红疹。对于干燥性瘙痒，不用处理，它就会自然消退。而且这种瘙痒不仅仅婴幼儿易得，大人也很容易发生。

Tips 维生素缺乏也会导致皮肤瘙痒。可以先到医院化验微量元素（头发或取耳血化验）。缺锌可补硫酸锌、葡萄糖酸锌等，缺铁可注意多吃动物内脏。缺钙则补钙及鱼肝油，并多晒太阳。

日光性皮炎

不要以为小宝宝就可以不用防晒，晒伤可不仅仅是大人的专利。防晒霜还是用起来吧！

什么是日光性皮炎

日光性皮炎就是我们俗称的"晒伤"。因为许多家长都忽略了宝宝防晒的重要性，每次出外郊游、戏水，一不注意就晒伤了。殊不知每次晒伤都会增加成年后罹患皮肤癌的几率，所以应从小就注意防晒。出门前20分钟记得为孩子涂抹防晒霜，最好使用具有防水效果的防晒产品，避免孩子因流汗而造成保护力下降。

晒伤之后要及时处理

万一宝宝不慎晒伤，最好在24小时内给予治疗。先冰敷局部红肿部位，并食用大量富含维生素C的水果。如果情况严重，建议还是到医院接受治疗比较好。皮肤科医师会使用NSAID（口服非类固醇抗炎药物）或是使用外用类固醇药膏，可减轻病情。

痱子

痱子几乎是每个宝宝都得过的皮肤问题。痱子虽小，却很让宝宝难受，所以做好预防工作最重要。

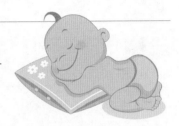

恼人的痱子

夏季气温高、湿度大，孩子出汗多，再加上皮肤发育尚不完善，汗液不易蒸发，进而浸渍表皮角质层，导致汗腺导管口闭塞，汗液潴留其中，使内压不断增高而发生破裂，汗液随之会渗入周围组织引起刺激，于汗孔处发生疱疹和丘疹，此时痱子便"应运而生"了。

痱子也有很多种

1 白痱子

新生宝宝或小婴儿痱子多为细小透明的小水泡，颜色发白，比较浅表，分布密集，俗称白痱子。多发生于宝宝穿戴过多、强烈日光曝晒或服用退热药突然出大汗以后。白痱子一般不痛不痒，无明显不适，1～2天后可自行吸收，留下少许白色糠状鳞屑。

2 红痱子

大一些的宝宝，表现为皮肤表面红色小丘疹或丘疱疹，常突然出现并迅速增多。有的融合成片，以脸、颈、胸及皮肤皱褶处为多，伴有明显痒感和灼热感，汗液浸湿后可有刺痛感。宝宝因此烦躁不安，睡眠时惊哭，以手乱抓乱挠。此型最为多见，俗称"红痱子"。

3 脓痱子

痱子继发细菌感染，红色丘疹顶端出现黄色脓头，即为脓痱子。此时必须及时治疗，否则感染范围扩大，可形成皮肤疖肿，伴有发热、局部疼痛等症状。脓痱子还可继发或诱发脓疱疹甚至败血症、肾炎及化脓性脑膜炎，不可不慎。

痱子不同，护理也不同

患了白痱子，一般不需特殊处理。患了红痱子，应注意保持宝宝皮肤清洁，搽用痱子水等药物。患了脓痱子的宝宝，必须立即处理。切不可用手随意挤压，以防酸液扩散而引起全身感染，或发生败血症。早期可用75%的酒精棉签将小脓包擦破后，再涂抹上0.5%碘酒。必要时可遵医嘱使用抗生素或清热解毒药。

痱子重在预防

1 应加强皮肤护理，保持皮肤清洁

勤剪指甲，保持手部干净，避免搔抓皮肤继发细菌感染。不要给宝宝多擦粉类爽身护肤用品，以免与汗液混合堵塞汗腺开口，导致出汗不畅，引起汗腺周围炎症。

2 夏季要适当控制孩子户外活动时间和活动量

居室要注意通风，保持凉爽，有条件者应安装空调。多为宝宝洗澡，每日1～2次，温热水最为适宜。水温太低，皮肤毛细血管骤然收缩，汗腺孔随即闭塞，汗液排泄不出，使痱子加重；而过热可刺激皮肤，使痱子增多。

3 宝宝衣着应宽松、肥大，并经常更换

衣料应选择吸水、通气性能好的薄型棉布。不要让宝宝光着身子，以免皮肤受到不良刺激。

皮肤皲裂

每到秋冬干燥季节，宝宝的手脚就会开裂，虽然有时只是很浅的几道，但一碰宝宝就很疼。这时再用润肤霜，效果也不是很好。其实，预防干燥、保湿是防止宝宝皮肤皲裂的最好方法。

宝宝也会皮肤皲裂

皲裂是小儿在秋冬季节常见的一种皮肤病。它一般表现为手、足部皮肤干燥，增厚，还有脱皮的现象。宝宝的皮肤在顺皮纹的方向会出现一些裂口，其深浅、长短不一，经常伴随有出血和触痛。

皮肤皲裂主要是由于手足受到摩擦或化学物质的刺激，再加上秋冬季天气寒冷，小儿的毛细血管处于收缩状态，汗腺分泌减少。而手足部位又无毛发保暖，没有皮脂腺，从而导致皮肤干燥，容易失去湿润，使皮肤增厚，失去弹性，进而产生皲裂。再加上小孩子自我保护意识差，平时手足活动多，因此很容易发生皲裂。

皲裂之后怎么办

1. 每次给宝宝洗过手脸后，不要怕麻烦，一定要为宝宝涂上润肤油。

2. 冬季为宝宝洗澡不可太勤，水不可过烫，使用专用浴液或者什么都不用。洗浴后可擦些油保湿。在外玩耍时，要注意给孩子戴好手套，避免受到冷空气的刺激。

3. 多给宝宝吃些富含维生素A的食物，因为当人体缺乏维生素A时，皮肤会变得干燥，因而禽蛋、猪肝、鱼肝油、黄豆、花生等食物是上选。

4. 如果发现宝宝的小手皲了，应先把小手放入温水（偏热一点）浸泡几分钟，待宝宝手上皲裂的皮肤软化后，再用无刺激的香皂把宝宝手上的污垢洗净，擦干双手后涂上护手霜，多涂点无妨。另外，宝宝手上有水时要擦干净后再出门，而且要擦上护手霜、戴手套等以防皲裂。

怎样预防手足皲裂

预防宝宝皮肤皲裂，还要注意调整饮食，不要偏食，要多吃鸡蛋黄、肝、牛奶、豆类、胡萝卜等含维生素A、维生素B的食物。宝宝所处的环境也要保持空气的新鲜和湿润，这样有利于宝宝恢复。

冻疮

寒冷季节如果宝宝在室外玩耍时间过长，很容易冻坏手脚。而一旦得过一次冻疮，基本上年年都会被它缠上。防冻疮，促进血液循环最有效，妈妈们多给户外玩耍的宝宝搓搓手脚吧！

容易复发的冻疮

冻疮是南方冬天的常见皮肤问题。据有关资料统计，我国每年有2亿人受到冻疮的困扰，其中主要是儿童、妇女及老年人。冻疮一旦发生，在寒冷季节里通常较难快速治愈，要等天气转暖后才会逐渐愈合。因此，想要减少冻疮的发生，关键在于入冬前就应开始预防。

防止冻疮关键在预防

1 保持干燥很重要

出门前，妈妈可以检查一下孩子的帽子及手套是否戴好。同时还要摸一摸孩子的内衣、鞋垫及袜子是否潮湿。如果湿了，要及时更换，因为潮湿会加快、加重寒冷引起的损伤。记住，一定要保持孩子的鞋每天都是干燥的。

2 宜穿宽松些的衣服

冬季孩子的衣服要宽松一些，因为空气具有隔离作用，可以防止体表热量的丧失，所以孩子的衣服与身体之间要有一定的空隙，以便保暖。过紧的衣服会压迫血管，影响血液循环，导致孩子出现冻疮。

3 注意户外活动时间

孩子在外面玩耍的时间不宜过长，尤其是下雪天或室外温度低于 0℃时，更应该注意。

4 冻伤之后及时处理

若宝宝患了冻疮，要及时治疗，没有破溃时可在红肿疼痛处涂抹冻疮软膏或维生素 E 软膏，也可请中医开一些草药煎洗。如果孩子局部皮肤破溃的话，会有继发感染的可能，这时应该带孩子到皮肤科就诊，由专科医生诊治。

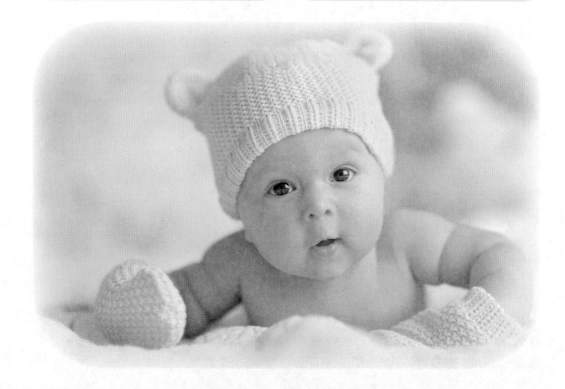

最 揪 心 的 不 适
消化道疾病

便秘、腹泻、呕吐、肚子疼、肚子胀……这些都是宝宝们最常见的消化道疾病了；手足口、疱疹性咽峡炎，也都是季节交替宝宝容易受到的病毒感染；先天性幽门狭窄、疝气虽然不那么常见，但也是新手妈妈需要警惕的疾病。我们每天都要吃东西，消化道时刻都在运转，所以妈妈们一定要掌握消化道疾病的护理和预防，做到有备无患。

便秘

如果宝宝的"生产线"出了故障，比如缺水、缺纤维素、缺动力，便便都堆积在直肠出不去，在体内停留的时间越长，有害物质就越多，便便也会越来越硬。这时，你就要跟愁人的便秘展开搏斗了。

硬邦邦的便便从哪儿来
为什么好好的便便会变得硬邦邦呢？

1 饮食不足

婴儿进食太少时，消化后液体吸收余渣少，导致大便减少、变稠。奶中糖量不足时肠蠕动弱，可使大便干燥。饮食不足、时间较久引起营养不良，腹肌和肠肌张力减低，甚至萎缩，收缩力减弱，形成恶性循环，加重便秘。

2 食物成分不当

● 如食物中含大量蛋白质，而碳水化合物不足，肠道菌群继发改变，肠内容发酵过程少，大便易干燥。

● 如果饮食中含有很多钙，粪便中也会含有多量不能溶解的钙皂，粪便增多，且易便秘，所以补钙要适量，不可过量补。

● 碳水化合物中米粉、面粉类食品较谷类食品易于便秘。

● 许多宝宝喜食肉类，少吃或不吃蔬菜，食物中纤维素太少，也易发生便秘。

3 肠道功能失常

生活不规律和缺乏按时大便的训练，未形成排便的条件反射导致便秘也很常见。

给便秘下个具体的定义

通常两天以上不大便就有便秘的可能，但每个人排便的时间不尽相同，因此不可单从次数上来判断是否便秘，需要综合宝宝的其他情况，如大便的软硬程度、排便量、宝宝的食欲和情绪的变化等各方面来判断。

这样不是便秘

大家都觉得排便应该1天1次，这样的排便习惯才是正常的。其实排便习惯的个体差异较大，绝大多数孩子每天大便1次，粪便柔软成形且排便通畅，没有不舒服的感觉。有些孩子则2~3天才排便1次，但只要按时排便且有规律，大便性状正常，孩子生长发育也正常，就不能算是便秘。

这样才是便秘

大便次数比平时减少，尤其是4天以上都没有大便，而且排便时明显很难受。虽然每天排便，但大便坚硬并且排泄时宝宝明显感到不适。宝宝如果出现以上的情况，就要考虑便秘了，妈妈要及时采取措施为宝宝通便。

抓住宝宝便秘的蛛丝马迹

1 烦躁不安

宝宝没有生病，肚子也是饱饱的，可就是一直不舒服，烦躁不安，这种情况有可能是便秘造成的。家长应检查肚子是否发胀，并查看大便的状态。

2 食欲不振

长期不排泄，便便就会在腹部堆积，造成宝宝食欲不振、心情烦躁。这时应去医院就诊，采取一定的方法尽快将大便排泄出来。

3 呕吐

便秘较严重时，腹部会因大便的沉积而胀得厉害，导致宝宝恶心呕吐。当然便秘只是导致呕吐的众多原因之一，排除此原因后应立即就医。

4 腹胀

抚摸腹部，若发现腹部硬邦邦的紧绷着，可怀疑为便秘。若宝宝开始食欲不振、烦躁不安，则为便秘的典型症状。

5 肛门破裂

便秘严重恶化时，由于大便过于坚硬，排便时会造成肛门出血，疼痛难忍。当宝宝排便时表情痛苦、哭闹不止时，则可判断为便秘并且已发展到了较为严重的地步。

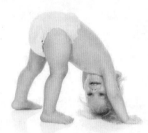

给宝宝通便，你得这样做

宝宝便秘最痛苦的人其实是妈妈，看着宝宝憋得通红的小脸，你有着说不出的心疼。刚出生的宝宝，有的是纯母乳喂养，另一些则为人工喂养，如果出现便秘，不能不想到与母乳或奶粉有关。想让宝宝顺利排便，你也该了解下面这些知识。

1 别以为吃母乳就不便秘

母乳不足会便秘

如果你的母乳不足，宝宝总处在半饥饿状态，那么他就可能二三天才大便一次，而且排便比较困难。除大便次数减少外，还有母乳不足的表现，例如吃奶时间长于 20 分钟、体重增长缓慢、睡不踏实等。此时你需要及时补充配方奶，宝宝吃饱之后，情况会马上好转。

蛋白质过高也会便秘

你的饮食直接影响着母乳的质量，所以母乳喂养时，妈妈要特别注意自己的饮食。如果你顿顿都是猪蹄汤、鸡汤等富含蛋白质的肉汤，那么乳汁中的蛋白质就会过多。宝宝吃了这样的母乳，大便就会偏碱性，比较干硬，不易排出。妈妈要保证饮食均衡，多吃蔬菜、水果、粗粮，多喝粥，各种肉汤一定要适量，坚持几天，宝宝的便秘情况便会减轻许多。

2 人工喂养时奶粉里加勺糖

喂配方奶粉的宝宝出现便秘的几率比母乳宝宝要高出许多，不过不用害怕，做好正确的应对措施，宝宝的便便生产线还是会很顺畅的。奶粉的原料是牛奶，牛奶中含酪蛋白多，钙盐含量也较高，在胃酸的作用下容易结成块，不易消化。所以配方奶粉要按照说明冲调，不要冲调过浓；两顿奶间给宝宝喝些水或果汁（如橙子半个挤汁，加等量温水）；在奶中加1勺糖也能有效缓解便秘。

3 刺激肛门产生便意

便便排不出来除了蠕动减弱，便便干硬，有时候也是缺少便意的缘故。妈妈用手指蘸些橄榄油，在宝宝的肛门周围擦拭按摩，可帮助宝宝产生便意。或用蘸了橄榄油的棉棒伸入肛门2厘米处并转动（灌肠），以刺激排便。此种方法效果立竿见影，建议家长使用此方法时最好在宝宝屁股下面垫些尿布，而且最好在餐后进行。不过此种方法不建议常用，可以在宝宝能排出便便但是不顺利的时候作为促进方法使用，以免宝宝产生依赖性。

4 白芝麻的妙用

当宝宝出现便秘时还可给宝宝食用自制芝麻糖。即将白芝麻放入锅中干炒，炒香后碾碎，加入白糖搅拌均匀后放置备用。小宝宝可以早、晚各1勺调入辅食粥中，大宝宝可以加入馒头、面包中食用，连食一周后便秘情况就会有所缓解。

便秘的药物选择：开塞露和乳果糖

通过以上饮食、排便习惯等相应的手段改善，多数可以使宝宝的便秘缓解。如果便秘症状依然不能缓解，可以考虑在医生的指导下给宝宝使用药物，以缓解便秘症状。目前最常使用的药物是开塞露和乳果糖。

1 开塞露

开塞露的有效成分是甘油，属于刺激型泻药，是通过肛门插入给药。药物润滑肠道并且刺激肠道进行排便反射，激发肠道蠕动而排便。短期使用相对安全，长期使用很可能会使宝宝对其产生依赖性，形成没有强烈刺激就不肯排便的习惯。因此开塞露只能偶尔使用来缓解宿便。

开塞露的使用方法如下：首先，帮助宝宝取左侧卧位，并适度垫高屁股。接下来，剪去开塞露包装顶端，挤出少许甘油润滑肛门周围。然后，拿着开塞露球部，缓慢插入肛门，至开塞露颈部，将药液挤入直肠内（宝宝一般用10毫升）。通常5~10分钟后可以引起排便。不严重的宿便，如果手边临时没有开塞露，也可以使用量肛门温度的电子温度计，在温度计上涂上橄榄油插入肛门，润滑并刺激肠壁引起排便。

2 乳果糖

乳果糖是人工合成的不吸收性双糖，是口服剂型。服用后在肠道内不被吸收，但具有双糖的高渗透活性，可以使水、电解质保留在肠道而产生高渗效果，从而软化粪便使其利于排出，因此它是一种渗透性泻药。由于对肠壁没有刺激性，常用于治疗慢性功能性便秘。

这样做，预防便便硬邦邦

1 4个月以上喝点果汁或菜汁

如萝卜、胡萝卜、芹菜等煮水喝，橙子、苹果、西瓜榨汁喝。宝宝太小，应先喝1～2勺，如没有异常，再逐渐加量。

2 满5个月增加辅食

最好将菠菜、卷心菜、青菜、荠菜等切碎，放入米粥或麦片内同煮，做成各种美味的菜粥给宝宝吃。蔬菜中所含的大量纤维素，可以促进肠蠕动，达到通便的目的。

3 养成定时排便好习惯

一般来说，宝宝3个月左右，父母就可以帮助他逐渐形成定时排便的习惯。每天早晨喂奶后，父母就可以帮助宝宝定时坐盆，并发出"嗯嗯"声，让宝宝形成条件反射。

4 做做婴儿操

运动量不够也会造成肠蠕动减慢，导致排便不畅。妈妈可以常帮宝宝做做婴儿体操；对于大些的宝宝，可鼓励其自己练习翻身、爬行，或给宝宝一个球，和他一起玩。

腹泻

拉肚子是宝宝再常见不过的便便症状，"咕噜咕噜"的肠鸣音你肯定听到过很多次。便便为什么会变成水状呢？是宝宝喝的水太多了吗？

宝宝为何拉肚子

- 感染性：如病毒、细菌、原虫。
- 代谢性：如乳糖耐受不良。
- 过敏性：如牛奶蛋白质及食物过敏。
- 营养性：如营养摄取不足。

- 病毒：轮状病毒、腺病毒、星状病毒等。
- 细菌：沙门氏菌、空肠弯曲杆菌、志贺氏杆菌与大肠杆菌等。

其中以感染性腹泻最为常见，主要传播方式是粪－口传染，可经食物、饮水或人与人接触传染。感染性腹泻的元凶包括病毒与细菌，一般来说，孩子得病毒性肠炎的比较多，但是季节交替的时候，由于饮食紊乱，也会导致细菌性肠炎。所以观察孩子的大便，若含有血液，合并腹痛与发烧，就要怀疑是细菌性肠炎了。

这样做，可以让腹泻停止

1 注意记录

记录患儿大便、小便和呕吐的次数、量和性质。就诊时带上大便采样，以便医生检验、诊治。

2 做好清洁

腹泻患儿大便次数增多，应保持皮肤清洁干燥，勤换尿布。每次大便后用温水清洗臀部（女孩子应自前向后冲洗），然后用软布吸干。可扑上爽身粉或涂擦鞣酸软膏、红霉素软膏以防止产生红臀。

3 饮食方面

腹泻时原则上不禁食，但要适当控制饮食，以减轻脾胃负担。腹泻开始的2~3天内，进食的次数可减少一次，食物应以细、软、烂的半流质或半固体食品为主。年长儿则可进食营养丰富容易消化的食物，避免油腻生冷和不容易消化的食物。如果患儿伴有呕吐，不可强制进食，可暂时禁食，但宜少量多次饮用口服补液盐。

母乳喂养的宝宝 可以继续喂养，两次喂奶中间可以补充一次水分，妈妈要注意忌食油腻、生冷、污染的食物。

人工喂养的宝宝 小于6个月的可用等量米汤或水稀释代乳品喂养2~3天，病情减轻者可以恢复正常喂养；大于6个月的宝宝，可选用大米汤、烂面条等，也可加些新鲜水果汁以补充钾。很多豆类都含钾，可以给宝宝熬些豆粥喝。

Tips 对于腹泻的孩子，母乳喂养儿可自由吃奶及喂水；人工喂养儿可先喂稀释牛奶（牛奶1份加水2份）2-3天，以后逐渐增至全奶；吃配方奶粉腹泻的孩子，则需购买专门在腹泻期间食用的配方奶粉。

4 合理应用抗生素

避免长期滥用广谱抗生素，以免肠道菌群失调，导致耐药菌繁殖，从而引起肠炎。实际上，小儿腹泻约一半以上为病毒所致，或者由于饮食不当引起，对于这些原因引起的腹泻，抗菌药物不但无效，反而会杀死肠道中的正常菌群，引起菌群紊乱，加重腹泻。

Tips

妈咪爱和思密达间隔1小时吃。因为思密达是清理肠道的，它会把肠道里的东西都排出来，再给肠壁形成一层保护膜。如果和其他药物一起服用，就等于没吃——因为一起被清理掉了，所以要间隔开。此外，妈咪爱是活性菌，还要与消炎药间隔2小时吃。一起服用的话，活性菌就被"消炎"掉了。

脱水最可怕

对于轻、中度脱水的宝宝，首选的治疗方式是补液，而首选的补液方式是口服补液盐。轻、中度脱水的表现包括嘴巴发干，嘴唇干裂，少尿，或者尿的颜色深黄，皮肤弹性变差，哭时少泪等。在国外口服补液盐是非处方药，儿童可以选择的口味和品种也非常多，在一般的超市和药店随时可得，而在国内市场上，目前只有两款成人和婴幼儿共用的口服补液盐：口服补液盐Ⅱ和口服补液盐Ⅲ，而且在一般药店还不太容易买到，得去医院开才行。

口服补液盐Ⅲ可以按说明书指示的方法，即一包冲调250毫升水后直接给儿童喝；而口服补液盐Ⅱ的渗透压有点高，给儿童服用时常规需要稀释1.5倍(即1包加750毫升水而不是说明书上的500毫升水)，才能和世界卫生组织最新推荐的低渗标准一致。在喂孩子口服补液盐时，要遵循少量多次的原则，最好每2～3分钟喂1次，每次10～20毫升。这样每小时就能给孩子补充150～300毫升的液体，大概3～4个小时就可以纠正他的脱水。通过给宝宝补充口服补液盐的方法，就可以有效防止宝宝脱水，避免宝宝由于重度脱水被送到医院里去输液。但是，如果宝宝腹泻的同时，出现呕吐剧烈、无尿、腹胀或脱水程度加重等症状，应立即将其送至医院，对其进行输液补液。

腹泻的食疗小方

以下介绍几种食疗方法，可作为宝宝腹泻时的辅助疗法。

1 焦米汤

将大米炒至焦黄，磨成粉状，加水煮米汤给宝宝食用。焦米汤易于消化，它的碳化结构还有较好的吸附止泻作用，是婴幼儿腹泻的首选食品。

2 胡萝卜汤

将胡萝卜洗净，切开去茎，切成小块，加水煮烂，再用纱布过滤去渣，然后加水成汤（按500克胡萝卜加1000毫升水的比例），最后加糖煮沸即可。每天2～3次，每次100～150毫升，腹泻好转后停用。胡萝卜是碱性食物，所含的果胶能促使大便成形，吸附肠道致病细菌和毒素，是良好的止泻制菌食物。

3 苹果水或苹果泥

取一个新鲜苹果洗净，带皮切成苹果丁，再切上两片姜，加水250毫升，煮至苹果软烂为止，给患儿喝苹果水，此法适用于2岁以下的小儿。2岁的以上的幼儿可以吃苹果泥，做法是取一个苹果洗净，削皮去核后捣成泥或用汤匙刮成碎末食用。苹果也是碱性食物，含有果胶和鞣酸，有吸附、收敛、止泻的作用。

看病时，你该向医生说什么

1.向医生介绍腹泻的一般情况，如腹泻什么时候开始的，腹泻多少次了，是否逐渐加重，大约多长时间泻一次，一次量有多少等，大夫可判断病情轻重。

2.粪便的性状是稀便、水样便、蛋花样便、黄绿色便、血性便、黏液便还是脓血样便，这对判断腹泻的病因有帮助。如果你能带大便标本送检查更好。

3.与饮食有无关系，有没有换奶或奶粉、喝的饮料有没改变、吃没吃异常的食品如不新鲜的、剩饭菜、鱼虾海鲜之类等。

4.是否伴有发烧。婴幼儿腹泻的体温反应主要是发烧，且大多是中度发烧，如感染性腹泻，如大肠杆菌、空肠弯曲菌、痢疾杆菌、沙门氏菌、轮状病毒、肠道病毒等引起的腹泻。发烧可能早于腹泻或在腹泻初起，高烧39℃以上可能是细菌毒素中毒的表现。

5.有没有精神萎靡。一般轻症腹泻的患儿，是不会出现精神萎靡、嗜睡、抽搐、惊厥、抽风、昏迷等症状的，一旦出现其中的某些症状，尤其是早于腹泻或腹泻初起的症状，一定要告诉医生。

6.观察脱水情况，家长可将孩子的现状和以往做比较，更容易发现有没有脱水情况。如面容是否消瘦了、体重减轻了、皮肤松弛了，婴儿的囟门塌陷、口干、尿少等，这些可帮助医生判断脱水酸中毒的严重程度，以利于及时抢救。

预防是最好的照顾

再好的照顾，都不如做好事先预防。常见的腹泻多为感染性，其他如代谢性、过敏性及营养性腹泻虽相对少见。但若经常发生感染性急性腹泻，可能会因肠道黏膜受损，无法顺利吸收营养，进而对肠胃造成刺激。

1 纯喂母乳至少6个月

母乳不仅仅提供完整的营养，加上含有多种抗菌活性物质与特殊酵素，可增强宝宝的免疫力，有助于抵抗外来病菌。世界卫生组织建议所有的宝宝都应完全哺喂母乳6个月，之后添加适当的固体食物，继续哺喂母乳到2岁以上。

2 改善辅食提供技巧

宝宝开始食用辅食时，每次添加一种新食物，都要由稀渐浓、由少至多，循序渐进。食用每一种新食物的间隔约为3天，把握一个星期最多添加2种食物的原则。

3 做好个人卫生

主要照顾者必须做好个人卫生，养成勤洗手的习惯，尤其在准备宝宝食物（泡奶或料理副食品）前、帮宝宝处理大小便前后，要用洗手液把双手洗干净。

4 保持饮食卫生

饮食卫生绝对不可轻忽，如食材的保鲜、料理环境的卫生、盛装食物容器的清洁、生食与熟食分开处理、每种食物烹煮至适当的温度等，都是饮食卫生涵盖的范围。

5 掌握就医时机

就医前最好将宝宝腹泻的量、次数、气味、形态以及宝宝的相关症状等记录下来，并在第一次就医时将粪便带去，利于诊断时做粪便分析。特别是有以下症状时，更应紧急就医，以免延误病情。

> **脱水症状出现时** 小便量减少、口唇干燥、眼睛凹陷与意识变差。

> **粪便出现黏液状** 大便呈黏液状或血便，并且合并腹痛。

6 接种轮状病毒疫苗

6个月至3岁的宝宝，每年要接种轮状病毒活疫苗，以预防轮状病毒腹泻(秋季腹泻)。在每年7～9月份，即秋季腹泻流行季节来临之前接种，每年1次。轮状病毒疫苗为橙红或粉红色澄清液体，主要用于6个月至5岁的婴幼儿。

Tips
- 注射过免疫球蛋白及其他疫苗接种者，应间隔2周后方可接种本疫苗。
- 请勿用热开水送服，以免影响疫苗的免疫效果。
- 该疫苗为口服疫苗，严禁注射。

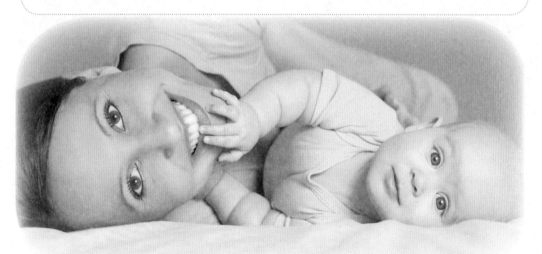

腹痛

生活中父母们经常会遇到这样一个令人头痛的状况：宝宝总是毫无原因地突然出现肚子痛，疼痛持续一段时间后可自行缓解，没几天又会发作，甚至一天发作数次。去医院做了各种检查，医生说是肠系膜淋巴结炎或植物神经功能紊乱，一般不予治疗。这种令父母们一筹莫展的腹痛，在医学上称之为"功能性腹痛"。

什么是功能性腹痛

功能性腹痛是指以胸骨以下、脐的两旁及耻骨以上部位发生疼痛为主要表现的功能性胃肠病，其中以脐周疼痛最为常见。功能性腹痛与胃肠道的器质性病变无明显联系，具有反复发作性和长期持续性的特点。这种腹痛多发生于2岁以上的宝宝，其中以学龄前的宝宝最为常见，并且女孩的发病率高于男孩。

功能性腹痛一般不会影响孩子的生长发育，但是经常性的腹痛降低了孩子的生活质量，严重者还伴有恶心、呕吐等现象，从而影响孩子的食欲，进而影响孩子的生长发育。所以，功能性腹痛一直深深困扰着很多父母。

找出腹痛的元凶

引发宝宝功能性腹痛的原因有很多，主要包括体质敏感、心理因素和饮食不节。

1. 体质敏感 部分孩子体质虚弱或较为敏感，多于站立过久或食用鱼虾蛋奶等易引发过敏的食物后出现腹痛。这类孩子在平时的生活中应注意加强锻炼、增强体质，并尽量避免食用易引起过敏的食物。

2. 心理敏感 有些孩子的心理较为敏感，在紧张与压抑时便很容易出现腹痛。这类孩子应在日常的教养中注意方式与方法，并适时进行心理疏导。

3. 饮食不节 小儿饮食不知自节，加之婴幼儿时期脾胃比较虚弱，如食用过多瓜果、冷饮等生冷食物、肉蛋海鲜等不易消化的食物或进食过量也会导致腹痛。因此，在日常生活中，父母应合理安排孩子的饮食搭配及进食的量。

中医药巧治腹痛

中医中药在防治孩子发生功能性腹痛方面积累了丰富的经验。下面这些小方子，希望可以对孩子的腹痛有所帮助。

1 健脾温中散寒法

这种方法适用于常常由风寒之气侵袭或过食生冷引起腹痛的孩子。

症状表现 腹痛喜暖，喜揉按，遇冷或食生冷后加重。孩子精神卷怠，面色常常偏白或偏黄，没有光泽。大便偏稀。

> **选用方药**
>
> 1. 党参12克、桂枝6克、干姜3克、柴胡6克、吴茱萸6克，加红糖，水煎服，每日1剂。
> 2. 桂枝9克、甘草6克、芍药18克、大枣4枚、生姜3片、饴糖2块，水煎服，每日1剂。
> 3. 中成药可选用理中丸口服，也可以选择复方丁香开胃贴或暖脐膏贴脐外敷。

饮食疗法

红枣粳米粥 酌量选用优质大红枣，去核洗净、切开，与粳米同煮至黏稠。出锅前加少许生姜丝，温服，可根据口味适量加入红糖。

扁豆山药粥 取扁豆、山药适量，洗净，山药切块，加粳米，以文火煮至黏稠，食用时加少许红糖，温服。

生姜苏叶饮 生姜丝少许，苏叶3克，葱白1段，加红糖煮水，代茶饮，温服。这道茶饮尤其适宜有风寒感冒症状的腹痛孩子。

砂仁粥 砂仁或砂仁粉3~5克，生姜切片，选3~5片，与粳米同煮至黏稠。可根据口味用香葱、油盐或红糖调味，温服。

> **妈妈看这里**
>
> 在生活中，父母应尽量避免宝宝受凉感寒，根据气候变化及时添减衣服。同时适当控制宝宝的饮食，减少冷饮、生食的摄入，即使是炎热的夏天，也不可让宝宝食用过多的冷饮、生食，更不能让宝宝直接食用刚从冰箱里拿出的食品、饮料。选食瓜果时，应注意与时令气候相合，减少反季节瓜果的食用。

2 理气止痛法

此方法多适用于腹痛与心理因素相关的孩子。

症状表现 孩子经常腹痛腹胀，心情不佳或压力较大时加重，孩子食欲较差，可有嗝气或叹息，大便不畅或时干时稀。

> **选用方药**
>
> 1. 陈皮6克、柴胡6克、川芎6克、香附6克、枳壳3克、芍药6克、炙甘草3克，水煎服，每日1剂。
> 2. 柴胡6克、芍药9克、枳壳6克、炙甘草6克、元胡9克、炒谷芽9克，水煎服，每日1剂。

饮食疗法

香附萝卜饮 白萝卜适量洗净，切块，于沸水中煮熟捞出，晾晒半日。食用时加入香附6克，蜂蜜少许，用小火煮沸调匀，温服。

3 消积止痛法

这种方法适用于因进食过量或食用不易消化的食物后导致腹痛的孩子。

症状表现 腹痛腹胀，拒按，孩子食欲差，进食后腹痛加重，便后腹痛消失或减轻，大便臭秽。入睡后睡不安稳，有时口中会有气味酸臭的现象。

选用方药

1.苍术9克、陈皮9克、厚朴6克、砂仁6克、香附9克、枳壳9克、山楂9克、神曲9克、麦芽9克、白芍9克、甘草3克，水煎服，每日1剂。

2.木香6克、槟榔6克、沉香6克、乌药6克、党参3克，水煎服，每日1剂。

3.中成药可选用健胃消食片、大山楂丸、四磨汤口服液等。

饮食疗法

山楂蜜饯 山楂500克洗净，去掉果核，放入砂锅内，加入适量水，煮至呈糊状时加入蜂蜜250克。搅拌均匀后，再以小火稍煮片刻，收汁装瓶备用，根据需要随时食用，对肉食积滞所致的腹痛效果较好。

荸荠萝卜饮 生荸荠20个，白萝卜250克共同洗净榨汁，加热后温服，可根据口味加入适量冰糖或蜂蜜。

陈皮龙眼苹果茶 陈皮6克，龙眼20克，苹果1个同洗净，苹果削去外皮，切成小方块或捣烂，一起放入保温杯中，注入沸水，约半小时后即可饮用。

4 摩腹法

摩腹法是一种可缓解腹痛的简单易行的按摩方法，家长可以在宝宝腹痛的时候通过按摩来缓解宝宝的腹痛。

1.家长先摩擦双手，把双手搓至温热，令宝宝取仰卧位，暴露腹部皮肤。

2.将手掌轻放在宝宝脐周部位，以掌部或四指指腹着力，于脐周顺时针作环形摩动，摩至腹壁微红或腹部透热为度。

此种疗法不涉及药物，比较温和安全，对于腹胀、大便秘结也有一定疗效。

西药来帮忙

1 谷维素配合维生素B6

谷维素每日3次，每次10毫克，或按患儿的年龄酌量口服。维生素B6每日2次，每次10 ~ 50毫克，或按患儿的年龄酌量口服。

2 妈咪爱散剂

2岁及2岁以下小儿，每次1克，每日2次，冲服；2岁以上患儿，每次2克，每日2次，冲服。

3 乳酸菌素片

每日3次，每次0.4 ~ 0.8克，根据患儿的年龄酌量口服。

若孩子在腹痛的同时还伴有腹泻症状，可在腹泻期间合用思密达口服。

各种腹痛大集合

如果您的宝宝经常有腹痛的现象但没有确诊为功能性腹痛，或者应用以上方法不能缓解时，还是应该去正规医疗机构咨询专业的儿科医生，确定引起腹痛的真正原因，看看是否存在器质性病变，并且要根据医生的指导进行正规治疗，以防耽误治疗的最佳时机。现在，就来看一下宝宝腹痛的常见原因吧，利用5个方法，让你快速了解宝宝属于哪一种腹痛。

方法1 看腹痛特点

1.阵发性腹痛 有梗阻性疾病，若局部喜欢按压或热敷后腹痛减轻，常为胃、肠、胆管等空腔脏器的痉挛。

2.持续腹痛 加剧多见于胃肠穿孔。持续性钝痛，改变体位时加剧、拒按，常为腹腔脏器炎症、包膜牵张、肿瘤以及腹膜脏层受到刺激所致。

3.隐痛 多见于消化性溃疡。

4.急性腹痛 不能耐受的剧烈腹痛，伴有其他症状如呕吐、便血、面色苍白、意识改变，可能是急腹症如肠套叠、肠梗阻、肠穿孔、过敏性紫癜、胃肠扭转、胰腺炎等。这时候就不要轻易使用镇痛药了，因为不但会掩盖病情，而且加重病情使之恶化。也不要热敷和揉腹部，应当立即禁食禁水，并且迅速去医院接受治疗。

Tips 发病急骤或阵发性加剧者常为外科性疾病，如急性阑尾炎、绞窄性肠梗阻、胃肠道穿孔、肠套叠及腹股沟疝嵌顿等。发病缓慢而疼痛持续者常为内科性疾病，如肠蛔虫症、胃及十二指肠溃疡、肠炎及病毒性肝炎等。但要注意有时慢性腹痛和急性腹痛的病因可以相同，这是因为疾病在不同阶段其性质发生变化所致，如溃疡病原属慢性腹痛，在合并穿孔时即为急腹症。所以，对那些原来有慢性腹痛的孩子，如果腹痛转为持续性或突然剧痛的话，应注意急腹症的可能。

5.慢性反复发作的腹痛 这种腹痛多数都能忍受，可伴随出现植物神经症状，如面色苍白、心率加快等，多见于再发性腹痛、慢性胃炎、消化性溃疡、慢性肠炎、铅中毒、镰状细胞性贫血、腹型偏头痛、腹型癫痫、肠激惹综合征、功能性消化不良等。对于功能性病变如肠激惹综合征、功能性消化不良，这样的宝宝应当养成按时排便和规律进食的习惯。

6.再发性腹痛 疼痛是痉挛性或绞痛性的，多在脐周，也可在腹部其他部位。可每日、每周、每月发作，或数月发作一次，每次发作不超过1～3小时，可自行缓解。发作以晨起、下午3～4点比较多见，常于空腹或进餐时突然加重。再发性腹痛90%是功能性的，与生长过快导致的钙缺乏、植物神经失调、内脏感觉高度敏感、胃肠动力功能失调、心理因素（如突然受打击、焦虑、忧郁症、学校恐怖症等）有关。

方法2　看宝宝年龄

不同年龄宝宝的腹痛，其好发疾病也是各不相同。对于3岁以下的尤其小婴儿来说，其语言功能尚未发育完善，所以不能完全用语言表达自己的感受，仅用哭吵来表达自己的不舒服，这时候家长一定要引起注意，注意观察孩子的症状，好向医生说明便于诊断。这一阶段孩子的腹痛多为肠套叠、小婴儿肠绞痛、嵌顿性疝以及肠道感染。

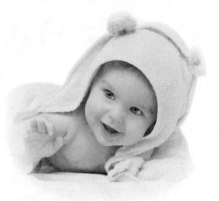

1.婴儿肠绞痛 多见于生后早期，多在4个月后缓解。

2.嵌顿疝 在婴幼儿中也能见到，一般这样的小儿有疝气病史，一定要告诉医生，家长还当注意疝处皮肤的颜色改变。

3.婴儿肠胀气 表现为突然大声啼哭、腹部膨胀、两拳紧捏、两腿间及腹部蜷曲。多见于1岁内的小婴儿，因过食奶类、糖类或腹内吞入了大量气体产生腹胀而导致腹痛。

Tips 这一阶段的孩子在护理时，尽量少让孩子空吸奶嘴，也不要在配方奶粉中加糖，对莫名的婴儿哭吵应当去医院检查。此外，如果小儿夜啼，一到夜晚就不睡觉而哭吵，反复发作，可能与维生素D缺乏、内脏神经发育未成熟有关。

4.肠套叠 对于婴幼儿尤其2岁以下的阵发性的哭吵，不容易安慰，哭吵持续10～15分钟，间隔15分钟至一两个小时，可伴呕吐以及排暗红色或者果酱色大便，一定要当心，可能是肠套叠。

方法3 看腹部体征

家长可以适当地掌握怎样检查孩子腹部的体征。一般的方法是：家长让孩子仰面躺在床上，下肢弯起来，家长一边与孩子交谈，一边用温暖的手指平贴在孩子的腹壁上，手指轻弯曲感觉孩子腹壁肌肉的紧张度。如果柔软无抵触感，则一般病变较轻或者是功能性病变；如果腹壁硬或者孩子不让抚摩腹部或者全腹疼痛，则大多是器质性病变。

1. 器质性病变 持续性绞痛，阵发性加剧；局部压痛明显；有腹肌紧张；肠鸣音异常。

2. 功能性病变 发作性钝痛，反复发作；局部压痛不明显；腹部柔软；肠鸣音无改变。

不要随便采取措施，如果孩子腹痛是器质性病变，此时如果按揉宝宝的肚子，或做局部热敷，就可能促进炎症化脓处破溃穿孔，形成弥漫性腹膜炎，应及时送往医院治疗。

方法4 看伴随症状

1.应注意腹痛与发热的关系。先发热，后腹痛多为内科疾病如上呼吸道感染、扁桃体炎常并发急性肠系膜淋巴结炎；反之先腹痛，后发热多为外科疾病，如急性阑尾炎、继发性腹膜炎等。

2.伴随恶心呕吐的多是消化道的病变；伴随咳嗽、发热的要注意腹外器官的病变而导致的腹痛，如下叶肺炎所引起的牵涉痛。

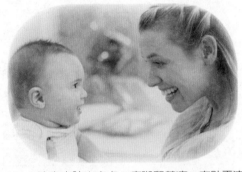

3.注意皮肤出血点、瘀斑和黄疸，有助于流行性脑脊髓膜炎、败血症、紫癜及肝胆疾病引起腹痛的诊断。

4.阵发性腹痛伴有频繁呕吐、明显腹胀、不排气及不排粪者，常提示肠梗阻。

5.急性腹痛伴中毒性休克多见于胃肠穿孔、急性坏死性肠炎、急性胰腺炎、卵巢囊肿扭转等。

6.腹痛剧烈不敢翻动体位且拒按者，常有局限性或弥漫性腹膜刺激症，如阑尾炎、腹膜炎等。

7.还要注意孩子的心理问题，心理疾病如忧郁症、幼儿园恐惧症等也会产生腹痛。

Tips 如果腹痛是在食用牛奶、蛋类、鱼虾等食物后发生，一般为过敏性腹痛，只要停止给小儿食用这类食物，腹痛就会好转。避免暴饮暴食，或者过食冷饮，也可减少小儿腹痛。

方法5 看宝宝的大便

小儿的腹痛一定要观察孩子的大便情况，有无大便，没大便的几天里孩子的进食情况如何。

1.几天无大便，伴腹胀者，可能是肠梗阻。

2.便脓血，尤其在夏秋季节，应当注意是痢疾、出血性大肠杆菌性肠炎、麦克尔憩室炎等。

3.大便呈蛋花汤样或者水样便，伴呕吐，尤其秋冬季节，多是轮状病毒性肠炎。这种疾病多见于幼儿，可能发生脱水、电解质紊乱和代谢性酸中毒，家长要注意给孩子多喝水。

4. 如果有便秘与腹泻交替出现，应当注意不完全性巨结肠症和肠激惹综合征，这种便秘可以用开塞露以通便。此外，多吃富含纤维素的食物，少喝碳酸饮料。

Tips 对于新换种类或者刚开始喝的奶制品，宝宝有可能发生过敏，常表现腹痛后发生腹泻。这样的话，家长就应当换回原来牌子的奶制品，或者用少过敏的奶制品。婴儿不要吃纯牛奶。一般而言孩子不要时常更换奶制品的品牌，一来孩子可能会因为口味不适应而导致不喝奶，二来有可能发生过敏。

腹胀

妈妈每次给宝宝洗澡的时候，都会发现宝宝肚子鼓鼓的、大大的，这是怎么回事?是不是生病了? 很多新手妈妈经常为此担心。其实，爸爸妈妈不必太过担心，因为大多数宝宝都会出现这种现象。

新生儿肚子大正常吗

1 生理性腹部膨隆

宝宝的肚子生来就比大人们大，这是由于他生长发育的生理特点决定的。宝宝的躯干形态前后径较大，形状稍圆一些；腹壁肌肉薄，张力低，腹腔中的内脏器官体积大，因而把无力的腹壁肌层撑了起来。同时新生儿以腹式呼吸为主，消化道产气较多，肠管平滑肌及腹壁横纹肌发育薄弱。所以，正常的新生儿有生理性腹部膨隆，尤其在饱餐一顿后更为明显，呈轻微的"蛙状腹"。

鼓起来的小肚皮，摸上去应是松软的，就好似摸橡皮垫的感觉一样。宝宝表现的很安静，没有任何压痛和疼痛等不适表现，不呕吐、不便血、摸不到肿块，每天进食、排泄的情况都正常。

2 病理性腹胀

新生儿病理性腹胀常见的有便秘、乳糖不耐症、牛奶蛋白过敏、肠炎、新生儿肠梗阻、新生儿坏死性小肠结肠炎、新生儿电解质紊乱（低钾性肠麻痹）、肠套叠、肿瘤、器官肿大等。

腹胀,看看是不是这些病

1 哭闹严重

婴儿的呼吸为腹式呼吸,吸入的空气会容易到达腹部,宝宝哭泣时会吸入更多空气,导致肚子鼓鼓的。

2 喂养不当

宝宝吃奶时,用力比较大,如果吸吮太急促或方法不当(未含住妈妈的整个乳晕),会导致腹中吸入过多空气;奶瓶的奶嘴孔大小不适当,空气会顺着奶嘴的缝隙进入宝宝体内。

3 便秘

便秘会使粪便堆积,肠道内细菌大量繁殖,产生大量的气体。

4 新生儿肠梗阻

宝宝如果出现哭闹严重、呕吐、腹胀、停止排气排便,妈妈需注意及时就诊。此病多于新生儿生后不久即可出现症状。

5 奶液消化产生

奶液在消化道内通过益生菌和其他消化酶作用而发酵,产生大量的气体都会促使腹胀。这也是宝宝肠绞痛的一个重要原因。

6 新生儿坏死性小肠结肠炎

本病多由于新生儿窒息、缺氧、感染或者喂养不耐受引起肠黏膜损害,使之缺血、缺氧,导致小肠、结肠发生弥漫性或局部坏死。临床常以腹胀为首发症状,早产儿常见。

7 乳糖不耐受

宝宝小肠缺乏乳糖酶,导致乳汁中的乳糖不能被消化,从而滞留在肠腔内,肠内容物渗透压增高、体积增加,肠排空加快,使乳糖很快排到大肠并在大肠吸收水分,受细菌的作用发酵产气,轻者症状不明显,较重者可以表现为腹胀、肠鸣、排气、腹痛、腹泻等症状。

8 牛奶蛋白过敏

牛奶蛋白过敏的宝宝除出现类似乳糖不耐症的表现外,还会出现皮疹、湿疹、过敏性鼻炎等一系列的症状。

这样做，小肚肚就不胀了

1 按需喂奶

只要发现宝宝有饥饿的表情或迹象（把手放在宝宝嘴周围，看看有没有觅食反应），就要喂奶，而不要等宝宝哭很久才喂奶。因为宝宝在哭闹的过程中会吸入过多空气而造成胀气；而且如果饿太久，宝宝吃奶的时候会更用力，同时吸进的空气就更多。

2 正确衔乳及喂养方式

母乳喂养的宝宝一定要注意宝宝的衔乳姿势，让宝宝含住全部乳晕，并且让乳头达到宝宝的软腭处，这样既有利于宝宝吮吸，又可以避免妈妈乳头破损；人工喂养的宝宝注意让乳液充满奶瓶嘴的前端，不要有斜面，以免让宝宝吸入空气。

3 注意奶嘴孔大小适度

根据宝宝的年龄段选择奶嘴，不要图方便选择奶嘴孔过大的。喂奶时，瓶身的倾斜度不要太大，通常让宝宝在10～15分钟内吃完180ml的奶水为宜，这样就不容易造成空气进入奶嘴，并随着宝宝喝奶时进入体内。

4 调节宝宝的情绪

宝宝哭闹严重会加重腹胀，家长尽可能地通过调整情绪减少宝宝哭闹时间。

5 乳母合理膳食

如果妈妈吃过多糖分就要注意了，因为会增加乳汁中的含糖量，宝宝消化不了就会加重腹胀；另外，如果怀疑自己的膳食中有食物会导致宝宝腹胀，就要减少食用量，如豆类、红薯或辛辣食物。

6 腹部按摩缓解腹胀

新生儿胃肠蠕动弱，加上活动能力较差，所以家长可以帮宝宝做一些腹部按摩或活动来促进胃肠蠕动。

Tips **3种辅助运动的方法**

顺时针按摩 顺时针按摩5分钟，或腹部使用温毛巾敷盖，有助于肠胃蠕动，从而促进食物消化吸收和气体排出。

"I Love U"式抚摸 在宝宝的肚子上画一个颠倒的字母"U"，字母下方便是宝宝发紧的肠道，肠道需要放松，按摩可以帮宝宝排气。在你手上抹一些温热的按摩油，手指放平，在宝宝肚子上画圆圈。一开始先在宝宝的左腹部，自上而下画一个字母"I"，这个动作能使肠道的气体往下走，通过结肠排出体外；接着做一个颠倒的"L"形按摩，使气体沿着横向的肠道往下走，排出体外；然后做上下颠倒的"U"形按摩，即先沿着向上的肠道，经过横向肠道，然后到达向下的肠道。

做这些按摩时最好把宝宝放在你大腿上，脚对着你，或是在温暖的浴缸里，一边泡澡一边在你大腿上按摩。

自行车式蹬腿 让宝宝仰卧在床，握住他的小脚丫帮助他轻缓地蹬腿，就像蹬踏自行车的模样。但是需要特别注意的是，必须要等到喂奶至少一个半小时后才能尝试这种方法。

7 正确拍嗝

扶着宝宝竖直地坐在你腿上，手掌呈空心状，轻轻地拍宝宝的背，直到他打嗝；或者让宝宝趴在你的肩膀上拍他的后背，这个时候要注意一点：因为你看不到宝宝的嘴巴，而宝宝又太小不会挪动头部，所以要避免你的衣服堵住宝宝的口鼻，还有就是宝宝吐奶也会看不到，所以妈妈要细心，可以对着镜子，这样就能看到宝宝的状况了。也可以让宝宝在吃奶的间隙，比如吃了一半的时候，停下来给他拍拍嗝。

8 促消化的药物

因为宝宝消化能力太弱，可以根据医嘱给宝宝吃一些益生菌或者乳酶生，以调节小宝宝的肠胃，帮助他减轻症状。

Tips 新生儿体质弱，临床表现隐匿，发病急骤，病情进展迅速。如果经过以上预防处理，宝宝仍持续腹胀，这时妈妈要及时就医，以免延误治疗给宝宝带来不可估量的后果。

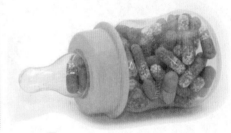

手足口病

每年夏秋季节都是妈妈们担惊受怕的时候，因为一到这个季节，手足口病又要来袭了。对于"手足口"这个名词，妈妈们已经不陌生了，但是你做好万全的准备来"迎接"它的到来了吗？

手足口病发病经过

1 黏膜出现水疱

口腔内的水疱常常让宝宝疼痛难忍，无法进食。患病初期，宝宝开始烦躁不安，食欲下降。接下来手和脚上开始出现水疱，有的还会长在大腿、屁股及外阴部。30%～40%的婴儿有发热症状，一般在37～38℃，不会太高。

2 水疱易破

水疱直径为4～6毫米，呈米粒状。手脚上的水疱不容易破，但长在脸颊内侧、舌头和牙龈的黏膜上的水疱易破，破损后引起溃疡，疼痛难忍，无法进食。

3 第2～3天最严重

发病之后的前2～3天水疱最厉害，口腔溃

疮导致无法进食，到了第4天疼痛开始减轻，食欲逐渐恢复。4~5天后手上和脚上的水疱里的液体逐渐被吸收，变为茶色。7~10天后颜色逐渐变淡，最后消失。

Tips 手足口的疱疹周围有炎性红晕，内有混浊液体，壁薄，长径与皮纹走向一致，如黄豆大小不等，一般无疼痛及痒感。斑丘疹在5天左右由红变暗，然后消退，愈合后不留痕迹。手、足、口病损在同一患者身上不一定全部出现。水疱和皮疹通常在1周内消退，可以简称为"四不像"和"四不"。因为疹子不像蚊虫咬、不像药物疹、不像口唇牙龈疱疹、不像水痘；而且有不痛、不痒、不结痂、不留疤的"四不"特征。

手足口病发热特点

发热一般不高，多数在38℃左右。发热常是手足口病首先出现的症状，早于皮疹1~2天，同时常伴轻度流感样症状，如咳嗽、流涕、恶心、呕吐等，在流行初期常被当作流感或普通感冒。如没有并发症发热可持续4~5天，有严重并发症的宝宝可有突然高热，应引起高度重视。

4 个传播途径

该病的传播方式多种多样，以通过人群密切接触传播为主，也可通过呼吸道传播。

1. 患儿的咽喉分泌物、唾液、疱疹液、粪便中均含有大量病毒，病毒污染了手或借助手污染了毛巾、手绢、牙杯、玩具、食具、奶具以及床上用品、衣服等，其他孩子再拿这些东西时可通过手将病毒吃进嘴里而患病。

2. 患儿咳嗽、讲话时可使咽喉分泌物及唾液中的病毒通过空气（飞沫）传播，故与生病的患儿近距离接触可造成感染。

3. 饮用或食入被病毒污染的水、食物，也可发生感染。如果病毒污染了水源，亦可经水感染，并常造成流行。

4. 门诊交叉感染和口腔器械消毒不合格也是造成传播的原因之一。

治疗注意中西医结合

对手足口病尚无特效治疗药物，因此强调早发现、早诊断、早治疗，主要采取对症疗法。在患病期间，应加强对患儿的护理，减少并发症的发生。抗病毒药物（如病毒唑等）和清热解毒中药有一定的疗效，可辅以维生素B和维生素C。

常规治疗6法

1. 服用抗病毒的药物，如病毒唑、病毒灵等。

2. 做好口腔卫生，进食前后可用生理盐水或温开水漱口。

3. 保持局部清洁，避免继发细菌感染。

4. 对发热的患儿以物理降温为主，如用温水擦浴等，药物降温为辅，高热的患儿可以给予口服退热剂等。早期最好不要用激素退热。

5. 口腔疱疹可外用西瓜霜喷剂或双料喉风散，或思密达涂擦口腔患处，每日2～3次。手足疱疹涂抹龙胆紫或炉甘石洗剂等药。疱疹有破溃可用金霉素鱼肝油，每日4次，以减轻疼痛，促使糜烂面早日愈合，禁止外用含皮质激素的各种制剂。

6. 可以口服B族维生素，如维生素B2等。

4方法缓解口腔疱疹

1. 外用0.1%雷凡奴尔液含漱，每日5次。

2. 0.02%盐酸洗必泰含漱，每日5次。

3. 金银花、板蓝根、连翘各6克，黄连3克，煎水漱口。

4. 疼痛严重，牙龈红肿者，用板蓝根12克，黄芩9克，双花6克，薄荷2克，煎水含漱。

中医治疗

中药治疗本病疗效颇佳，既能消除、缓解症状，又可缩短病程。

发病早期和中期 一般多采用清热解毒、化湿凉血疗法，常用的药物有银花、连翘、黄芩、栀子、生苡仁、牛蒡子、蝉衣、紫草、芦根、竹叶、生石膏、黄连、灯芯草、六一散等。在发病的后期，若见手足心热、食少、烦躁不安等症，可以再加入生地、麦冬、白薇、玉竹等养阴清热之品。

恢复期 恢复期热退或微热，疱疹逐渐消退，胃纳欠佳、身乏等，可用谷芽、生意苡仁各15克，蝉蜕6克，钩藤、淡竹叶各9克，甘草5克，每日1剂，水煎，分2次服用。

急性发作期 手、足、口腔黏膜满布疱疹或溃疡，疼痛、发热、烦躁，舌红、苔白或黄，指纹青紫或脉数，可用金银花、蒲公英、黄芩各10克，连翘9克，野菊花、赤芍、大青叶各12克，石膏15～30克。兼高热动风者加羚羊角、蝉蜕；兼阴虚者加麦冬、知母；兼风热犯肺者加桑叶、苦杏仁；若大便秘结者加大黄、生地、薏苡仁。每日1剂，水煎，分2次服用。

家庭护理 3 措施

1 饮食护理

急性期患儿口腔黏膜布满疱疹或溃疡，疼痛、吃饭困难。不要给辛辣等刺激性食物，不要给予咸食，以免引起疼痛而拒食，可以吃一些清淡、质软、性质温和的饭菜或流质、半流质食物，多喝温开水。

2 口腔护理莫忽视

要加强对患儿的护理，定时让患儿用温水冲漱口腔，进食前后用生理盐水或温开水漱口。

3 避免搔抓

患儿需有足够的休息；皮肤、手脚要洗干净，指甲剪短，保持衣被清洁。不要让孩子搔抓皮疹，以免感染化脓，对已破溃的疱疹可用龙胆紫涂抹。

7 方法科学预防

1 加强物品消毒

用酸和酒精的消毒效果不好，而用碘酒或者氧化剂都可以杀掉病毒，比如84消毒液。另外，还可通过紫外线照射、高温蒸煮来杀掉病毒。

2 多通风

这样即使有病毒扩散，因空气中的病毒量降低，也可以不致病。比如在开放的环境里，即使距离近一些也可能问题不大。相反，在密闭的环境里面，哪怕有一两米的距离，传染的危险性也会大大增加。

3 饮食卫生

注意饮食卫生，避免病从口入，教育宝宝饭前便后要洗手，要养成良好的卫生习惯。宝宝的饮食宜清淡，少吃油腻、燥热、难消化的食物，多吃蔬菜水果，以免肠胃"疲劳"。

4 切断传播途径

流行季节不带宝宝到人多的场所，以减少被感染的机会。

5 定期消毒

对宝宝的玩具、毛巾、水杯等定期煮沸消毒，衣物置阳光下暴晒，室内保持通风换气，还要注意定期消毒。

奶嘴、奶瓶、餐具、毛巾等物品用50℃以上的热水浸泡30分钟或者煮沸3分钟。

污染的衣物、玩具、餐具桌椅、枕头被褥等可使用含氯的消毒剂浸泡清洗。

84消毒液或漂白粉按使用说明清洗污染衣物。

孩子的痰、唾液和粪便、擦拭用纸等可用3%的漂白粉澄清液浸泡，同时也要消毒便盆。粪便可用消毒剂或石灰消毒后再倒入厕所。

6 注意隔离

孩子一旦出现发烧、皮疹等症状，切记尽快到正规医院就诊。孩子患病后应暂停去幼儿园或学校，避免传染给他人。如果宝宝接触了手足口病患者，一定要注意休息、补充营养，可以预防性饮用清热解毒类的中草药。由于潜伏期也具有传染性，所以最好减少宝宝外出的时间，注意生活卫生，以免将病毒传给其他宝宝。

7 成人也要注意预防

成人虽不会患病，但接触病毒后会成为带毒者，会将外环境接触的病毒带回家中，尤其是在医院、托幼机构、接触人较多的公共场所工作的人员。因此，成人也要注意讲究个人卫生，避免成为家庭中病原的引入者。

疱疹性咽峡炎

疱疹性咽峡炎类似手足口病，也是由多种（型）肠道病毒引起的，以发热、咽红、咽痛、上腭黏膜水疱为主要症状的婴幼儿期的常见传染性疾病。在夏、秋季节流行，冬季也偶尔会发生。

如果宝宝突然发热、流口水、呕吐、不吃奶或吃奶时阵阵哭闹，有可能得了疱疹性咽峡炎，应该立即带其去医院就诊。疱疹性咽峡炎具有流行趋势，也就是具有传染性，传播快。该病病程为1周左右，重者可能2周左右。

为什么孩子容易被侵袭

在我们呼吸道的表面，有一种带无数纤毛的细胞，这些纤毛好像一把大扫除的刷子一样，不断将吸入并黏附在呼吸道上的小颗粒如粉尘、病菌等向外清扫，排到喉头咳出。但小儿呼吸道上的这种纤毛活动比较微弱，因此"自洁"功能也就相对较差。而小孩的鼻毛也没有发育完全，就特别容易被空气中的病毒侵袭。

注意这些临床表现

1 潜伏期

一般有1～2天（不超过3天）的潜伏期。这期间，患者不会有任何症状，但是体内病毒大量复制。

2 前驱期

发病初期，症状不明显，只是发热，可有咽红、食欲不好等症状，无法与普通感冒等相鉴别。

3 症状明显期

在类似感冒的前驱症状后的当天或第二天,上腭黏膜即会出现小水疱,2～3天内直径变为2～3毫米,继而破溃,形成白色或黄色的溃疡。

发热是主要的伴随症状,但通常体温不高,几乎在水疱破溃的同时,体温开始逐渐恢复到正常。水疱破溃成小溃疡后有疼痛感,会影响到患儿的进食,婴幼儿会表现为流口水、拒食,会持续2～3天。

Tips 疱疹性咽峡炎的病情较轻,但也会有合并细菌感染的可能,也可能发生脑膜炎、心肌炎等并发症。所以,如果持续高热、溃疡不愈等要考虑就医,一旦出现呕吐、头痛、精神萎靡等症状,要尽快就医。

注意与这些口腔问题相鉴别

根据临床表现和口腔症状,疱疹性咽峡炎一般不难诊断。但需要与以下几种疾病进行鉴别诊断。

1 与手足口病鉴别

疱疹性咽峡炎和手足口病常常容易弄混,二者都伴有发烧及口腔疱疹的状况,但最大的区别是疱疹有没有发展。疱疹性咽峡炎的疱疹仅仅出现在口腔中,发病快,起病急,往往还伴有高烧不退的症状。而患手足口病的孩子疱疹会不断增加,先是嗓子里有疱疹,随后会发展到手心脚心都有疱疹。出的疹子一般如小米粒或绿豆大小,周围有发红的灰白色小疱疹或红色丘疹,不痛、不痒、不结痂。

2 与疱疹性口腔炎鉴别

疱疹性口腔炎多见于1～3岁小儿,发病无明显季节性,疱疹比疱疹性咽峡炎的更大、更持久,可见于口腔的多个部位,而疱疹性咽峡炎的疱疹主要发生在咽部和软腭,一般不累及齿龈和颊黏膜。

3 与口腔溃疡鉴别

溃疡多发生于口腔颊黏膜和舌上,很少发生于咽部,而且一般无高热等全身症状。

疱疹性咽峡炎的对症治疗

1 一般治疗

可以服用一些清热解毒的药物,如复方大青叶、蓝芩口服液、黄栀花口服液、清开灵等等。口服维生素C等。

2 对症治疗

高热可口服对乙酰氨基酚或布洛芬,亦可用物理降温,如冷敷或温水浴。如发生高热惊厥可给予镇静、止惊等措施。

居家护理很重要

与其他病毒感染一样，疱疹性咽峡炎是自限性疾病，并没有特效抗病毒药物，家庭护理显得尤为重要。没有合并症的患儿可以在家治疗护理。

1 一般护理

休息，保持室内空气流通。

2 对症护理

针对发烧 使用物理和药物降温的方法，注意补水。

针对口腔 可以用温凉开水或淡盐水漱口。针对小溃疡，可适当使用帮助溃疡愈合的药物。

3 饮食护理

患病期间，孩子的消化功能减弱，饮食上应给予易消化的营养食物。在口腔内的水疱破溃成小溃疡期间，尽量多给予一些温凉的流质饮食，避免脱水、电解质紊乱等情况发生。疾病期间的饮食中可以多配合维生素B2和维生素C含量丰富的新鲜蔬果，病愈后可再及时补充一些富含蛋白质和维生素的食物。

积极预防，不让病毒有机可乘

在疾病流行期间，不要到人多拥挤的公共场所，尤其是不要接触该病患儿，避免交叉感染；提倡母乳喂养；加强体格锻炼以增强抵抗力；防治佝偻病及营养不良。平时注意孩子的口腔卫生，可用淡盐水漱口。

肠套叠

婴幼儿肠套叠是一段肠管套入其相连的肠管腔内，是婴儿急性肠梗阻中最常见的一种。好发部位多由回肠末端套入宽大的盲肠腔内。发病与肠管口径不同、肠壁肿瘤、憩室病变、肠蠕动节律失调等因素有关。

什么是肠套叠

肠管重叠

肠套叠，顾名思义，就是肠管的一部分进入相邻的肠管内，引起肠腔梗阻的疾病。这在肠管的哪一部分都有可能发生，一般常见的是小肠的末端进入大肠的前端回盲部，回肠是小肠的后半部，结肠是大肠的一部分，所以这种情况又称为回肠-结肠型肠套叠。另外，回肠之间的套叠叫回肠-回肠型，还有结肠-结肠型等。有时还会出现回肠之间发生套叠后，又进入结肠而引发回肠-回肠-结肠三重套叠的情况。

有的婴儿肠套叠可以瞬间自愈，但一般需要就诊的患者都是套叠的肠管已经无法自己恢复原位了。随着肠道的蠕动，套叠会更加深入，继而导致食物的消化和血液的流通不畅，这是肠套叠的最大危害。

恶化可引发肠坏死

一般各种饮食、胃液都是通过肠道运送至肛门，肠套叠发生后，婴儿会出现腹痛、无法进食、呕吐等症状。最初，会将胃里存积的牛奶等食物吐出，随着病情加重，黄绿色的胆汁无法向下排出，就会掺杂着其他消化液出现在呕吐物中。一直呕吐又无法进食，宝宝便可能发生脱水症状。

肠管如果一直受压迫，有可能引发肠内血管破裂，在发病的24小时以内出现血便。如果病情进一步恶化，可能导致肠组织坏死，拖的时间越久，肠坏死的风险越高，严重者需要进行手术，所以越早发现越好。

开始吃离乳食品的男婴是易患人群

一般6个月大、开始吃离乳食品的婴儿患肠套叠的风险较高。据统计，肠套叠患者中，3个月到1岁3个月大的患儿占总比例的70%。观察患者的男女比例时发现，男孩患肠套叠的几率是女孩的两倍多，而肥胖婴儿的患病几率也较高。

大多数肠套叠都是特发性的，发病原因并不明确。由于许多患者发病前都会出现感冒症状，有专家认为这是由于病毒感染引起的肠内淋巴组织肿大，但也尚未定论。另外，研究表明，患有肠息肉、憩室（肠内部分壁层或黏膜突起形成的隆起）等先天性疾病的患者易患肠套叠。

肠套叠的症状及发病经过

1 突然的腹痛，会使婴儿激烈哭闹、浑身无力

婴儿看上去并无异常，但突然开始激烈哭闹、烦躁不安，有时会因腹痛身体蜷曲，这是肠套叠的特征之一。有时会预先表现出感冒症状。

2 呕吐、周期性哭闹也是特征之一

肠内阻塞不通时，肠道功能降低，婴儿就会出现呕吐症状且没有食欲。腹痛呈现间歇性发作，婴儿会出现周期性哭闹，随着病情的恶化，哭闹的频率会逐渐升高。

3 等婴儿排出血便，才发现患病

家长单凭婴儿哭闹、呕吐的症状很难发觉宝宝患了肠套叠，等疾病逐渐恶化，受到压迫的肠内血管破裂，引发草莓果冻状的血便，呕吐物中也逐渐出现绿色胆汁时，家长才意识到是肠套叠，将婴儿送去医院。

4 一般通过高压灌肠治疗

毫无原因地哭闹、呕吐，甚至便血，要立即就医。医生会通过触诊（医生用手指或手掌触及患者的身体进行诊断）、灌肠（待血便消失后）及超声波检查进行诊断。一般九成以上的宝宝在患肠套叠的24小时以内，使用高压灌肠疗法即可治愈。婴儿痊愈后，体力和精神会逐渐恢复，但为了以防万一，还是入院观察一天比较好。

以下情况要立即就医

1 发现婴儿异常，要立即就诊

肠套叠如果及早治疗，通过高压灌肠即可治愈，如果延误病情，则可能需要进行开腹手术。所以，如果家长怀疑婴儿患了肠套叠，无论白天还是夜间，一定要立即就诊。

2 如果婴儿排出血便，要立即就诊

如果婴儿出现血便、血尿症状，一定要立即去医院。即使没有出现血便，若婴儿情况异常，也应该及时就医，没有血便不代表就一定不是肠套叠。

3 婴儿出现脱水现象，要立即就诊

婴儿无法进食、浑身无力，有可能发生了脱水现象，也要立即就诊。

Tips 由于肠套叠是小儿特有的疾病，所以要去儿科门诊就医，但治疗时需要进行高压灌肠，所以最好去有小儿外科的医院就医。

肠套叠入院护理

诊断方法：触诊、回声检查、X光检查、灌肠

医生通过问诊了解患病的经过和症状，还需要按压婴儿的腹部来确定肠道是否发生套叠。如果按压疼痛，婴儿会出现哭闹或烦躁。没有血便，也可以进行灌肠。另外，通过超音波检查、X光检查或血液检查，也能够检测出肠套叠。

如果发生肠套叠，80%～90%的患者腹部可以摸到肿瘤硬块。

通过超声波检查可以检测到肠套叠的发生部位。

24小时以内，90%的患者可以通过高压灌肠进行治疗

发生肠套叠后的24小时被医生称为"黄金时间"，这段时间内90%的患者通过高压灌肠即可治愈。过了黄金24小时，进行开腹手术的可能性增大，所以及早发现极为重要。高压灌肠是一种通过从肛门注入稀释过的钡剂等造影剂，解除肠套叠使之恢复正常的方法，一般要用X光进行观察。肠道复原后，婴儿马上就会精神起来。

高压灌肠是指灌入含有造影剂的液体后，通过其下落产生的压力迫使肠道复原。症状较轻时很快就能够恢复，也有的患儿要花费1～2小时，平均治疗时间为30分钟。

高压灌肠仍无法使肠道复原时，就要进行手术，将套叠的肠道分离。

在极少情况下，会导致肠坏死，这就要对部分肠道进行切除。这对以后的生活并无大碍，所以不用太担心。

至少住院一天观察情况

进行高压灌肠治疗后，肠套叠的部分会暂时水肿，并伴有炎症，有可能再度引发肠套叠，因此最好至少留院观察一天待情况稳定后再出院。如出现脱水现象，可通过点滴补充水分。

> 服用药用碳可确保肠道正常运转，碳可作为肠道通畅的标记，如果能够随着大便自然排出，则说明肠道已无异常。

> 等确认肠道已无异常后，再喂奶。先喂水，3个小时后喂浓度为1/2的奶，再过3个小时后再喂食正常母乳。这样分阶段恢复喂食，有利于肠道功能的好转。

> 一旦进行手术，就需要长期住院。没有切除肠道的患者，7~10天后出院即可。切除部分肠道的患者，需在医院进行1个月左右的康复治疗。

肠套叠家庭护理

出院后的日常生活

通过高压灌肠治愈的患者，出院后即可恢复正常生活。离乳食物的喂养可在婴儿不吐奶的情况下重新开始。但刚开始时，肠道多少有些水肿，机能有所减退，所以要慢慢来，多喂些易于消化的食物。可喂食豆腐渣、面条等。对于术后的婴儿，饮食一定要听从医生的指示。

少数人有复发的可能

肠套叠的发病不会成为习惯，但十分之一的患者有再次发病的危险。一旦察觉到类似肠套叠的症状要立即就医。

如果肠套叠反复发作，则婴儿有可能患有先天性憩室、胰腺异位症（胰腺组织移到肠道内）、息肉等疾病。应与医院进行沟通，尽快确诊并治疗。

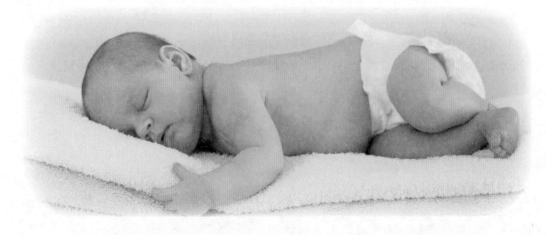

先天性幽门狭窄

胃与十二指肠的连接处称为幽门。由于有的孩子幽门环形肌增生肥厚，导致幽门管腔狭窄，吃过的食物不易通过幽门到达十二指肠，积留在胃内而引起呕吐。本病病因目前不清楚，肌层先天性发育异常、神经发育异常、遗传因素、内分泌因素、环境因素、肌肉酶、血型等都可能与发病有一定关系。

出现这些症状要小心

1 吃奶后呕吐

呕吐往往是这种病的首发症状。孩子出生后吃奶和大小便均正常，多出现于生后3～6周时，亦有更早的，极少数发生在4个月之后。呕吐是主要症状，最初仅是溢奶，接着出现喷射性呕吐。开始时偶有呕吐，随着梗阻加重，几乎每次吃奶后必吐，呈喷射状，由鼻孔和口腔喷出，呕吐物为乳汁或乳凝块，不含胆汁。

2 有胃蠕动波和腹部肿物

呕吐后孩子的食欲并不会减退，饥饿感会比较强烈。查体时在孩子的上腹部能够看到胃蠕动波，右上腹可扪及枣核或橄榄大小的肿物，表面光滑且可被推动。

3 消瘦

随着呕吐的加剧，由于奶和水摄入不足，体重起初不增，继之迅速下降，尿量明显减少。数日排便1次，量少且质硬，偶有排出棕绿色便，被称为饥饿性粪便。由于营养不良、脱水，婴儿明显消瘦，皮肤松弛有皱纹，皮下脂肪减少。

4 呼吸及其他变化

发病初期呕吐丧失大量胃酸，可引起碱中毒，呼吸变浅而慢，并可有喉痉挛及手足搐搦等症状，后期脱水严重，肾功能低下，酸性代谢产物潴留体内，部分碱性物质被中和，故很少有明显碱中毒者。

确诊依据

1. 出生后3周出现进行性加重呕吐。

2. 右上腹可触及橄榄状肿物。

3. B超示幽门部肿物，幽门肌层厚度≥4mm，幽门管长度≥18mm，幽门管直径>15mm。

及时治疗是关键

1 手术治疗

采用幽门肌切开术是最好的治疗方法，治程短，效果好。

2 对症治疗

包括定时温盐水洗胃，每次进食前15分钟服用阿托品类解痉剂配合进行治疗。这种疗法需要长期护理，住院2~3个月，很容易遭受感染，效果进展甚慢且不可靠。所以，目前多以手术治疗为主。

家庭护理要仔细

1. 如果孩子连续3次在喂食后均出现剧烈的呕吐现象，应立即去医院就医。在等待确诊这段时间内应给孩子少量多次哺乳，以保证孩子饮水充足。

2. 术后孩子应禁食，第2天再开始喂奶，每次30毫升，每3小时1次，以后几天如果孩子能耐受，可逐渐增加奶量。奶液也可以逐渐稠厚一些，这样不易引发呕吐。

3. 术后应抬高床头，让孩子采取右侧卧位，有利于胃的排空，减少呕吐的发生。

呕吐

孩子突然的呕吐在临床上很常见，很多疾病都可能引起呕吐，不要急于给孩子吃止吐药，除非医生指导你使用。呕吐是胃内容物反入食管，经口吐出的一种反射动作。呕吐可将咽入胃内的有害物质吐出，是机体的一种防御反射，有一定的保护作用。但小孩子耐受性差，持久而剧烈的呕吐可引起脱水、电解质紊乱等并发症，所以孩子一旦呕吐较频繁，应该立即去医院就诊。

什么原因会引起宝宝呕吐

1 感染

消化系统感染最常见，比如孩子吃了不洁饮食引起的急性胃肠炎；呼吸道感染如急性咽喉炎也会引起呕吐；还有神经系统感染、泌尿系感染等也会引起呕吐。所以，孩子到底是哪种原因引起的呕吐，去医院检查，让医生协助诊断非常重要。

2 消化道梗阻

除了内科疾病以外，外科疾病也会引起呕吐。如先天性消化道畸形、肠梗阻、肠套叠、中毒性肠麻痹等。所以，当孩子剧烈呕吐时，腹部X片以及腹部B超等常常是需要做的一些检查。

3 中枢神经系统病变

颅内占位性病变、颅内出血、癫痫等也会引起呕吐，所以，怀疑这方便疾病，医生会建议给孩子做头颅CT、脑电图等检查，这是非常必要的。此外，一些少见病如糖尿病、低钠血症、药物因素、晕车等也会引起呕吐。

从上述介绍的病因得知，呕吐原因非常多，所以孩子一旦呕吐数次，切勿大意，应该及时就医。

呕吐后怎么给孩子喂食

不少家长总怕孩子挨饿，孩子呕吐后急于再次喂食。这个时候，其实是肠胃道最需要休息的时候。孩子的身体是有智慧的，当孩子没有明显饥饿感并且没有明显脱水现象时，家长不要强迫孩子进食。如果孩子有脱水现象，可以给予儿童专用低渗口服补液盐少量频服。不宜采取饥饿疗法，因为孩子不能耐受饥饿，还可能会加重脱水。

所以，呕吐的孩子，如果排除了外科疾病，在医生的指导下，当孩子呕吐减轻或消失后就可以继续喂食。比如母乳喂养的孩子，继续喂养；牛奶喂养的孩子，稀释奶粉过渡一下。大点的孩子，停止牛奶和肉蛋等不宜消化饮食，清淡为主，如稀饭或面汤就可以了。呕吐仍然很严重，要在医生的指导下选择止吐药后再进食，有时候可以给与静脉输液，胃肠痉挛缓解后再进食。

俗话说：一日吃伤，十日喝汤。呕吐恢复需要时间，吃喝护理有讲究。很多时候呕吐并不可怕，关键是明确病因，治疗原发病以及防止脱水，合理喂养是恢复健康的关键。

呕吐时，我们常用哪些药

促胃动力药如吗丁啉，是我们常用的口服止吐药。吗丁啉又叫多潘立酮，临床上我们常用于因各种原因引起的急性和持续性呕吐，如感染、餐后反流和呕吐等。

该药须在餐前15分钟服用。因为这类药物有可能引起小婴儿神经系统副作用，所以1岁以内的小宝宝要在医生的监护下使用。如孩子有胃肠道出血、肠梗阻或穿孔时，禁用这种药。

1 儿童慎用胃复安

该药是一种老的止吐药，因为其副作用较多，如可出现肌震颤、头向后倾、斜颈、共济失调等，目前我们已经不再给儿童使用。但是一些私人诊所还在使用，请家长们注意避免使用该药。

2 勿滥用抗生素

对于明确的细菌感染引起的呕吐，一定要用抗生素。复方新诺明、氟哌酸（诺氟沙星）、庆大霉素对肠道细菌效果好，但是对儿童来说，因为副作用相对多，这些药临床上也基本不用，临床上我们通常用利福昔明、磷霉素钙或头孢三代多一些。

有这些症状要马上就医

宝宝呕吐了，次数有几次？情绪怎么样？是否碰了头部后出现呕吐？此外，呕吐物的内容也是线索之一，如果感到不对劲，不妨带着呕吐物请医生检查一下。

1 腹部肿胀、有触痛感

这可能说明宝宝肚子里积存了液体或气体、发生肠道堵塞或者消化道有其他问题。

2 抽搐（也叫惊厥）

癫痫或抽搐——由突然增加的大脑电脉冲引起——可能说明宝宝发生了高烧、严重感染，或患了某种癫痫病。

3 反复剧烈的呕吐或持续时间超过24小时的呕吐

如果你的宝宝经常剧烈呕吐，但是没有伴随出现其他症状，这可能是癫痫的信号。如果

宝宝见到某些人或在某些地方（如医院或托幼机构）就会呕吐，这说明这些人或地方给宝宝造成了压力，导致呕吐的发生。

4 呕吐为喷射状

喷射性呕吐应该算是临床上比较严重的呕吐了，胃内容物会突然从口腔或鼻孔喷出。这种情况常发生在患有脑部疾病时。喷射性呕吐是需要进一步查明原因的症状，要及早就医。

5 呕吐物颜色异常

呕吐物在某些疾病中有一定的特点，通过仔细观察呕吐物的颜色、气味及呕吐物的量可初步辨别呕吐的原因，为医生的诊断提供线索。

如呕吐出来的血是咖啡色，提示胃里有出血，多见于小儿胃炎、溃疡病，也可能是呕吐剧烈引起胃黏膜破裂而导致出血。

如呕吐物有特殊的酸臭味，量较多，并含有较多食物残渣或隔夜食物，一般考虑是幽门狭窄或梗阻。

如呕吐物有大便的味道，考虑是低位小肠梗阻或胃结肠瘘。

如呕吐物味道较臭时，表示胃或小肠内有细菌异常滋生。

如呕吐物内有胆汁或吐出蛔虫，见于高位小肠梗阻和胆道蛔虫症。

医生需要看一看带血或带胆汁的呕吐物，所以如果去医院的话，你应该带一些宝宝的呕吐物，以便医生检查。

妈妈需要注意的事项

1. 秋冬季节天气多变，饮食方面要注意，别贪凉、贪油，这些都属于不好消化的，孩子的肠胃真的很娇嫩，确实会承受不了。吃完饭务必让孩子活动一会儿再睡觉，中医讲"胃不和则卧不安"，大人都如此，何况小孩？

2. 孩子呕吐的时候，要注意看孩子的精神状况，并观察每一次的呕吐物。精神头还可以，摸摸肚子不硬不胀，孩子不拒绝你揉肚子，吐完也有食欲，说明没有其他脏器病变。如果孩子不让碰肚子，要怀疑肠套叠；喷射状的呕吐要及时送医院；呕吐物中有血块等也要及时送医院。

3. 孩子呕吐最好禁食，别怕孩子饿着。呕吐的时候胃部一直是痉挛的，有点食物刺激就会继续吐，胃黏膜得不到修复，对孩子的损伤更大。大人呕吐的时候胃里也是各种不舒服，烧灼感很强，也不想吃东西，孩子也是如此。

4. 贪吃、着凉、胃肠型感冒、秋季腹泻都可能会出现又吐又拉的情况，一开始也不好分清到底是因为什么，所以务必注意观察孩子的情况，一旦发现不对劲，要及时改变护理方式。

痢疾

细菌性痢疾是痢疾杆菌引起的一种常见肠道传染病，以发热、腹痛腹泻、里急后重及黏液脓血便为特征，称为赤痢或红白痢。菌痢患者和带菌者是本病的传染源，痢疾杆菌从粪便中排出后，可直接或间接（通过苍蝇等）污染食物、饮水、食具、日常生活用具和手等，再经口传染给健康人群。

抗生素尽量口服，不能口服时选择肌肉注射。注意观察病情变化，记录宝宝的体温、呼吸、心率和面色等，观察大便次数、性质和量，同时也会注意小便量，及时留取大便做常规化验及细菌培养。

正确判断宝宝的脱水情况

这一点对于妈妈们来讲至关重要，脱水一般分为轻、中、重三度，妈妈们可以根据宝宝的精神状况、皮肤弹性、眼眶凹陷程度及小便量简单地判断。

◎轻度脱水，宝宝精神稍差，皮肤弹性尚可，眼眶略微凹陷，小便量稍微减少；

◎中度脱水的宝宝，精神萎靡而烦躁，皮肤弹性较差，眼眶明显凹陷，小便量减少；

◎重度脱水的宝宝，精神萎靡甚至昏迷，皮肤弹性差，眼眶明显凹陷，小便量少甚至无尿。

中度脱水与重度脱水界限较为模糊。因此，当发现宝宝有脱水表现时妈妈们应及时带宝宝就医，医生会根据宝宝情况及时采取补液措施。

药店和医院药房都应该可以买到口服补液盐。口服补液盐里面除了含钠、钾等盐离子外，还含有葡萄糖，是按一定比例调配的，建议家中常备。对于成品口服补液盐，WHO有全球统一使用的推荐配置标准，目前推荐的是口服补液盐III。严格按说明书要求的加水量调配溶液，过浓和过稀都不利于纠正脱水，提倡现喝现配。调配好的溶液如果不能一次服完，需要冰箱保存，若24小时还不能服用，应丢弃。补液时建议用勺或针筒少量多次喂服，每1～2分钟5毫升，每小时150～300毫升，3～4小时内快速纠正脱水症状，或保证3～4小时内总量在每千克体重50～100毫升。

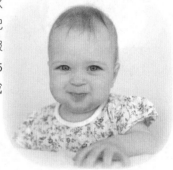

拉肚子伴随发烧怎么办

西医 对中毒型细菌性痢疾，持续高热不退的患儿，可以在头部进行冷湿敷，同时用冷盐水灌肠。如体温仍无明显下降，可以用氯丙嗪和异丙嗪进行肌肉注射，使体温尽量在短时间内降至38℃左右。

中医 中药煎剂灌肠对细菌性痢疾也有很好的降温及治疗效果。常用中药有黄连、黄芩、马齿苋、白头翁、秦皮、大黄等。将以上中药水煎后取汁300毫升左右，待药液凉后每次取60～120毫升进行保留灌肠，每日2～3次。

妈妈要做的

1 注意观察病情

有少数急性痢疾孩子，发病1~2天后才转为中毒性痢疾，所以在此期间要注意观察病情变化，一旦发生中毒性痢疾的症状，如高热、惊厥、面色苍白、脉搏细弱、精神萎靡或烦躁等，应及时送往医院治疗。此外，孩子每次大便后，家长应注意观察大便的量和性质，并记录次数，只有前后比较才能了解孩子的病情是好转还是加重，为医生制定治疗计划提供可靠的依据。

2 做好隔离消毒

宝宝患有细菌性痢疾时，做好消毒隔离工作是最重要的。宝宝的餐具可在开水中煮沸消毒，一般煮15~20分钟即可。宝宝的呕吐物、粪便要用5%的漂白粉澄清液浸泡并加盖2小时后再倒入下水道或粪池，宝宝的尿布和线裤也要煮过或用开水浸泡15分钟后再洗。

3 不能忽视小屁屁

孩子及年长儿便后宜用柔软的卫生纸擦拭。为了避免蹲盆时间过长、次数过多而引起脱肛，孩子也可采用尿布。可让大便解在尿布上，不要求坐起在痰盂里解便，这样可防止肛门直肠脱垂。每次大便后用温水洗净臀部，并用5%鞣酸软膏涂于肛门周围的皮肤上。发生脱肛时，可用消毒的凡士林油纱布或盐水纱布将脱出的部分轻揉托回。家长不必过于担心着急，因为待痢疾好了，脱肛也就随之痊愈了。

4 腹部保暖要做好

腹部保暖可以减少胃肠的蠕动和痉挛，达到减轻疼痛和减少大便次数的目的。首先要避免腹部受凉，给孩子穿好盖严腹部。还可以将热水袋放置于腹部，放置时最好让孩子侧卧，以减轻热水袋对腹部的压力。

5 怎么吃很关键

急性期 对急性期孩子给予流质食物，每2~3小时吃1次，宜选用米汤、藕粉、马蹄粉、蛋汤、菜汤及含大量维生素C的鲜果汁等食物。腹泻严重或出汗较多者，可饮一些盐开水或食盐苏打水饮料（食盐与苏打的比例为2：1），或加点糖，随时饮用，以补充水分和电解质的丧失。

好转期 到了好转期，大便次数减少，粪便中已无脓血，可采用无渣少油和富于营养的半流质饮食，如大米粥、细面条等，烤面包、馒头、蛋糕、炒糊米汤、瘦肉汤和浓茶等对腹泻也有收敛作用。酸牛奶不仅营养丰富，且因其含乳酸，能抑制肠道有害细菌的生长和收敛伤口，故可食用。

恢复期 恢复期的孩子，大便次数和性质已接近正常，饮食上宜选用少油少渣的软饭菜，如鸡蛋、嫩瘦肉、面条、肉粥和含纤维素少的蔬菜等，也宜吃生苹果泥，因苹果含有果胶，具有解毒、杀菌和止血的作用。

预防菌痢，大人也要注意

1 必须注意饮食卫生

食品必须新鲜清洁，不吃变质、腐烂的食物，存放在冰箱的食物不能过久，熟食应再次加热后再吃，生吃的食品及水果要用流动的水清洗干净，最好再用开水烫洗一遍再喂给宝宝。特别要注意的是，冷饮在细菌性痢疾的传播中发挥着重要的作用。夏季不让宝宝吃冷饮不易操作，但是一定要注意冷饮的卫生，不要让宝宝随便喝小摊上的饮料，也不要在马路上吃冰棍和冰淇淋，特别是风大时，落在冰棍上的灰尘常都带有病菌。

2 杜绝成人传染

成人也能被传染细菌性痢疾，但是成人的疾病表现往往很轻微，有时可能仅有轻度的腹泻，可是此时亦具有传染性，可将细菌传染给宝宝。所以，成人的传染性也不容忽视。如果家里有大人患有菌痢，应及时治疗并远离宝宝，以免宝宝被传染。

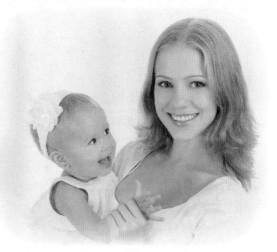

疝气

你可曾仔细观察过宝宝的肚脐？尤其当他哭泣时，肚脐处会不会特别地凸出？这是怎么回事？有些老人说，拿个铜板把它压住就好了，可以这样处理吗？

疝气又名小肠气，是腹内脏器由正常位置经腹壁上孔道或薄弱点突出而形成的包块。一般是咳嗽、便秘、生气、重体力劳动、排尿困难等因素引起腹腔压力突然增高冲破疝环腹膜所致。至于小儿科最常见的疝气有2种：脐疝气与腹股沟疝气。不同的疝气，表现症状和治疗方法都不一样，妈妈们都了解吗？

脐疝气

脐疝气就是指在腹腔内的一些器官组织从肚脐处凸出。它的外面仍然是完整的皮肤，用手去触摸，则是软软的，有些时候还可感觉到里面会蠕动。

> 1.新生儿的肚脐通常会较为凸出，若哭或用力时并没有更凸出，属于正常。

> 2.理论上，宝宝在1岁前应可自然恢复到的肚脐样子。

症状

脐疝气通常在婴儿时期出现，婴儿咳嗽和哭闹的时候会特别明显。脐疝气形成的原因是腹壁发展后期剩下的闭锁比较差，还没有关闭好。这种疝气，低体重和早产儿更有可能发生。脐疝气有的很小，仅容得下一个小指头，有的也可以很大。疝气内容可能是大网膜或小肠。但是脐疝气也很容易回去。

治疗

一般脐疝气不用手术。也有许多人以为用个铜板把它压下去再用胶布贴起来，可以帮助它快些好起来。其实，用铜板贴起来这个方法根本无效，许多时候还可能引起皮肤对胶布的过敏反应。

其实脐疝气自行痊愈的机会很多，大约在1岁之前就会好起来。1岁之后随着年龄的增加，自行痊愈机会降低，却仍然有些较大的疝气一直到五六岁才好起来。

若脐疝气并没有好起来，建议可以宝宝等到3岁左右，当然也可以等到五六岁的时候，请医生诊断治疗。

腹股沟疝气

腹股沟疝气是小孩最常见的疝气，跟脐疝气一样都可以说是胚胎发育缺陷。腹股沟发育问题并不是男性的专利，但疝气男与女的比例是4∶1。而早产儿与腹腔内压高的宝宝更容易出现腹股沟疝气，例如经常便秘、腹水的宝宝，因为容易腹胀可使腹股沟疝气更容易出现。

症状

腹股沟疝气在一般情况下几乎不会被发现。当孩子哭闹、咳嗽或用力的时候，则可看到腹股沟"澎"出。有些小孩"澎"出部分是软的，也有的较硬，大部分可以用手轻轻压下去。除非是钳闭，疝气内的血管或肠子已扭转，一般是不会痛的。

治疗

腹股沟疝气原则上是应该进行手术治疗的，现在麻醉和手术都很先进，手术危险性极低。但每一种情况的腹股沟疝气处理方式又略有不同，具体如下：

1 早产儿的腹股沟疝气
早产儿一旦发现有腹股沟疝气，也可安排手术。为了避免突然发生钳闭和肠子坏死，早产儿手术应安排在出院之前。

2 一般门诊时发现的腹股沟疝气
手术应安排在一些急性疾病痊愈之后进行。手术麻醉需插入气管内管进行，所以如果宝宝有呼吸道感染疾病，需要待呼吸道疾病痊愈后再麻醉，可避免一些后遗症。

3 钳闭性腹股沟疝气
必须立刻进行手术治疗，避免疝气内容物如肠子、腹膜、血管因受到扭转压迫而造成的伤害。

4 留意是否两侧都有腹股沟疝气
一侧有疝气，另一侧患疝气的机会是10%～40%，而女孩患两侧疝气的机会更高。在一侧做疝气手术治疗的时候，可以同时打开另一侧腹股沟看看是不是也有疝气。虽然这是见仁见智，不过为了消除父母的疑虑，减少再次手术麻醉的风险，在做一侧手术的同时，也可从肚脐切开，用内视镜探察。若另一侧也是疝气，两侧同时矫治是最适当的方法。

最易被忽视的不适
五官科疾病

五官泛指脸的各部位，尤其以双眉、双目、鼻、双颊和唇等五个部位最为重要。现在我们常说的五官科疾病，指的是眼耳口鼻喉的疾病。相对于发烧、呕吐、腹泻，眼耳口鼻的疾病就不那么受重视，很多妈妈以为自己给宝宝用点药就ok。其实很多五官科疾病看似虽小，但很容易酿成严重后果，不可不慎呀！

中耳炎

中耳炎好发于8岁以下婴幼儿童，可分为非化脓性和化脓性两大类。常见有分泌性中耳炎、急性化脓性中耳炎和气压损伤性中耳炎等。中耳炎又可分为急性与慢性两钟，急性中耳炎如果及时治疗，可以痊愈并不再复发，但如果延误治疗成为慢性中耳炎，根治就很困难了。因此，宝宝得了中耳炎，千万别耽误治疗。

为什么会得中耳炎

急性化脓中耳炎是由细菌引起的，常常因感冒后咽部、鼻部的炎症向咽鼓管蔓延至中耳，导致黏膜充血、肿胀、发炎。婴幼儿的咽鼓管比较平直，如果仰卧位吃奶，奶汁可经咽鼓管呛入中耳；哭闹时眼泪也可沿面部流入耳道引发中耳炎；鼻咽部炎症、增殖体肥大、急性传染病、过敏性疾病等也都是中耳炎的诱因。

中耳炎的症状表现

宝宝得了中耳炎之后，主要是耳痛、拍打、抓耳朵、流脓、发热、呕吐等。可并发眩晕、头痛、面神经麻痹、反复耳流脓、听力下降、听骨钙化、局部脓肿、脑膜炎、脑脓肿等。并发症常常见于治疗不及时、不彻底，转为慢性中耳炎的患儿。脑膜炎、脑脓肿等颅内并发症可致宝宝死亡。因此，家长要细心留意中耳炎的表现症状，以免错过治疗的黄金时机。

得了中耳炎之后

医生会做的

1 主动检查耳膜
小儿科医师遇到宝宝有不明原因发烧、烦躁不安，一定要检查宝宝的耳道、耳膜。如果发现耳垢，应先清除，再仔细检查以确认，以便及时发现问题。

2 耳膜发红
中耳炎所导致的耳膜发红，常常只有单侧发红。因此两侧耳膜都要仔细检查，才不会遗漏，以便及早发现和治疗。

3 抗生素使用
化脓性中耳炎用抗生素治疗是有效的，医生需要按宝宝病情使用抗生素。家长应按医生指导正确使用抗生素，不要自作主张，以免延误治疗的黄金时机。

妈妈该做的

1.要避免宝宝反复上呼吸道感染，当患了感冒或其他呼吸道感染时，一定要积极治疗。

2.要避免婴幼儿仰卧位吃奶。由于幼儿的咽鼓管比较平直，且管腔较短，内径较宽，奶汁可经咽鼓管呛入中耳引发中耳炎。母亲给孩子喂奶时应取坐位，把婴儿抱起呈斜位，头部竖直吸吮奶汁。

3.不要让宝宝躺着哭很长时间，否则眼泪就会进到耳道里，加上分泌物和脏东西，宝宝的耳朵很容易发炎。

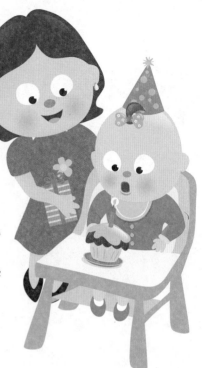

4.宝宝洗澡、洗头时，要防止污水流入鼻子及耳内。洗澡后可用细小卫生棉签轻轻擦拭外耳道以保持清洁干燥。

5.擤鼻涕时不要双手同时挤压鼻子，应单侧分别进行。

6.不要给宝宝挖耳朵，避免细菌侵入引起感染。

7.游泳或洗澡后要让耳内的水流出。儿童游泳时要带耳塞，这样水就进不了耳朵。

8.家长应该戒烟，避免小儿被动吸烟，有利于降低小儿分泌性中耳炎和上呼吸道疾病的发生。

9.家长应细心观察小儿的听觉及语言发育情况，如发现异常，应及时到有条件的儿童听力诊断中心就诊。

你不知道的中耳炎迷思

由于小儿中耳炎是经常发生在宝宝身上的症状，许多新手父母总是紧张兮兮，一点点迹象都可能让他们担心好几天。以下2种常见的中耳炎迷思，也请父母们多加留意。

1 耳朵内流出液体

除非检查确定耳膜已经破裂，否则从耳朵内流水流汤等现象，代表的只是外耳发炎而已。大部分都是在洗澡的时候，水浸到耳朵而导致。如果父母有怀疑，建议可找医师用仪器检查一下。

2 两耳发红

并非两个耳朵红通通，就代表一定是感染中耳炎。一般宝宝喉咙发炎、发烧时，耳朵就可能发红，所以父母不需太过担心。

预防鼓膜穿孔

鼓膜穿孔是引发中耳炎的一种主要途径。鼓膜位于耳道最深部，具有一定的弹性和韧性，在正常的情况下不容易损伤、穿孔。但有的是因感冒导致急性中耳炎穿孔，或挖耳不慎挖穿；有些婴幼儿因哺乳不当，呕奶后导致耳流脓，甚至打球时被球或手撞耳，吵架被人刮巴掌，鞭炮震耳等引起鼓膜穿孔；偶尔还可见昆虫入耳，引起鼓膜穿孔；外界大气压力突然急剧变化，如坐飞机时由于咽鼓管不通，飞机降落时外耳道压力急剧变化亦可压破膜引起穿孔，这就是航空性中耳炎；或者用力擤鼻涕时，致使中耳内气压自内向外猛烈突然冲击鼓膜，可使鼓膜破裂穿孔。因此，人们在平常生活中应该多加注意，积极预防鼓膜穿孔。

错误的擤鼻涕方法

一旦伤风感冒就会鼻塞多涕，如果用右手拇指、食指同时捏住两侧鼻孔，鼓气后用力做排涕动作，这是一种错误的擤鼻涕的方式。

错误擤鼻涕的后果

炎性分泌物迅速被压力挤入咽鼓管开口而进入中耳，致病菌就会在中耳腔内繁殖，逐渐形成脓液而积蓄。并发生剧痛、发烧、脓液溃破外流，成为急性化脓性中耳炎。如不及时治疗，可成为慢性化脓性中耳炎。

正确的擤鼻涕方法

先用一个手指按住一侧鼻孔，轻轻做擤鼻动作，然后换另外一侧，或者闭口吸鼻涕经口吐出。总之，擤鼻涕应单侧交替进行，用力不宜过猛。

鹅口疮

妈妈看见宝宝口腔内有白色的斑点，以为是奶垢，连忙拿纱布巾帮宝宝擦拭，但好像擦不掉，再用力一点，就发现有点破皮流血了，赶紧带宝宝看医生，才知道原来宝宝得了鹅口疮。

什么是鹅口疮

鹅口疮是发生在宝宝口腔里的疾病，好发于6个月内的婴幼儿。是因为受到白色念珠菌（属于真菌的一种）感染，而造成口腔内或嘴唇附近出现块状或点状类似奶垢的斑点。不过，奶垢通常轻轻擦拭或喝水就会脱落，而鹅口疮却不易脱落，如果用力擦拭还可能会发生出血的现象。

一般人口腔内或多或少都有念珠菌存在，念珠菌平时与其他口腔内菌共存共生，只要人体免疫力正常，这些念珠菌并不会产生病症。不过，当小宝宝抵抗力比较弱或奶瓶清洁做得不够好时，就会发生鹅口疮。

宝宝食欲下降、情绪烦躁

如果只是轻微的鹅口疮，通常不会有太大的影响，当宝宝抵抗力比较好时，也可能会自行痊愈。但如果鹅口疮较严重，宝宝喝奶时就会觉得疼痛，因而不愿喝奶，而且情绪上也会显得较为烦躁，这时就需要请小儿科医师给予药物治疗了。

所以提醒妈妈们，如果家中的小宝宝最近几天突然不太爱喝奶，而且不好安抚时，也可以留意一下是否长了鹅口疮。

鹅口疮该如何治疗

当发现宝宝罹患鹅口疮时，医生会给予抗真菌的专用药物。妈妈只要依照医生的指示，将药物涂抹在宝宝口腔内即可（如果是滴剂就直接滴入口腔内），涂抹药物后20~30分钟内先不要吃东西或喝水，7~10天的时间即能痊愈。

1 不要擅自停药

有些妈妈给宝宝擦了两三天药之后，觉得好像快好了，就自行停药了，这样容易造成复发。应该遵照医生的建议用药至完全痊愈，同时妈妈也要加强奶瓶、奶嘴等用品的清洁。如果宝宝的抵抗力不是很好或经常感冒生病，鹅口疮也可能会反反复复出现，此时，就要想办法尽量提高宝宝的免疫力，以减少复发的问题。

2 母乳喂养要注意交叉感染

如果宝宝发生了鹅口疮，而妈妈在喂奶时也觉得乳头有疼痛感，就可能是乳头也受到了感染，此时就要请医生给予合适的外用药膏涂抹在乳头上，和宝宝同步接受治疗。平时妈妈要加强乳头及胸部的清洁，在喂奶前可先以开水或乳头洁净棉擦拭乳房。另外，也要留意内衣的清洁及干燥，防溢乳垫也要勤于更换。

3 免疫力和口腔清洁是重点

宝宝发生鹅口疮通常和免疫力下降及口腔清洁度不够有关系，所以，妈妈们要加强哺喂用品的清洁消毒及宝宝口腔内的清洁，做好预防工作。另外，多数宝宝在6个月后抵抗力就会提高，就较少再发生鹅口疮了。

5招预防鹅口疮

1 杀菌和消毒

奶瓶、奶嘴使用过后，都需要经过蒸汽消毒锅的杀菌及消毒，或是以滚水煮沸做消毒，避免细菌的残留。此外，安抚奶嘴也别忘了进行消毒。

2 清洁玩具

宝宝可能会放入口中的玩具也要注意定期清洁消毒，可以经常在清洗后放到太阳下暴晒。

3 清洁口腔

每次喝完奶之后，最好再让宝宝喝几口开水，避免奶水残留在口腔内。每天要用开水及纱布巾帮宝宝做口腔清洁擦拭，但要注意一定要轻柔，因为宝宝的口腔黏膜很娇嫩，容易被弄伤。

4 少出入公共场所

平时少带宝宝出入公共场所，减少宝宝生病的机会，避免抵抗力下降而生病。

5 生活规律

规律的生活习惯、充足的睡眠，可使宝宝免疫力提高，减少鹅口疮的发生。

斜视

斜视是小儿最常见的眼病之一，可以分真性斜视和假性斜视两种。不同的斜视，形成原因和纠正方法都有不同。

假性斜视

这是因为婴幼儿的鼻梁发育不够高，鼻根部宽且扁平，有一垂直的皮肤皱褶——内眦赘皮，遮盖了鼻侧的一部分白眼球，让宝宝看起来很像斗眼。鉴别的简单方法就是捏起鼻梁的皮肤，露出内眦部的白眼珠，眼球马上就显得正了。随着年龄的增长，鼻梁逐渐高起，假性内斜视就会消失，家长不必担心。

初生婴儿多为远视眼，欲看较近的物体，需要进行调节。但由于眼肌发育不完善，双眼的共同协调运动能力较差，因此婴儿出生数周内，常常会出现暂时的小角度内斜。随着眼肌发育成熟，6个月左右的孩子双眼单视功能趋于完善，逐渐不再斜视。这也是正常生理现象，家长大可不必担心。

真性斜视

但是也有些孩子是真正的斜视。临床上斜视分类很多，常见的有共同性斜视和麻痹性斜视两大类。前者分为内斜视（先天性和后天性）和外斜视（先天性和后天性），两者都分为先天性和后天性。

有些孩子远视度数比较大，无论看远、看近物体均不清楚，眼睛必须加强调节才能看清楚，久之可引起内斜视。如果是内斜并且角度较小，就不必过分担心；如果角度大且稳定，并未随年龄增长而消失，就要去眼科检查是否为先天性内斜视，如果是，需及早手术。

调节性内斜视常发病于6个月至7岁，伴有高度远视性屈光不正，看远处时斜视消失或减轻，但用极大的注意力来注视近距离物体、玩具，就会促使内斜视发生。这种情况需散瞳验光后配足够度数眼镜矫正屈光不正，眼位可能成正位。如戴镜后仍有斜视，则应手术矫正。

婴幼儿外斜视的发病率较低，随年龄增长，外斜度数一般会增大并转为固定性外斜。如果发病较早，应先散瞳验光，如有近视，可戴镜矫正。如外斜轻微，可做辐辏训练。如无明显屈光不正，戴镜无效，则应在6岁之前手术。还有些宝宝不管是走路还是看东西总是歪着头，父母以为孩子脖子有问题。经过眼科医生检查发现是先天性上斜肌麻痹，必须及早手术矫正。

不良习惯导致斜视发生

宝宝的视功能正处在发育和完善阶段，如果父母照顾不好，就有可能诱发或加重宝宝斜视。比如有些父母喜欢在宝宝的小床上方挂一些五颜六色的玩具，如果挂得太近，就容易诱发宝宝内斜视。父母可在房间的各个角度、距离宝宝的眼睛1米以上多挂几个玩具，最好用手拿玩具移动着来逗宝宝；要注意变换宝宝睡眠的体位，使光线投射方向经常改变，这样就能避免宝宝的眼睛经常转向一侧。还有不少父母边看电视边逗宝宝，宝宝往往会侧头注视电视，时间一长也可能造成斜视。此外，室内灯光照明要适度，印刷图片、字迹要清晰，不要躺着看书，如果读写，姿势也要端正。

早期发现很重要

早期发现斜视有一个简单的方法：用手电筒在宝宝眼前33厘米处照射双眼，如角膜反光点位于双眼瞳孔中央，说明眼位正；如一眼在角膜中央，另一眼偏向一侧，说明有斜视。父母要注意观察宝宝的眼位有无异常，比如在宝宝玩耍时多留心他是否有歪头侧视、低头上视、眯眼、揉眼睛、烦躁不安等异常情况。

在眼科门诊，经常有很多家长一听孩子确诊为斜视就沮丧不已，但妈妈的消极情绪会对孩子产生不良影响。很多斜视结合了远视、弱视等很多方面的原因，这是一个非常复杂的、长期的治疗问题，家长要有信心，持之以恒，把握孩子视功能发育的关键期，及早治疗，不要为孩子的一生留下遗憾。

弱视

弱视是指单眼或双眼视觉减弱，无法用眼镜矫正视力，而眼球又没有出现器质病变的问题。也就是说，即便让弱视的眼睛戴上合适度数的眼镜，将物体影像精确聚焦到视网膜上，病童还是看不清楚。这是因为视力发育过程中出现了障碍，掌管眼睛的大脑视觉区没有学会如何看清楚，因而产生弱视。

宝宝弱视 4 种状况

1 斜视性弱视

这种弱视最为常见。

成因 眼球肌肉不能协调运作，经常出现一眼偏内或偏外，造成两眼视线不平行，看东西时产生复视和视觉混淆，大脑会自动抑制斜视眼的视觉发育，以减轻视觉干扰。

症状

● 两眼视线不平行，在强光下会闭起一只眼。

● 严重的斜视会造成明显的斗鸡眼，但轻微斜视导致的小角度斗鸡眼很难被发现。

● 时间一久，不仅斜视眼成为弱视，立体感也很差。

● 两眼交替性斜视，也会降低弱视的发生几率。

2 屈光不正性弱视

成因 通常是两眼都有高度近视、远视或散光，会造成视网膜的影像模糊，影响视力的发育。

症状

- 超过400度的高度远视，部分患儿有斗鸡眼，少数眼睛外观正常。
- 超过600度的高度近视，患儿经常眯着眼看东西。
- 超过200度的高度散光，患儿经常侧着头看东西。

3 不等视性弱视

成因 因为两眼的度数差异很大，通常是一只眼正常、另一只眼的度数较深，视网膜上的影像也比较模糊，所以导致单眼视力发育不良。

症状

患儿几乎没有任何症状，只能通过视力检查才能被发现。

4 剥夺性弱视

成因 由于眼睑下垂、先天性白内障、角膜白斑等眼疾会遮住视线，阻挡光线进入眼球，接收不到完整的影像，导致视网膜的影像模糊，自然形成弱视。

症状

- 白内障无法由外观判断，要由眼科医生通过仪器检查水晶体的混浊程度来确定。
- 眼睑下垂，眼睑提肌发育不良，致使上眼皮下垂遮住视线，患儿看上去有大小眼，经常出现头部抬高后仰、下巴呈上举的姿势，或者经常皱着眉看东西。

治疗弱视3项注意

1 及早治疗

弱视的治疗时间从几个月到几年都有可能。治疗的时间越早，效果就越好。因为人的年龄越小，大脑视觉系统的可塑性就越高。比如从3岁开始治疗弱视，只要2年就能把视力救回来。但是等到5岁再开始治，可能就需要三四年。

2 对症下药

在治疗弱视之前，首先应确定是属于哪一类型的弱视，才能针对弱视的原因做有针对性的治疗。对于单眼性弱视病症，常用的治疗方法为遮眼疗法。就是用眼罩将健康眼遮盖，强迫弱视眼多多得到使用，以达到训练的目的。至于遮眼时间的长短，则依照医师的指示而定。

3 长抓不懈

值得注意的是，弱视的治疗与训练不是一朝一夕所能奏效的，经常需要数月、半年甚至几年的时间。因此，在治疗矫正期间，孩子的合作与父母的耐心督促都是很重要的。

听力低下

宝宝在出生的时候，听力就已经发育完全。也就是说，听觉系统并不像视觉、运动、智力那样采取"渐进式"的发展模式，而是较早地抵达一种成熟状态。因此，听力对宝宝的健康相当重要，一旦听力出现问题，很难去补救。所以，对耳聋的预防，越早越好。

出生后的听力筛检很重要

3岁之前是幼儿听力发展的关键时期，在新生儿期或婴儿期进行听力筛检，可以做到早期发现、早期诊断、早期干预，最大限度减少因听力问题造成的身心残疾。

1 筛查时间

初筛 即新生儿生后3～5天住院期间的听力筛查。

复筛 即出生42天内的婴儿初筛没通过，或初筛可疑，甚至初筛已经通过，但属于听力损失高危儿如重症监护病房患儿，需要进行听力复筛。

2 筛检方法

采用耳声发射法（OAE）和脑干听觉诱发电位（BAEP）两种。新生儿常用瞬间诱发耳声发射（TEOAE）和畸变产物耳声发射（DPOAE）。

3 筛检结果

通过

表示幼儿外耳道记录到正常的耳声发射反应,说明外周听觉器官功能正常。不过,听力在发育过程中会受到许多因素的影响,如急性传染病、耳毒性药物、中耳炎和噪音等,因此要继续关注听力和语言发展情况。

未通过

表示幼儿外耳道未记录到耳声发射反应,可能是听力有问题,也可能是测试时环境噪音过大(大于 30 分贝),或幼儿耳道内分泌物堵塞,以及存在中耳病变等,所以需要复查。同时患儿父母要留心观察患儿的听觉行为(对声音的反应)。

耳聋风险可以基因检测

1 怀孕20周前

如果确认有耳聋倾向,就可对待生育的胎儿的基因型进行检测,从而确认这个宝宝是否会患有耳聋。此项检测在怀孕 20 周前进行,效果比较理想,有助于母亲进行早期干预,即通过种种措施避免生下耳聋宝宝。

2 出生后

孩子出生时,也可以通过基因检测知道孩子是否带有药物性耳聋敏感基因。若含有此基因,可在日常生活中多加注意耳毒性药物的使用,比如庆大霉素、链霉素、卡那霉素等。药物性耳聋的基因检测很简单,只需抽取手臂静脉血检测即可。

Tips 双方家族中以前从未有过耳聋患者,孩子也会有遗传性耳聋吗?答案是肯定的,因为耳聋是染色体隐性遗传疾病,父母如果都是耳聋基因突变的携带者,本身并不会出现耳聋症状,但是他们的后代有1/4的概率为耳聋患者,这也是很多家长最容易忽略的。

如何察觉听力障碍

如果家中曾有人患过听力疾病,那么家长多半会格外小心。不过,当宝宝不属于听力障碍高危人群时,家长就容易忽视这方面的检查,所以轻度或中度听觉障碍就更难察觉。因此,家长平时一定要注意观察宝宝的听觉发展状况,以便及早发现听觉障碍。下列情形是听力正常的表现。

1 0~2个月宝宝

● 听到巨大声音（如拍手或关门声音）时会有反应，如眨眼睛或表现出受惊吓的表情。

● 对环境中的声音会感到喜欢或厌恶，比如喜欢音乐、讨厌吸尘器的声音。

2 3个月宝宝

● 会被突然出现的巨大声音吓一跳。

● 因为太大的吵闹声而无法入睡。

● 因为突发的声音而停止吃奶。

● 会对妈妈微笑。

● 眼睛会注视讲话者。

3 6个月宝宝

● 可以转头至声源的方向。

● 当妈妈说话时，宝宝有时会停止哭泣。

● 在游戏时会咕咕作声、低声轻笑或大笑。

● 对听到的言语会以单音节字如"啊、哦"回应。

4 9个月宝宝

● 会用简单发声引起他人的注意。

● 开始对某些字（如自己的名字、不可以、再见等）有反应。

● 对友善或生气的声音会有不同的反应。

● 会直接转头面对比较新鲜的声音。

5 12个月宝宝

● 牙牙学语，发出许多不同的声音。

● 有时会把一些单音连起来发音。

避免听觉伤害

1 使用药物需谨慎

有些消炎药物，如果使用不当很可能会对听觉神经造成不可逆转的影响。所以宝宝生病时，妈妈一定要带他及时就医，用药需谨遵医嘱，切忌自作主张。

2 小心疾病影响听力

感冒、上呼吸道感染、鼻窦炎、咽喉炎、流脑、乙脑……这些疾病都可能诱发耳部炎症，导致听力障碍。当宝宝出现感冒、哭闹、拒食等症状，要及时到医院进行检查；家庭护理要尽量保持其鼻腔通畅；小月龄的宝宝吃奶时，妈妈要将其头部抬高一些，喂完后不要立即让宝宝平躺，而应轻拍其背部，以免漾奶后乳汁集于口咽，再经咽鼓管进入中耳，引发炎症。

最容易犯的护耳错误

× 经常帮宝宝挖耳垢

一些粗心的妈妈会直接用纤长的手指甲或是小发夹等物，在宝宝的耳朵里盲目掏挖。只要稍有疏忽或不慎被碰撞，就会造成宝宝耳道深处的鼓膜受损，引起感染，使宝宝的听力受损。

正确的做法

妈妈不需要经常给宝宝挖耳垢。保持宝宝耳朵的清洁，可用湿毛巾简单擦拭外耳，正常情况下，耳垢会自行脱落出来。如果宝宝的耳垢实在太多，以至影响到了听力，还是带他去医院请五官科医生处理比较妥当和安全。

× 随便给宝宝买发声玩具

现在很多玩具都是有声玩具，但不知妈妈们注意到没有，很多发声玩具的音量过大，如果把它们长时间、近距离地放在宝宝前面，可能会对宝宝的听力造成一定损伤。

正确的做法

尽量选择能够调节音量的玩具，即便是可调节音量的玩具，也要控制宝宝玩耍的时间。

× 居住环境噪音不断

一些宝宝的居家临街，隔音差；或者家人喜欢开大音量，都有可能影响宝宝的听力。

正确的做法

避开生活中常见的噪音污染源，比如电视、音响、机器声等。如果是临街的房子，要给宝宝的房间换上密封性更好的窗户和门。

结膜炎

结膜炎俗称红眼病，是春夏时最易被染上的眼科传染病。病毒、细菌、过敏等都可能引发结膜炎，尤其是宝宝的抵抗力低下，更容易受到病菌侵袭。

宝宝揉眼睛小心红眼病

这种眼病有相当高的传染性。发病初期宝宝两手经常揉眼，严重时哭吵不安。具体表现为发烧，逐渐出现眼部烧灼、刺痛、怕光等感觉，眼睑轻度红肿、大量分泌物。晨起分泌物会将上下睫毛粘在一起，宝宝睁不开眼。眼部可见白眼珠部分呈火红色或鲜红色的充血，伴有水肿。

得了结膜炎怎么办

1 别让另一只眼被感染

宝宝得结膜炎后，如果已经上幼儿园了，要第一时间接回家治疗调护。患病初期，另一只眼睛还没受到感染时，应防止健康的眼睛被传染。在冲洗或滴眼药时，应将宝宝的头偏向患侧，睡觉时头也应偏向患侧，以防分泌物流入健康的眼中。

2 眼睛用药

结膜炎的治疗主要是局部用药，如用抗生素类的氧氟沙星、环丙沙星等眼药水和抗病毒类的无环鸟苷、病毒唑等眼药水。眼部可根据不同病原菌选用多种抗生素眼药水点眼，每2小时一次，临睡前涂用消炎眼膏。如无全身感染症状，不需要口服及静脉给药。如果婴幼儿红眼病较严重，而滴眼药比较困难时，可以口服磺胺乳剂等。

眼药膏 给宝宝上眼药膏的具体方法是：把手洗净，轻轻把宝宝的下眼睑扒开一点，沿着眼睑挤出一小段药膏。宝宝一眨眼，药膏就能进到他眼睛里面去了。为了避免影响宝宝看东西，一般在睡前涂眼药膏。

眼药水 点眼药水的话，需要两个人配合。操作者与助手对坐，宝宝仰卧于助手的双膝上，助手两腋夹住宝宝的双腿，宝宝头部固定于操作者的膝间。助手扶住宝宝的胳膊和身体，固定住宝宝后即可进行滴药。也可以将宝宝仰卧于床上，一个人固定其手臂、上身和腿部，另一人用手固定其头部，再滴药水。可以滴在宝宝的内眼角，这样当他睁开眼睛时，药水就会流进眼睛里。

Tips 眼结膜的间隙很小，眼药水停留比较困难，再加上眼皮不停地眨动，眼药水只能停留很短时间，所以一定要按照医生叮嘱的次数勤滴眼药水，不要擅自减少，这样才能发挥眼药的作用。待症状基本消失再适当减少每日滴眼次数，但仍然要坚持数日方可停药。

3 正确清洗

分泌物增多时，每日用生理盐水或3％硼酸溶液冲洗眼睛3~4次，若分泌物不多，可用消毒纱布或消毒棉签蘸上述溶液清洁眼部。清洗眼部时不要用硬性的布去擦眼，不要碰及黑眼珠(角膜)。须用柔软的经过消毒的纱布(家庭里可用煮沸消毒，煮沸半小时即可)蘸生理盐水或药液，擦去眼睫毛上的分泌物。

发病初期眼睑肿胀可以给宝宝冷敷，利于消肿退红。但不要包扎，也不要热敷，否则能加剧充血，使炎症扩散，甚至引起并发症。

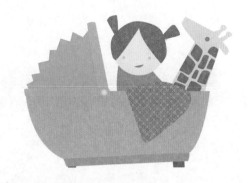

4 清洁用品

宝宝使用的毛巾、手帕要分开，每次使用过后要用开水煮5~10分钟。给宝宝洗眼后，家长的手要用肥皂清洗2~3次，才能接触其他物品。擦拭眼的分泌物不要用手帕，可用清洁的卫生纸或餐巾纸。

5 饮食清淡

已经添加辅食的宝宝，注意多给宝宝吃蔬菜、新鲜水果等，保持大便通畅。让宝宝多喝水，防止上火加重结膜炎症状。

勤洗手预防红眼病

结膜炎多是接触传染，所以要给宝宝勤洗手。大一点的宝宝可以告诉他在幼儿园不要与别的宝宝用同一条毛巾、手帕等。红眼病流行期也要尽量少带宝宝到游泳池游泳。

口腔溃疡

口腔溃疡虽然是一种常见现象，却是个很令人困扰的问题。如果小宝宝得了口腔疾病，不仅宝宝受苦，爸妈的心理压力也很大。因为宝宝会因为口腔内的疼痛而发生哭闹不休、拒绝吃饭等各种情形，使得爸妈身心俱疲。所以，口腔溃疡不可小觑，轻则影响食欲、睡眠和心情，重则预示体内隐藏重大疾病，甚至危及生命。尤其是对于娇嫩的小宝宝，爸妈一定要重视宝宝的口腔疾病，千万不能忽视！

这些症状，提示宝宝可能长了口疮

1 发烧

很多时候，孩子患口疮时是伴随着发烧的，这种属于病毒感染，多半属于疱疹病毒。根据疱疹的部位不同，我们把它叫做"疱疹性口腔炎"或是"疱疹性咽峡炎"。发病初期很多父母都认为孩子是上火了，便给孩子吃抗生素消炎，往往都不见效。这类病毒感染，首先体温会比较高，一般在38~40℃，同时口腔内如齿龈、唇内、舌、两颊黏膜都会见到所谓的"口疮"。

疱疹病毒属于肠道病毒，所以孩子除了口疮、发烧外，还会见到胃肠道的症状，比如腹泻、便秘、恶心、呕吐等。如果孩子有以上症状，家长朋友就要考虑是不是疱疹病毒感染了。

2 哭闹，不吃饭

口疮发生时，宝宝因为进食之后会感到疼痛难忍，因此大部分的宝宝会哭闹不止，有的甚至直接拒绝饮食，严重的连水都不喝。这个时候，家长也要考虑孩子是不是患了口腔疾病。

口腔溃疡、口腔疱疹，各种口疮要分清

说起口疮，很多妈妈们会想到鹅口疮。其实，宝宝口疮有很多不同的表现形式，可表现为口腔溃疡、口腔疱疹等。

1 口腔溃疡

多见于疱疹破溃后，任何年龄均可发病。主要是散在或单个创面。口腔溃疡有痛感，孩子进食时会有不舒服的感觉。

2 口腔疱疹

是由肠道病毒引起的传染病，多发生于婴幼儿，夏秋季节易大范围流行。此病的主要临床表现为手、足、口腔黏膜出现疱疹或溃疡，可引起手、足、口腔等部位的疱疹，同时可伴有发热、流涕、微咳等类似夏季感冒的症状或流涎、拒食、烦躁等病症。个别患者可引起心肌炎、肺水肿、无菌性脑膜炎等并发症。

宝宝口疮对症治疗

口腔溃疡

口腔溃疡多是上火或者缺乏维生素所引起，除平时注意多让宝宝喝水，多吃一些含维生素B2、维生素C和锌元素丰富的食物，如绿叶蔬菜、动物肝脏、豆制品。此外，治疗儿童口腔溃疡，妈妈们还可采取以下简单易行的方法：

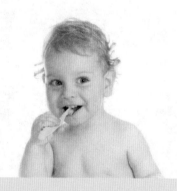

1. 将维生素C片1～2片压碎，撒于溃疡面上，闭口片刻，每日2次。此方法治疗溃疡效果较好，但对溃疡面有较大刺激，会引起疼痛，一般对象为年龄稍大的儿童。

2. 白糖含服或溃疡面敷少许白糖，可促进溃疡愈合。

3. 将西瓜瓤榨取瓜汁后含于口中，约2～3分钟后咽下，再含服新瓜汁，反复数次，每天2～3次。用西红柿汁同样做法也有一定疗效。

4. 将鸡蛋打入碗内拌成糊状，同时取绿豆适量用冷水浸泡十几分钟，再用火煮沸约2分钟，在绿豆未熟时，用沸水冲鸡蛋花饮服，每日早晚各1次。

5. 将鲜芭蕉叶用火烤热后贴敷口腔溃疡处，每日2～3次。

口腔疱疹

口腔疱疹是一种病毒性传染病，中医理论认为，本病的病因为外感湿热疫毒，故治疗应以消热解毒、运脾养阴为总则。口腔疱疹是由I型疱疹病毒引起的，具有较强的传染性，日常生活中，要注意从以下几方面进行预防。

1. 外出回家后勤给宝宝洗手，避免病从口入。
2. 避免与患儿接触，幼托机构发现有宝宝患病，要采取隔离措施。
3. 避免用手接触患处。
4. 调理脾胃，及早治疗食积。

先天性青光眼

先天性青光眼是儿童致盲的主要原因之一，发生在婴幼儿身上的青光眼不容忽视，但这一疾病往往很难被家长及时发现。有的新生儿或婴幼儿眼球看上去比正常孩子大，但家长却以为是孩子的眼睛大而漂亮，是正常的，很少会到医院就诊。所以，出生不久的宝宝眼睛总是睁得大大的，而且常常流泪、哭闹不止时，家长应考虑孩子是否患了青光眼。

先天性青光眼属于遗传性疾病，为常染色体隐性遗传，12.5%有家族史，多双眼发病，男孩多于女孩。大约4%的青光眼初生时即表现出来，75%~80%的宝宝生后6个月内发病，1岁时大约90%的患儿被诊断。因婴幼儿眼球壁软弱易受压力作用而扩张，致使整个眼球不断扩大，所以先天性青光眼也称为"水眼"或"牛眼"。

先天性青光眼的蛛丝马迹

对于小宝宝来说，患有先天性青光眼一般眼球会异常大，而且雾浊无光泽，同时随着眼内压力不断升高并刺激眼球，会使患儿出现害怕强光、无故流泪、眼睑痉挛等情况。家长若仔细观察还能发现患儿黑眼珠表面会出现一丝丝细纹，这主要是由于角膜过度增大和拉伸，致使层间产生了破裂。

对于3岁以后才发病的先天性青光眼，患儿眼球可以不再扩大，外表和正常儿童并无大异。早期可以没有任何症状，病情进展到一定程度时，有轻度眼胀、视力疲劳和头痛。这一类的青光眼，孩子的视力可以在正常范围内，但是对视神经功能的损害已经开始缓慢发生，损害到一定程度后同样是不可逆转的。所以，如果大宝宝经常表达眼睛胀并且头痛时，家长不可忽视，也不要简单地以为这是眼睛疲劳，应尽早带孩子去做眼部检查。

确诊后务必及时治疗

先天性青光眼一经确诊后就应当及时施以治疗，治疗得早与晚，对于治疗效果影响显著。由于先天性青光眼患者多为婴幼儿，其眼部组织恢复再生能力较强，因此只要治疗及时，他们受损的视神经可以在一定程度上得到恢复。但是如果很晚才进行治疗，视神经受损严重，错过了视觉发育的最好时机，那么即使手术控制住了眼压，孩子的视力仍将很差。

先天性青光眼的预防

1. 妈妈在孕期应注意卫生保健，防止病毒感染，以免诱发本病。

2. 对于较大儿童，如果出现视物不清，诊断为屈光不正但视力矫正后仍然看不清者，除考虑弱视外，应注意检查眼底排除青光眼的可能。

3. 如果宝宝有近视，近视度数加深速度异常，也应注意检查眼底、眼压、视野检查，以尽早发现早期先天性青光眼。

鼻炎

秋冬季节，孩子最容易遭受鼻炎的困扰。原因主要有两点：一是孩子的鼻子形态发育和生理功能尚不完善，对环境的适应能力较差，抵御疾病的实力较弱；二是不少父母误以为鼻子发炎是个小毛病，不当回事，未能及时治疗，导致病情迁延，甚至引起多种并发症。

清算 8 种鼻炎

鼻炎，指的是鼻腔内黏膜和黏膜下组织发生的炎症，"肇事者"有病毒、细菌、过敏原等。医学上根据"肇事者"与病程的不同，大致分为以下8种：

1 急性鼻炎

多由感冒发展而来，肇事者多为病毒，并可有细菌"趁火打劫"。

发病特点 以全身不适、乏力、低烧、鼻腔及鼻咽部发痒、干燥、灼热感、打喷嚏等征候开始，接踵而来的便是鼻塞、嗅觉减退、清水样鼻涕，全身症状加重，体温上升，头痛及四肢关节痛。以后逐渐进入恢复期，鼻塞缓解，鼻涕逐渐减少，全身症状明显减轻。整个病程为7~10天。

2 过敏性鼻炎

过敏体质孩子接触了花粉、尘土、皮毛、螨虫等过敏原后，产生过敏反应，导致鼻黏膜呈水肿等慢性炎症反应状态，又称变态反应性鼻炎。常常合并气管炎、支气管哮喘、慢性鼻窦炎等，且能相互影响，导致症状经久不愈。

发病特点 鼻子奇痒，不通气，大量水样清鼻涕，喷嚏连连。由于鼻塞需张口呼吸，时间长了可出现"痴呆"样面容。加上鼻塞引起面部静脉回流受阻，双侧下眼睑皮肤着色，形成"黑眼圈"。部分孩子伴有疲倦、头部沉重等全身不适感。

3 慢性单纯性鼻炎

是慢性鼻炎中最常见的类型，祸起急性鼻炎未经合理治疗，或者反复发作所致。

发病特点 间歇性或交替性鼻塞，白天或活动后减轻，晚上或久坐后加重。睡觉侧卧时，上侧鼻腔畅通，下侧鼻腔堵塞不通气。鼻涕呈黏液性，嗅觉减退，时常诉说头晕、头痛。

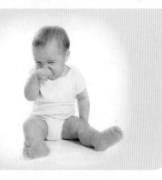

4 慢性肥厚性鼻炎

慢性鼻炎的又一种类型，较为少见。源于急性鼻炎反复发作，或局部长期使用刺激性药物。与慢性单纯性鼻炎不同的是，慢性鼻炎会出现鼻甲肥厚、黏膜增生等病理变化。

发病特点 持续鼻塞，头晕、头胀痛、记忆差等症状较慢性单纯性鼻炎要重。鼻涕黏稠，量较少，不易擤出。由于经常鼻塞而用口呼吸，常并发慢性咽炎。

父母有招

● 医生可能考虑用鼻甲封闭注射、冷冻、激光、手术切除等治疗。

● 可以选用中医药调理，可请中医师根据宝宝的体质开具药方。

5 萎缩性鼻炎

鼻腔黏膜及骨质萎缩而引起鼻腔炎症。

发病特点 鼻腔黏膜干燥不适，嗅觉明显减退或丧失，鼻内大量黄绿色脓痂堆积，有一股恶臭气息散发出来。孩子常用手挖鼻痂，损伤黏膜而出血。由于鼻腔宽大，当吸入冷空气时，头痛、头昏比较明显。

父母有招

● 预防感冒，定时用生理盐水清洗鼻腔。

● 避免长期使用血管收缩类药物滴鼻，如麻黄素等。

● 多吃富含维生素的食物，尤其是维生素 A 和维生素 D 等，如动物肝脏、胡萝卜、柑橘类水果等，必要时在医生指导下服用维生素药物制剂。

6 干燥性鼻炎

以鼻内干燥感为主要表现的慢性鼻病，多发生于体质虚弱以及经常吸入污染气体的孩子。

发病特点 鼻内干燥，或有刺痒、异物感，常引起喷嚏，易出血。孩子经常揉鼻、挖鼻，以减轻不适感。

父母有招

● 改善生活环境，避免长期吸入干燥、多灰尘及刺激性气体。
● 平衡饮食，纠正营养不良。
● 使用有营养及润泽鼻腔作用的制剂，如生理盐水等。
● 不吃辛辣、煎炸等刺激性食物。
● 保持室内空气湿度，如安装具有净化空气功能的加湿器等。如经济条件不许可，可在孩子床头放一盆水。

7 干酪性鼻炎

鼻腔或鼻窦内阻塞，积聚的干酪样物质刺激鼻黏膜，促使黏膜糜烂，久而久之侵蚀骨质，最后导致鼻内、外变形。

发病特点 病程进展缓慢，嗅觉逐渐减退，伴有头昏、易倦等不适感。

父母有招

● 请医生彻底清除鼻腔或鼻窦内的干酪样物。
● 鼻腔保持干净，保持卫生。
● 监督孩子不随意掐挖鼻腔，不拔鼻毛。
● 生活环境力求空气新鲜，注意防止污染。
● 忌食刺激性食物，避免被动吸烟。

8 嗜酸细胞增多性鼻炎

属于先天性鼻病，多从生后1岁多开始发病，持续到青春期后逐渐减轻，最后消失。这类孩子体内补体结合系统紊乱，反应性增高，分泌过多的嗜酸细胞。而过多的嗜酸细胞需经鼻腔排出，通过鼻腔时导致鼻黏膜水肿，腺体分泌亢进而出现炎症表现。

发病特点 流出大量蛋清样鼻涕，鼻涕多少随着体内分泌的嗜酸细胞的数量而变化，即体内嗜酸细胞分泌多时，鼻涕也多，反之则少。同时有鼻塞、头痛、头晕、耳鸣等症状，随着年龄增长而出现打喷嚏现象。

父母有招

● 在医生指导下，使用丙酸倍氯米松气雾剂或醋酸曲安缩松滴鼻剂等。

怎样预防鼻炎的反复发作

1. 督促孩子多到户外活动，接受日光浴，呼吸新鲜空气，提升机体的抗病实力。

2. 教会孩子擤鼻涕。一般人习惯用手绢或纸巾捏着孩子的双鼻孔擤鼻涕，这样会造成鼻涕倒流进鼻窦，患上鼻窦炎。正确的方法是，用手指压住孩子一侧鼻孔，稍用力外擤，鼻孔的鼻涕即被擤出，用同法再擤另一侧。

3. 除非过敏体质，孩子外出要少戴口罩，尤其是冬春等气温低的季节。因长期戴口罩会使鼻子变得娇嫩、脆弱，经不起寒冷刺激，一遇天气变化，便易发炎。

4. 勤做按摩，父母定时用手指指肚按摩孩子鼻翼两旁的穴位，每天2～3次。

如何区别是感冒还是鼻炎

鼻炎与感冒很相似，两者之间也可互为因果，尤其是过敏性鼻炎，很容易误作感冒处置，导致病情迁延。鉴别的要诀是仔细观察症状，找出两者的差异来。

1. 打喷嚏 过敏性鼻炎的喷嚏以多著称，往往是连续打十几个甚至几十个。感冒虽然也有打喷嚏的情况，但次数不多，不会像过敏性鼻炎那样"一发而不可收"。

2. 鼻痒 过敏性鼻炎痒感强烈，可用奇痒来形容，有时眼睛、脸颊部位的皮肤也跟着发痒。而感冒一般无痒感，或仅有轻度发痒，主要的特点是长时间的鼻塞感。

3. 流清涕 流清涕是过敏性鼻炎的又一大特征，常常随着一声喷嚏而大量鼻涕"一泻千里"。感冒流清水鼻涕一般出现在初期，而且"流量"也不大。

怎样用盐水清洗孩子鼻腔

盐水清洗是保持孩子鼻腔卫生、提高鼻腔抗炎能力、防止炎症复发的有效方法之一。需要注意的是，所用盐水最好到药店购买0.9%的生理盐水，这种浓度的盐水符合人体生理，最适合鼻纤毛运动，而且卫生干净。用前最好稍微加热，尤其是过敏性鼻炎，如果盐水太凉反可加重症状。要使用专门的洗鼻工具，如洗鼻壶等，具体操作程序应请教专业人员。

霰粒肿

霰粒肿（也叫睑板腺囊肿），是一种好发于儿童的常见眼病，通常由于眼睑外部的睑板出口阻塞，导致腺体的分泌物留在睑板内，对周围组织产生慢性刺激而引起的一种脂肪肉芽肿性炎症。该病早期可在眼睑上下皮肤上摸到黄豆或绿豆大小的硬结，无明显疼痛症状。

其实霰粒肿的病因还不是十分明确，可能与多种因素有关。较为可能的原因是眼睑的慢性炎症，如患结膜炎或睑缘炎时引起腺体排泄口阻塞，腺体分泌物不能正常排出而发生淤积，刺激腺体及周围发生慢性炎性肉芽肿性改变；还可能与腺体分泌功能旺盛有关。所以，虽然有一些预防性的建议，比如建议患儿少揉眼睛，但这种建议究竟有多大价值就难说了。

得了霰粒肿宝宝眼睛会有什么表现

睑板腺囊肿病程进展缓慢，表现为眼睑皮下圆形肿块，大小不一。小的囊肿经仔细触摸才能发现，可致使眼部皮肤隆起，但与皮肤并无黏连；大的睑板腺囊肿肿块可压迫眼球，甚至产生散光而使视力下降。与肿块对应的睑结膜面，呈紫红色或灰红色的病灶。一般无疼痛感，肿块也无明显压痛。小的囊肿有可能自行吸收，但多数长期不变，或逐渐长大，质地变软。如任其发展，则可能自行破溃后在眼睑形成疤瘢，这就是"疤瘢眼"。

霰粒肿不会影响视力

霰粒肿是最常见眼睑病之一，许多宝宝都曾患过霰粒肿，不过症状有轻有重。眼睛患病，家长最担心的就是影响视力，其实霰粒肿并不会影响视力。但是家长也不可掉以轻心，如果早期发现，进行热敷后肿物仍然不变或增大，则应到医院检查。小儿要注意排除结核感染。

治疗霰粒肿，热敷很有效

早期较小的霰粒肿，家长可以通过热敷或者理疗按摩疗法，促进消散吸收。一般来说小的霰粒肿无症状，不影响美容，可不必治疗。但是如果一旦发现儿童的霰粒肿热敷等治疗无效，应该尽早手术。

不少患儿家长由于担心手术治疗会影响学习，甚至认为疾病会慢慢好而久拖不治，结果导致病情加重。其实霰粒肿的手术治疗只需在局麻下进行，手术简便，痛苦少，一般24小时后即可恢复正常。

局麻还是全麻

很多家长在告知需要手术治疗时，往往对手术心存顾虑，希望可以经非手术治愈。目前虽然有一些保守治疗的措施，但总体上就治疗效果来说远不能与手术相提并论，更别说替代手术了。值得探讨的细节是，这虽然是一个眼科的门诊手术，但有学者提出这样的方式容易对孩子造成心理创伤，因此建议进入手术室在全麻下行手术治疗。

麦粒肿

麦粒肿俗称"针眼"。西医认为麦粒肿是睑板腺或睫毛毛囊周围的皮脂腺受葡萄球菌感染所引起的急性化脓性炎症。以局部红肿、疼痛、出现硬结及黄色脓点为主要临床表现。中医上称之为"土疳"或"土疡"。

宝宝眼睑为何易长麦粒肿

麦粒肿也是儿童常见的眼病。宝宝年幼无知，加上本性好动，经常用脏手揉眼，细菌就会乘虚而入。引起麦粒肿的细菌多为金黄色葡萄球菌，所以麦粒肿多为化脓性炎症。宝宝得各种全身性疾病时全身抵抗力下降，也容易引起麦粒肿。

根据受累腺组织的不同部位，可分为外麦粒肿和内麦粒肿。外麦粒肿发生在睫毛根部的皮脂腺，表现在皮肤面；内麦粒肿发生在睑板腺，表现在结膜面。

外麦粒肿是睫毛毛囊所属的皮脂腺(Zeiss腺)受感染，俗称"偷针眼"。外麦粒肿病变部位初起时红肿、疼痛、近睑缘可摸到硬结，形如麦粒，3～5天后脓肿软化，7天左右可自行穿破皮肤，脓液流出，红肿消失。有的也可不经穿破皮肤排脓，或因排脓不畅自行吸收消退。

内麦粒肿因其炎症部位在坚实的睑板内，一般范围较小，看起来不重，但疼痛却明显。近外眦部(小眼角)的重症麦粒肿可引起白眼球(球结膜)水肿，呈水泡样，甚至突出于睑裂之外。在睑结膜上的病变区呈红色或紫红色中心部有黄白色脓点，脓肿自结膜面自行溃破，脓液可排出，症状消失。

得了麦粒肿如何治疗

1. 局部热敷，以促进化脓。轻的炎症可在热敷后完全消失。

2. 全身及局部抗生素治疗可促进炎症的消失。青霉素族的抗生素口服、肌注或静脉注射均可，它对化脓菌的作用都很好。局部可点眼药，一般使用氯霉素眼药水即可，如分泌物多可用利福平眼药水效果好。宝宝入睡后可涂金霉素眼膏。

3. 切开排脓，不要等到自行破溃，这样可以减少疼痛，并可缩短疗程。

4. 当脓头出现时切忌用手挤压，因为眼睑血管丰富，眼的静脉与眼眶内静脉相通，又与颅内的海绵窦相通，而眼静脉没有静脉瓣，血液可向各方向回流，挤压会使炎症扩散，引起严重合并症，如眼眶蜂窝织炎、海绵窦栓塞甚至败血症，从而危及生命。不要用脏手揉眼睛，以免将细菌带入眼内，引起感染。

5. 麦粒肿病虽小，但很是让人烦恼，医疗上又无治疗好办法，用酒精棉球擦拭眼睑毛根部效果非常好。方法是：当开始患病，眼睑发痒、出现红肿或疼痛时，即刻用酒精棉球擦眼睫毛。擦时要双眼紧闭，用酒精棉球(不要太湿，太湿时挤掉一些酒精)在眼睫毛根处来回轻擦几下。擦后双眼会感到发热(发热时不可睁眼，否则酒精会渗透到眼里使眼睛疼痛)，待热劲过后再睁眼。只要当天擦2~3次就可消肿。

新生儿泪囊炎与麦粒肿的区别

急性泪囊炎是一种泪囊及其周围组织的急性化脓性炎症。由于鼻泪管被堵塞，泪囊里面的泪液不能排出，潴留的泪液成了细菌生长、繁殖的场所，形成慢性泪囊炎。有些慢性泪囊炎炎症可向周围扩散，急性发作，成为急性泪囊炎。因此急性泪囊炎多由慢性泪囊炎引发，只有少数一开始就为急性炎症。

急性泪囊炎时，局部皮肤红肿、疼痛、压痛明显，炎症可扩散到颊部、鼻梁和眼睑等处。当扩散到眼睑时，会被误认为是麦粒肿。其实麦粒肿是眼睑上的疖子，它是长在眼皮上的。麦粒肿初起时又红又痛，三五天后可化脓，待脓排出后，红肿消退，胀痛缓解，再过几天就可完全痊愈。可见急性泪囊炎与麦粒肿的发病部位是不一样的，压痛部位不同，而且症状也不完全相同。

急性泪囊炎在数日后也会形成一个脓腔，破溃排脓后炎症迅速消退，但常在泪囊前留下一瘘管，且多数久治不愈，这一点也与麦粒肿不同。

倒睫

倒睫毛是指睫毛改变了生长方向，朝着眼球的方向生长，在睁眼或闭眼时，睫毛摩擦角膜或结膜，感到眼球不适、流泪，有异物感。最严重的倒眼毛像"毛刷"，不断摩擦透明而娇嫩的角膜，时间久了，容易使黑眼珠逐渐变混浊，影响视力。此外，其他原因如各种热烫伤、化学烧伤、结膜天疱疮、白喉性结膜炎等病，都可使眼睑发生瘢痕性内翻倒睫。

倒睫的原因和表现

婴儿倒睫主要发生在下眼皮的中内1/3处，大多由内眦赘皮引起。有些婴儿是因为眼皮内的眼轮匝肌过度发育或睑板发育不全而引起。婴儿的倒睫主要症状是下眼皮上的睫毛向眼珠上倒，孩子睁眼合眼时睫毛扫着眼睛（家长从侧面看容易发现），常引起眼睛怕光、流泪、发红、疼痛，有异物感。婴儿不会说话，往往用小手揉眼睛。如不及时矫正，睫毛经常扫在眼珠上，能将角膜"扫"得混浊而不透明，影响眼睛视力。

宝宝倒睫怎么办

1. 妈妈每次给婴儿喂奶时，用大拇指从婴儿鼻根部向下向外轻轻按摩下眼皮，使下眼皮有轻度的外翻，让睫毛离开眼珠。每次按摩5～10分钟，按摩的次数多了，向里倒的睫毛会慢慢矫正过来。

2. 用橡皮膏粘住倒睫的下眼皮，向下拉一下，使下眼皮处于轻度的外翻状态，固定在面颊部，两三天换一次橡皮膏，用这种方法轻的倒睫五六次便能矫正过来。

3. 为了减轻眼睛的刺激症状，防止眼睛感染，平时可点些眼药膏或眼药水，起到预防感染和润滑的作用。

4. 如果婴儿的倒睫很严重，到了两三岁还不好转，就要到医院眼科动手术治疗，不要误认为这是小毛病而不治疗。

5. 发现孩子倒睫时，不要随便使用镊子拔睫毛，这是很危险的。因为这样做并不能破坏毛囊，睫毛拔掉后还会重新长出，有时还可能因细菌感染造成毛囊炎或眼边疖。如果是沙眼引起的内翻倒睫，需要积极治疗沙眼。

最 难 以 启 齿 的 不 适
泌尿系统疾病

泌尿系统的疾病，很多都是妈妈们比较陌生和容易忽略的。而跟宝宝小鸡鸡有关的包皮、隐睾，也常让妈妈们觉得难以启齿。不管怎样，有了病当然要去医院让大夫诊断，不能讳疾忌医。

肾炎

冬季是肾病的高发季节，尤其是小儿急性肾小球肾炎，简称为急性肾炎，是小儿时期常见的肾脏疾病。此病起病较急，且发病前初期以感冒为主，并多以血尿为主要表现，同时可有水肿、高血压等。我们最常见的是急性链球菌感染后肾小球肾炎，如出现症状，治疗不及时可导致高血压脑病、严重水肿、肾功能衰竭等危及生命，甚至转为慢性肾炎，治疗迁延不愈给宝宝带来的后患是无穷的。所以，对于急性肾炎，我们要高度重视，及时治疗。

引发肾炎的罪魁祸首

1. 链球菌感染有关，表现为呼吸道感染，特别是扁桃体炎，也可表现为皮肤感染的脓疱疮、全身感染的猩红热等。不同的感染因素导致肾小球肾炎的时间不同，呼吸道感染为 8 ~ 14 天，而皮肤感染为 3 ~ 4 周或更长时间。

2. 与链球菌感染无关的急性肾炎，比如金黄色葡萄球菌、乙肝病毒、寄生虫感染，但较少见。

如何及时发现肾炎"苗头"

急性肾炎临床表现轻重程度相差比较大，病情较轻的可无临床症状，重的病情会逐渐加重，在较短的时间内出现肾功能不全、严重水肿甚至抽搐等高血压表现。

1 前驱感染
就是出现在急性肾小球肾炎前的感染。比较典型的急性肾炎发病前会有上面所说的前驱感染，常见的为呼吸道感染和皮肤感染，在前驱感染后的 1～3 周出现急性肾炎症状。

2 血尿
约有一半的患儿会在前驱感染后出现肉眼血尿，表现为淡红色尿，甚至为洗肉水色尿。

3 水肿
约 70% 患儿会出现晨起眼睑及面部水肿，严重时可出现全身水肿。

4 高血压
30%～80% 的患儿会有血压增高，当宝宝说有头痛、头晕等表现，应注意给宝宝量个血压。

5 尿量减少
有些患儿可能会出现尿少，家长应每天注意宝宝的尿量。

6 呼吸困难
病情严重的宝宝可能呼吸困难、吐粉红色泡沫样痰、水肿加重、头痛、呕吐、血压急剧升高、甚至出现抽搐。

对症治疗，清除感染源

急性肾炎一般无特异性治疗，现主要为对症治疗和合理护理，并清除感染病灶，防止出现病情加重。有明确感染灶可用青霉素，如有过敏可换用敏感抗生素。如有严重水肿、高血压，可用利尿剂；高血压宝宝，应先进行休息、限盐和水后血压仍然降不到正常，再考虑应用降压药。

Tips

急性肾炎临床治愈标准

1.临床症状消失。

2.血压正常。

3.尿常规检查正常。

4.肾功能正常。

宝宝得了肾炎，妈妈能做什么

1 充足的休息

宝宝患病后需要严格卧床休息2～3周，避免下床活动。当宝宝无肉眼血尿，且水肿消退、测血压正常后才能下床轻微活动。测血沉正常后才可以上学，但不能参加体育锻炼。并上学3个月内避免体力活动，直到查尿常规细胞数正常后才能正常活动。

2 低盐饮食

我们摄入的盐大部分都是通过肾脏由尿中排出的，所以患病期间应给宝宝清淡的饮食，每天盐摄入量不超过1～2克（半勺到一勺），不能摄入过多盐分。

3 限制蛋白摄入

大量蛋白可加重肾脏负担，导致肾功能损害，故需限制蛋白摄入，并且要优质动物蛋白，比如牛奶、瘦肉，每日不超过0.5克/千克。如果您的宝宝16千克，那么每天摄入的量最多为8克，一定要注意限量。

4 限制水量摄入

要求家长要严格记录宝宝尿量，以及摄入所有水的量，注意它们之间是否平衡；宝宝每天应该摄入的水为尿量加上不显失水量，儿童不显失水为0.5～0.6毫升/千克，年龄越小，不显失水稍多些。比如您的宝宝体重为20千克，1天的尿量为400毫升，那总的摄入水的量为410～412毫升，一定不要忘记这里包括了吃饭时摄入的水量。

5 口腔的护理

宝宝这时候全身的抵抗力是比较差的，这就给了病从口入一个很大的机会。这时候应注意宝宝保持口腔卫生，可以用0.9%生理盐水清洁口腔，每天2次，防止口腔内感染；同时应注意保持宝宝皮肤清洁。

6 预防褥疮

防止急性期宝宝卧床时出现褥疮，应定时让宝宝翻翻身，动一动，但一定注意避免剧烈活动。

7 注意保暖

宝宝受凉会使抵抗力降低，加之宝宝生病抵抗力本身很低，所以应注意适量加减衣服，避免受凉，防止再次感染，加重宝宝病情。

8 避免交叉感染

家里人如有呼吸道感染或者其他感染时避免接触宝宝，因为宝宝这时候的抵抗力很脆弱，很容易被感染，所以应尽量避免接触很多人。

9 环境清新

宝宝居室环境清新，要注意开窗通风，保持室内空气清洁，及时清除室内病原体。

10 心理疏导

生病时宝宝需要自己在家里卧床休息，不能像平时一样和小朋友们一起玩耍，不免会有一些情绪和心理上的异常，家长要随时注意观察宝宝的心理，适时合理地进行疏导，鼓励他们战胜疾病的自信心，保持乐观的精神状态，这对疾病的治疗也是有帮助的。

11 密切监视病情变化

这一点很重要，如果宝宝出现精神不好、尿量明显减少、水肿明显加重、抽搐、昏迷、呼吸困难、咳出粉红色泡沫样痰等情况，应注意及时送到医院进行治疗。

阻止肾炎来袭，护理最重要

虽然肾小球肾炎严重时非常可怕，甚至可以危及生命，或者转为慢性肾小球肾炎，但是本病也是可预防的。预防感染是预防急性肾炎的根本，应做到以下几点：

1 避免感染

应注意避免呼吸道感染及皮肤感染，注意平日里宝宝的饮食要合理、避免受凉，以及全身皮肤的清洁，减少感染的发生。

2 及时彻底治疗

对于已经出现急性扁桃体炎、皮肤脓疱等感染的宝宝应尽早应用抗生素，彻底治疗，防止出现后期的急性肾小球肾炎，将病菌杀灭在萌芽中。

3 监测小便

宝宝出现上述感染后1～3周一定要监测尿常规，至少每周查1～2个尿常规，以便能够早发现、早治疗，防止病情逐渐加重。

鞘膜积液

小儿鞘膜积液是小儿外科疾患的一种常见病。发病可在任何年龄，以学龄前儿童常见。一般无全身症状，多由家人发现一侧腹股沟或阴囊肿块，或两侧的局部肿块，生长较慢，不引起疼痛。当肿块较大时，可有坠胀感。由于鞘突管比较细小，流入未闭鞘膜腔内的液体不容易倒流回腹腔，因此肿块没有明显的大小变化。如未闭鞘突管口较粗时，一夜平卧后，晨起可见肿块缩小。

鞘膜积液的分类

1 睾丸鞘膜积液

这种类型是最常见的一种类型，腹膜鞘状突在胚胎发育过程中正常的应闭合，如果腹膜鞘状突在出生以后未闭或睾丸部鞘膜囊内液体超过正常量，即可形成各种类型的鞘膜积液。围绕睾丸的鞘膜囊内液体增多，形成圆形或梨形囊肿。睾丸和附睾被积液所包绕，多不易扣及。若睾丸下降不全或异位发生积液者，则表现睾丸所在位置的囊性肿物，如腹股沟区、耻骨旁区等。

2 精索鞘膜积液

腹膜鞘状突在睾丸上方和腹股沟内环处闭合，精索部鞘膜未闭合积液而形成。不与腹腔及睾丸鞘膜囊相通，可发生于精索部或腹股沟管内，呈圆形、椭圆形。

3 睾丸精索鞘膜积液

腹膜鞘状突闭合位于内环处或内环至精索部。呈梨形囊肿，梨柄朝向腹股沟区，可延伸至内环。不与腹腔相通，不能压缩，囊肿大小不随体位改变而变化。液体多、张力大时睾丸、附睾和精索不易扪及。

4 交通性鞘膜积液

腹膜鞘状突完全未闭合，鞘膜囊与腹腔相通。囊内积液可经精索部鞘膜腔自由出入，故可压缩，其大小随体位改变而变化。实际上与先天性腹股沟斜疝相同，唯鞘膜管腔较疝颈腔窄小，仅容液体流经，肠管和网膜等不能降入鞘膜囊内。

鞘膜积液的表现

当睾丸鞘膜积液量不多时，表现为阴囊中等度肿大、质软，有囊性波动感。积液量多时，阴囊表面张力较紧张，触不到睾丸，有阴囊下坠不适，或排尿及性功能障碍，阴囊部可见梨形或椭圆形肿块，囊性。如为交通性鞘膜积液，则肿块大小可随体位的改变而改变。用手电筒照射阴囊时可以有光投射，肿大的阴囊呈现红亮。

鞘膜积液的治疗及预后

鞘膜积液若体积不大，张力不高，可不急于手术，特别是1岁以内婴儿，尚有自行消退的机会。如果张力较高，可能影响睾丸血液循环，导致睾丸萎缩，应行鞘状突高位结扎术治疗。手术注意结扎部位位于内环口上方，远端鞘膜囊可不予处理，一般在术后2～3月自行消退，也可采用鞘膜囊开窗放出积液使家长更以接受。以往采用治疗成人鞘膜积液的术式，如鞘膜翻转缝合或鞘膜切除，对于小儿鞘膜积液已摒弃不用。

尽管尚有其他方法用于治疗小儿鞘膜积液，但以手术治疗最安全可靠，复发率极低。单纯穿刺排液，因未处理未闭鞘突管，难以达到治愈的目的。穿刺排液后，向鞘膜腔内注入某些药物如乌拉旦、氢化可的松、尿素、酒素、四环素、石炭酸等，也有部分疗效，但这些药物有可能经未完全闭塞的鞘突管流入腹腔引起化学性腹膜炎，而且药物引起的组织学反应对尚在发育中的小儿睾丸是否会造成远期损伤尚不清楚，故不宜采用。

156

包皮过长

包皮是指包住男孩阴茎头的一张皮肤组织，有内外二层。阴茎的皮肤薄而且可以移动，在阴茎头处阴茎皮肤褶成双层包住龟头，称为包皮。正常情况下，包皮与龟头应该是完全分离的，龟头可以自由在包皮里伸进伸出。

在7岁之前，包皮相对较长，能完全包住阴茎头及尿道外口。随着青春期发育，阴茎体积增大并加长，包皮向后退缩，至成人后阴茎头露出，包皮不再包住龟头。

宝宝有没有包皮过长

表面看起来孩子的包皮总是包着阴茎头的，都有包皮过长，实际上孩子的阴茎还没有发育，是阴茎比较短，并不是真的包皮过长。一般3岁以后包皮可能逐渐后缩，龟头逐渐外露，青春期阴茎发育以后，龟头可以完全外露，包皮就不长了。因此，所谓孩子的包皮过长是暂时的、相对的，事实是阴茎短而不是包皮长。

如果在儿童时期重视包皮的退缩，发现包皮迟迟不能退缩就及时加以处理，在青春发育前使龟头完全暴露出来，就不会有成人的包皮过长了。

小儿时期的包皮过长，处理十分简单，只要平时把包皮往后拉，完全暴露阴茎头在外，保持清洁卫生就可以了。一般晚上可以把龟头暴露出来，白天把包皮盖回去，避免阴茎头外伤，没有必要、也不应该把包皮切掉，以免发育以后发生包皮过短。

包皮一定要切除吗

包皮是先天带来的有用组织，是人体不可缺少的一部分，具有许多不可替代的功能，可惜人们对它认识不足。小小包皮其实危害不大，许多危害是强加的、夸大的、误解的，其实错误不在包皮本身，而在自己没有注意清洁卫生，没有呵护好包皮。经研究发现，包皮并不顽固，很容易扩张，尤其是新生儿、幼儿，一扩就成，完全没有必要动刀、上环、激光等来切割包皮。而且大部分孩子到了青春发育期，包皮可以自行退缩，仅百分之几的儿童到了成人还有包皮过长，如果在儿童时期进行包皮扩张治疗，到了成人就不用担心有包皮包茎了。

什么情况下需要切除小儿包皮

小儿包皮具有不可替代的重要生理功能，万不得已时，尽量不要把孩子包皮切掉。

什么是小儿化脓性包皮龟头炎

　　小儿化脓性包皮龟头炎是由化脓性细菌引起的局部炎症，常见细菌有葡萄球菌、链球菌、肺炎球菌、大肠杆菌等。多发生于有包茎的幼儿，常常因儿童排尿疼痛或哭吵，才被家长发现有包皮红肿、尿道口脓性物或挤压时有脓液溢出，尿流变细。一般无发热，也无其他不适。

　　处理时要尽可能把包皮口扩大，使脓液排除。用温热水或温盐水浸泡阴茎头，每日二次，也可用呋喃西林溶液。但不要用高锰酸钾溶液浸泡阴茎头或坐浴，因浓度不好控制，有可能造成烧伤，影响康复。要鼓励孩子多饮水，促进排尿，有利于脓液排除。

包皮球囊扩张术后要注意什么

　　包皮球囊扩张术是一种非手术治疗儿童包皮包茎的方法，各年龄少年儿童包括新生婴儿都可应用，而且年龄越小越容易治疗。扩张当天包皮可能有些水肿、疼痛，一般几个小时以后可以消失，不需要特殊处理或用温热水敷就可以缓解。第一次扩张以后，间隔5～7天包皮完全恢复后，可以再进行第二次扩张治疗，一般治疗2～3次可以使包皮完全扩张。

包皮环切以后需要注意什么

包皮环切术虽然是个小手术，只要手术者经验熟练，手术很容易顺利成功。但术后护理很重要，护理不好可能导致手术失败。

妈妈要注意的

1. 术后要保持伤口干燥、干净、无菌，避免打湿、感染、伤口裂开等。

2. 术后一周内按医嘱使用抗生素，隔日换药一次，如敷料潮湿需及时换药。

3. 术后要休息，不要让宝宝运动过多、骑车、带宝宝游泳、坐浴、摩擦等。

4. 宝宝容易因哭闹、乱动而导致伤口裂开、并发感染等，需要加强护理，预防并发症。

5. 包皮环切术后龟头部位多有肿胀，是由于手术刺激或局部淋巴组织回流不畅所引起的。一般3周左右会逐渐消失回复正常。但也有可能延迟到3个月或以上。

泌尿道感染

引起泌尿道感染的病菌很多，以大肠杆菌最多见，80%~90%的尿路感染由肠道杆菌引起，最常见的便是大肠杆菌，其次为变形杆菌、副大肠杆菌、克雷白杆菌等，少数为粪链球菌、金黄色葡萄球菌，偶尔也可由病毒、支原体或真菌引起。

感染的原因

1. 婴幼儿经常使用尿布或穿开裆裤，尿道口便会受到粪便和其他不洁物的污染，宝宝的机体防御能力较差，便很容易引起上行感染。女孩的发病率明显高于男孩，因为女孩尿道直而短，更易受到感染。血行感染（下行感染）多发生于新生儿及小婴儿，常并发于肺炎严重时。

2. 细菌通过血液循环进入肾脏，如呼吸道、胃肠道感染时，病菌会下行至肾脏引起肾炎。因肠道与肾脏间有淋巴管相通，细菌还可以从肠道经淋巴管到达肾脏。发生败血症时，少数细菌可由邻近的器官或组织直接感染泌尿系统。直接感染还可通过尿路器械检查、导尿、外伤、手术等途径感染。

3. 多数1岁以下宝宝的屁屁都长时间浸泡在尿布里，若家长没有注意清洁并勤换尿布，细菌上行至泌尿道的几率便会增加。

4.泌尿道构造或功能有异常，比如先天畸形或尿路梗阻（肾盂积水、输尿管狭窄、多囊肾）均可使尿路不通畅而引发感染。也可由于结石、肿瘤等原因引起的梗阻使尿液逆流导致感染。

5.正常情况下有一段输尿管存在于膀胱中，当膀胱内尿液充盈及排尿时，膀胱壁会压迫此段输尿管使其关闭，尿液便不能逆流。在婴幼儿期，由于膀胱壁内走行的输尿管短或输尿管存在异常，排尿时输尿管关闭不全就会导致逆流（膀胱输尿管逆流），细菌便随逆流的尿液上行引起感染。

泌尿道感染的症状

病程在6个月以内的尿路感染称为急性尿路感染，尿感症状因年龄及感染累及部位的不同而各不相同，年龄越小全身症状越明显。各年龄段的泌尿系感染表现为：

新生儿期

新生儿症状不典型，轻重悬殊较大，常以全身症状为主，表现为发热、面色苍白、吃奶差、呕吐、腹泻、腹胀等非特异性表现。大多数患有泌尿系感染的宝宝生长发育停滞，体重增长缓慢。

婴幼儿期

婴幼儿患泌尿系感染时全身中毒症状要比局部症状严重。常见的有突然高热、面色苍白、烦躁不安、呕吐、腹痛、腹泻，有些宝宝还会出现高热惊厥。泌尿系局部症状很轻微，有时仅表现为排尿时哭闹不安。

儿童期

下尿路感染时大部分仅表现为尿频、尿急、尿痛等尿路刺激症状，上尿路感染时表现为发热、寒战、全身不适、腰痛、肾区叩痛、恶心、呕吐，同时伴有尿路刺激症状。年龄大的宝宝局部症状较突出，但也有一些宝宝症状轻微，需要做尿液检查才能发现。因此，在宝宝突然出现遗尿现象时，家长应考虑到泌尿系感染的可能，应及时带宝宝到医院检查。

3 种治疗方式

目前常用于治疗泌尿系感染的方法为预防性的抗生素治疗、手术治疗以及内视镜治疗。

1 药物治疗

急性尿路感染时选择药物的原则应为在尿液中浓度高、对细菌敏感、对肾脏无害。常用的药物包括：

磺胺类药物 服用时宜大量饮水，因其易在尿中析出结晶，可引起血尿、腰痛、尿少等。

氨苄青毒素 适用于磺胺类药物治疗无效的泌尿系感染。

先锋毒素 毒性低，适用于对青霉素过敏的患者。

2 外科手术

先天结构异常 若有先天尿道结构异常（输尿管狭窄）、神经性膀胱炎等状况，要尽早矫正治疗。

膀胱输尿管逆流 利用手术来矫正输尿管出口的功能，此方式常用于较严重的膀胱输尿管逆流。手术时会移动位于膀胱中的输尿管，使阻止尿液逆流的瓣膜恢复功能。

使用外科治疗通常都有很好的效果，绝大部分的宝宝在手术后都会完全康复。

3 内窥镜治疗

此治疗是外科手术矫正的替代方法。将内窥镜从尿道送入膀胱，在输尿管进入膀胱的入口下缘注射玻尿酸来阻止尿液逆流，宝宝治疗后当天就可以出院。利用内窥镜治疗膀胱输尿管逆流的成功率可达70%～80%，并且没有明显的并发症。

照护预防很重要

对症护理

1. 泌尿道感染的宝宝常有高热，可采用物理降温（冷敷额头、温水擦浴或酒精擦浴）或药物降温的方式降低体温。

2. 鼓励宝宝多喝水或其他喜欢喝的饮料，使尿量增多，有利于冲洗尿道，不利于细菌生长繁殖，并可促进细菌毒素和炎性分泌物的排出。

3. 要勤换尿布，保持会阴部清洁干燥，尿布需用开水烫洗晒干或煮沸消毒。

观察药物副作用

按医嘱应用抗菌药物，注意药物副作用。口服抗菌药物的宝宝可出现恶心、呕吐、食欲减退等现象，选择饭后服药可减轻胃肠道副作用。若副作用很明显，可遵照医嘱减量或更换其他药物。一般服药后尿痛、尿急等症状会较快消失，尿液检查结果也会逐渐正常，此时最重要的仍是按医嘱继续服药，切不可见宝宝没什么症状了就擅自停药，以免疾病反复发作，导致慢性泌尿道感染。

5 方法预防感染

1 注意尿布清洁

注意尿布清洁，脏尿布不要乱扔，应放在专用的盆内。尿布洗干净后，最好用沸水烫过再晾，要选择阳光充足的地方悬挂晾晒，有条件的最好使用一次性尿布。宝宝不用尿布后也尽量不穿开裆裤，家长注意及时训练孩子自主大小便。

2 定期检查

宝宝出生后，可进行新生儿肾脏超音波检查，可及早发现大部分先天性泌尿系统结构的异常，以便及早治疗，预防感染发生。如果男孩反复发生泌尿道感染，或感染后很不容易治好，就应进一步检查，看是否有泌尿道各部位的先天畸形。

3 会阴部护理

家长要认真做好宝宝外阴部的护理，每次大便后都应清洁臀部，尿布要常清洗，勤换内裤。

男宝宝 1岁以下的男宝宝会比女宝宝更容易有泌尿道感染，这是因为男孩发生先天性泌尿道结构异常的几率较高。此外，男宝宝包皮比较紧且不易清洁，容易藏污纳垢，也是造成感染的原因。因此，家长一定要特别注意男宝宝外生殖器的清洁，要将包皮轻推上去清洗，龟头发红可涂抗生素软膏。如果发生包皮黏连，要到小儿外科门诊做分离手术，以减轻对尿道口的刺激，避免发生下行性泌尿道感染。

女宝宝 有些初生的女宝宝可能有小阴唇黏连的问题，会使尿液积在会阴部，增加泌尿道感染的几率，此时必须请泌尿外科医师评估是否要进行手术。另外，女宝宝的尿道到膀胱的距离比较近，细菌很容易通过会阴部、尿道扩散至膀胱造成发炎。因此，女宝宝大便后擦屁股时，应由前往后擦，避免将大便的细菌带到尿道口。用热水清洗时也是从前向后擦洗，以免脏物或脏水污染尿道口，洗涤时所用的盆要和别的盆分开。

4 定时排尿

多数宝宝在1~2岁时家长会开始训练其如何排便，但是宝宝因为某些因素比如贪玩、怕尿湿裤子被责骂等因素没有及时排空尿液，长期憋尿便会引发感染，所以家长应隔一段时间就要提醒宝宝小便，培养宝宝定时排尿的习惯。

5 仔细观察

当小宝宝出现不明原因的发烧时，家长应细心观察宝宝有无精神萎靡、胃口欠佳、面色灰白、烦躁不安，特别是排尿时哭闹等异常表现，给医生提供诊断的参考。同时，不要急于给宝宝服药，等医生做了尿常规检查及细菌培养以后，再根据尿培养的细菌对哪种药物较敏感，从而选择疗效最好的药物。要积极治疗腹泻、上呼吸道感染、肺炎、败血症等疾病，以免细菌通过血液循环侵入泌尿道引起感染。

隐睾症

睾丸是男性内生殖器官之一，是主要生殖腺，此外，尚有附睾、输精管、射精管、精囊腺、前列腺和尿道球腺。正常男性有两个睾丸，分别位于阴囊左右侧。睾丸呈卵圆形，色灰白。

什么是睾丸未降

睾丸未降又称隐睾症，是指男孩出生后，双侧或单侧睾丸没有下降到阴囊里的一种畸形状态。当胚胎发育到3个月时，睾丸仍位于腰部脊椎两侧，随着胚胎的发育逐渐下降，在第6～7个月时降至下腹部的腹股沟管，于第9个月时通过腹股沟管下降至阴囊内。

据调查，2%～10%的新生儿睾丸未降至阴囊内（早产儿可达20%～30%），大多数在数月内可下降至阴囊。1岁以上的男孩仍有0.8%～1%未下降，成人隐睾0.2%～0.4%。

宝宝睾丸正常吗

婴幼儿时期，由于睾丸没有发育完全，大小差别明显，也没有生精功能，要判断睾丸是否正常比常人困难。需要从多方面进行检查：

1. 位置 正常睾丸应在阴囊内，左右对称，高低差别不大。如果不在阴囊内是不正常的。

2. 大小 睾丸大小符合正常标准，双侧大小基本相等，差别太大是不正常的。

3. 数目 正常睾丸为两个，缺少或增加都是不正常的。

4. 质地 睾丸质地也是判断睾丸是否正常的一个指标。正常的睾丸质地硬韧而有一定的弹性，硬而没有弹性，应考虑肿瘤或纤维化的可能性，而过于柔软则表明内部组织可能遭到破坏。

5. 活动 正常睾丸在阴囊内有一定活动度。如果睾丸容易回缩到腹股沟，是不完全性隐睾。

6. 阴囊 阴囊发育情况可以间接判断睾丸发育，如果阴囊发育不良，仅是一张皮，不像一个囊，也表示睾丸没有发育好。

7. 阴茎 小阴茎、隐匿阴茎、阴茎发育不良，睾丸也往往发育不正常，需要同时检查睾丸。

8. 肥胖 过度肥胖对睾丸、阴囊和阴囊发育有不良影响，对肥胖症儿童需要注意检查生殖器官的发育。

睾丸未降怎么治疗

隐睾的治疗主要有非手术治疗和手术治疗两方面，如果1岁之后睾丸仍未下降，就必须开始治疗。

一般双侧隐睾可以尝试用性激素（如绒促性素）、中药等治疗，如果不成功就需要手术治疗。单侧隐睾症以手术治疗为主，手术最好的时机是在药物治疗无效的情况下进行，一般可以在6岁以后，在睾丸未发育以前，尚未对睾丸造成永久性的损伤，麻醉的风险性也减少。

内分泌治疗

是治疗隐睾症的基本方法，应尽早开始，一般如果1岁以后仍然睾丸未降，就应积极治疗，不要等待观望。2岁以后未降睾丸可能发生变化，5岁可能开始萎缩，药物治疗越早越好，也可以为手术打好基础。

手术治疗

凡内分泌治疗无效者，均应采用手术治疗。有人认为一般在4～6岁时手术为宜，多数认为手术最晚不应超过11岁。也有主张2岁以后就应手术治疗，但年龄越小手术风险也越大，护理也困难。具体时间要观察药物治疗效果而定。

Tips 隐睾症手术治疗在2岁左右就可以进行，但手术难度较大，且麻醉意外多，目前主张先行药物治疗。在4-5岁前仍然无效者应及时手术，一般不宜超过7岁。

最适合的手术方法是什么

腔镜可以诊断腹股沟管和腹内高位隐睾，且精确性高。近年来被广泛应用于隐睾症的诊断与治疗，其操作方法简单，时间短，可于探查，手术同时进行。

腹腔镜疗法，是将微型管窥镜技术应用于隐睾探查及治疗。其最大优点是不破坏腹股沟区解剖结构，不破坏提睾肌，且能准确定位找到睾丸或确诊无睾症，避免了盲目探查，还能最高位松解精索，使其无张力下降至阴囊底部固定，伤口小、损伤小、恢复快，是目前治疗隐睾症的理想手术治疗方法。

手术后如何护理宝宝

1.术后应平卧位10～14天，患侧下肢外展位，避免增加腹压，影响隐睾手术部位的愈合。若取半卧位，膝下应垫一软枕，以松弛腹肌，减轻腹部张力，卧床时勿屈曲髋关节，以免睾丸牵引引松弛致睾丸退缩。

2.术后6小时可给宝宝吃一些流质饮食，第2天可以吃易消化、含纤维素高的饮食，并注意多饮水，多吃蔬菜、水果，保持大便通畅。

3.保持会阴部伤口敷料清洁干燥，被染湿时应及时通知医护人员更换，防止隐睾手术切口感染。伤口疼痛剧烈时，可用深呼吸、呵气等方法减轻疼痛，无效时可通知医务人员处理。

4.隐睾手术后由于局部炎症反应、渗血和组织渗出，阴囊可出现红肿或痛性的硬质包块，这些都是术后正常的生理反应，随着伤口愈合会逐渐消失，妈妈们不必担忧。此外，隐睾手术后过早下地活动易造成阴囊内渗出增加，因此不宜过早下地活动。

促进睾丸下降，妈妈们该注意什么

1.男宝宝出生后一定要检查有没有隐睾，出生后如有隐睾，父母也不必焦虑，可以密切观察，因为在1岁以内隐睾自行下降的机会还很大。如果孩子到10月龄时隐睾还没有下降到阴囊，就应该带孩子去医院做详细的检查，并准备接受内分泌治疗。

2.平时不要把尿布兜得太紧，不要穿紧身裤子，避免把睾丸推上去，或阻止睾丸下降。也不要穿开裆的裤子，因为阴囊受到冷气和凉风，要发生收缩，影响睾丸下降。要及时检查睾丸的位置，加强护理，经常洗温水澡，把睾丸引入阴囊。抱宝宝时不要压住阴囊，不要推挤睾丸。

3.注意宝宝饮食要均衡，不要给宝宝吃含有雌激素的食品，如牛初乳、蜂乳、劣质奶粉，含有塑化剂的饮料等。不要吃高油脂食物，要鼓励孩子多运动，避免肥胖。如合并小阴茎、包皮包茎要同时治疗。

4.对于发现比较晚的隐睾症患者，青春期前仍可进行绒促性素治疗，治疗需要积极、充分，同时注意其他治疗方法，使睾丸引入阴囊。如果治疗无效，应及时手术。

尿道下裂

正常情况下，当胚胎发育到第7周后，尿道皱壁自尿道近端逐渐向龟头端融合成一管形即尿道，这一过程如果发生障碍便可导致尿道下裂。另外，尿道开口处的间质组织如果不发育，会形成一个扇形的纤维索，围绕尿道外口并延伸和嵌入龟头。

尿道下裂的表现

尿道下裂除尿道开口有异常之外，还常有阴茎向腹侧屈曲畸形。阴茎弯曲是因为阴茎的腹侧形成一些纤维组织，牵引着龟头，以致阴茎呈弯曲状，勃起时无法挺直，并且阴茎背侧的包皮正常但是腹侧的包皮缺乏。主要表现为宝宝排尿异常，无射程，并且排尿时总是打湿衣裤。

一般按照开口的位置分类如下

1 阴茎头型
尿道开口在冠状沟腹侧中央。此型除尿道开口较窄外，一般不影响宝宝的排尿功能，可不手术治疗。

2 阴茎型
尿道外口开自于阴茎腹侧，需手术矫正。

3 阴囊型

尿道外口位于阴囊，除具有尿道下裂一般特征外，阴囊发育也较差，可有不同程度对裂，其内有时无睾丸。其中，尿道开口于阴囊阴茎交界处的成为阴茎阴囊型，此时阴茎严重弯曲。

4 会阴型

宝宝的尿道外口位于会阴，外生殖器发育非常差，阴茎短小并严重往下弯曲，阴囊左右对称分裂，就像女孩子的外阴，有时宝宝会被误认为是女孩。

如何治疗尿道下裂

宝宝患有尿道下裂时，除冠状沟型尿道下裂可做可不做手术外，其余各型必须手术纠正。6个月至1岁间是最佳手术时机，因为宝宝的如厕训练一般是在1岁半左右的时候，最好在此之前给宝宝恢复正常的阴茎。另外，宝宝性别确认一般是在2岁半的时候，及早完成手术，可避免给宝宝留下性别认知方面的影响。同时，阴茎在2岁时开始出现勃起动作，阴茎长度及直径能扩大2倍，此时，会对手术缝合口的愈合带来影响。

一次手术就可以成功吗

尿道下裂的手术最理想成果是：泌尿功能正常（在顶端解小便、没有漏尿处）、生殖功能正常（阴茎不弯曲、阴茎长度及发育正常）及没有长期后遗症。如果这次手术让泌尿功能正常，但阴茎的部分问题若还在，就不能说是"成功"的手术，但也没有失败，毕竟还是解决了部分问题。因此，尿道下裂的手术可一期完成，即矫正屈曲畸形同时做尿道成形，亦可分期进行，根据阴茎大小、尿道口位置及阴茎皮肤多少决定手术方法。

手术之后护理需要注意什么

1. 手术刚结束后，由于麻醉药的作用，孩子一般还没醒，这时要禁食禁水。麻醉药效消失后，孩子清醒1～2小时后可饮用少量开水。如无恶心、呕吐可进流质饮食，逐渐到日常饮食，以易消化、易吸收、高营养饮食为主。适当给孩子补充水果、蔬菜及粗纤维食物，保持大便通畅，防止因排便费力而引起伤口裂开，影响伤口愈合。

2. 术后可鼓励宝宝多饮水，以增加尿量来冲洗尿路，预防尿路感染。

3. 按照医嘱服用药物，抗生素口服。出院头2天按标准剂量服用，2天后只需每天晚上服用1次即可。

手术后怎样清洁手术切口

1.手术后，家长要注意观察导尿管是否通畅。如果尿液持续呈鲜红色或尿道口有持续渗血，或者引流管每日引流量比孩子的尿液多以及颜色鲜红，则需及时告知医护人员。

2.手术切口的愈合需要家长的仔细护理，每日2次（早晚各一）清洁工作。可用湿纸巾或湿棉签擦拭，若皮肤潮湿可用电吹风机将附近吹干，但必须注意温度，小心烫伤宝宝的皮肤。擦拭时要特别注意皮肤褶皱处，如阴茎根部，需将皮肤展平后，将这些褶皱处擦拭干净，再将金霉素眼膏涂抹于阴茎头部伤口及阴茎根部，然后穿好纸尿裤。如果伤口有些糜烂，可遵医嘱涂抹药水。

术后什么时间去复查

术后复查的时间常规为1周、2周、3周、1个月、3个月和6个月、1年。如果条件允许应该按时复诊，复诊时一定需要携带出院时医生开的出院小结。

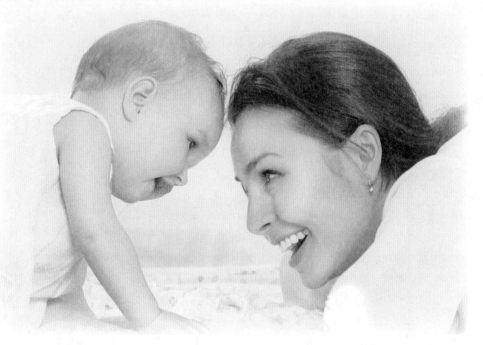

最凶险的不适
循环及血液系统疾病

循环及血液系统疾病，都是妈妈们比较陌生，而又比较严重的疾病；而贫血又是宝宝在成长过程中很容易出现的问题。这一章，给妈妈们做好最万全的知识储备，让您做到心中有数、处变不惊。

先天性心脏病

先天性心脏病是指胎儿时期心血管发育异常对心功能产生了实际或潜在影响的一组先天性畸形。病因尚未清楚，通常将其分为三大类：即内在因素（染色体异常、基因突变）、外在因素（病毒及其他感染、放射线、药物和环境污染及母体因素）、遗传－环境因素共同作用（多因素遗传）。

先心病的类型

先天性心脏病按照血流动力学分为三组：

无分流组（无青紫型）

主动脉缩窄、肺动脉瓣狭窄、主动脉瓣狭窄以及肺动脉瓣狭窄、单纯性肺动脉扩张、原发性肺动脉高压等。

左向右分流（潜伏青紫型）

房间隔缺损、动脉导管未闭、主动脉隔缺损以及主动脉窦动脉瘤破入右心或肺动脉等。

右向左分流组（青紫型）

法洛四联症、法洛三联征、右心室双出口和完全性大动脉转位等。

先心宝宝有哪些表现

1. 紫绀（青紫） 安静或哭闹活动后鼻尖、口唇、指趾甲根出现青紫。

2. 体力差 婴儿吃奶困难，吃吃停停、呛咳、呼吸急促、憋气等。

3. 易患呼吸道感染 经常感冒，反复出现支气管炎、肺炎。

4. 发育慢 体重不增或者体重增长缓慢，身材矮小。

5. 杵状指 较年长的小儿手指及脚趾末节粗大，颜色变暗，像小鼓槌。

6. 蹲踞 婴幼儿期抱着时双腿喜欢屈曲在大人的腹部；年长儿走路时走一段时间就要蹲下来，两膝紧贴胸部休息，以改善缺氧。

7. 其他 自幼哭声嘶哑、咳嗽；心前区隆起胸廓畸形，大一点孩子会诉说胸闷、心前区疼痛、心慌；有些孩子还有下肢浮肿。

8. 合并呼吸道感染时 患儿会出现发热、咳嗽、喘息、胸闷、呼吸困难、呼吸加快、心跳加快、口唇青紫等症状，甚至会出现心力衰竭。

掌握最佳治疗时间

手术最佳治疗时间取决于多种因素。一般简单先天性心脏病，建议1~5岁手术为好。年龄过小，体重偏低，全身发育及营养状态较差，会增加手术风险；年龄过大，心脏会代偿性增大，有的甚至会出现肺动脉压力增高，同样会增加手术难度，导致术后恢复时间也较长。对于合并肺动脉高压、先天畸形严重且影响生长发育、畸形威胁患儿生命、复杂畸形需分期手术者，手术越早越好，不受年龄限制。

先心宝宝家庭护理法则

1 营养均衡

给予高蛋白、高热量、富含维生素的饮食，以增强体质。饮食宜清淡、易消化，避免过饱。对青紫型心脏病患儿需给以足够的饮水量，以免脱水而导致血栓形成。

2 喂养正确

对危急宝宝进食及喂药需抱起，谨慎地喂，以免误入气管，发生窒息。宝宝腹胀拒食者，给予腹部热敷，不见效者，及时就医。

3 拒绝便秘

保持大便通畅，若大便干燥、排便困难时，过分用力会增加腹压，加重心脏的负担，甚至会产生严重后果。如2天未大便，可给予开塞露通便。

4 环境舒适

居室内保持空气流通，室温保持在18~22℃，湿度50%~60%，空气要新鲜，定时开窗通风换气，使空气流动和清洁，保持房间安静。

5 动静适宜

尽量让孩子保持安静，避免过分哭闹，保证充足的睡眠。大些的孩子生活要有规律，动静结合，既不能在外边到处乱跑（严格禁止跑跳和剧烈运动），也不必整天躺在床上，晚上睡眠一定要保证，以减轻心脏负担。

6 避免感染

先心宝宝体质弱，易感染疾病，尤以呼吸道疾病多见，且易并发心力衰竭，应仔细护理，随季节变换，及时增减衣服。如家庭成员中有上呼吸道感染时，应采取隔离措施。平时尽量少带患儿去人多拥挤的地方及公共场所，减少感染的机会。在传染病好发季节，尤应及早采取预防措施。一旦患儿出现感染时，应积极控制感染。

7 定期复诊

定期去医院心脏心科门诊随访，严格遵照医嘱服药，尤其是强心、利尿药，由于其药理特性，必须绝对控制剂量，按时、按疗程服用，以确保疗效。每次服用强心药前，须测量脉搏数，若心率过慢，应立即停服，以防药物毒性作用发生，危及孩子生命。

8 认真观察

宝宝年龄小，病情相对重，应注意观察神志、体温、咳嗽、咳痰、呼吸困难、心率、手脚温度的情况。注意宝宝口唇、面色的变化，观察是否有脱水的情况，如皮肤黏膜干燥、皮肤弹性降低、前囟凹陷、尿量减少等。如果宝宝出现烦躁不安、口唇出现青紫，应立即到医院抢救治疗。

先心病合并呼吸道感染怎么办

1 镇静

首先保持病室环境安静，因环境和身体状态影响，对一切刺激都很敏感，常可因刺激引起哭闹而加重心脏负担。所以除给予适当的镇静治疗外，还要有一个舒适整齐、空气新鲜的环境。

2 合理饮食

饮食可给予易消化、热量较高食物，且尽量低盐饮食，可预防水肿。

3 穿着合理

保持床铺整齐、清洁、干燥，盖被需轻暖，衣着避免过多，以免产生烦躁不安及过量出汗；内衣不应过紧，以免影响呼吸动作。及时更换尿布。

4 吸氧

有呼吸困难、发绀、低氧血症者给予供氧，促进组织代谢，维持生命活动。给氧应从小流量开始，待病人适应后根据需要调节流量。

5 及时降温

发热的患儿，间断发热时要4小时测量体温1次。有发热体温未超过38.5℃不予处理，高于38.5℃者给予物理降温，体温39℃以上者给予物理降温并辅以药物降温，并每小时测量体温1次。在病情允许情况下，喂温开水，避免退热出汗多，体温骤降而发生虚脱现象，并注意患儿尿量。

6 体位舒适

心功能不全的宝宝，应根据心动能不全程度，采取适当体位配合治疗。一般病人应采取高枕位睡眠；较重者采取半卧位或坐位，可以减少夜间气短、喘憋等呼吸困难症状。严重心功能不全或急性左心功能不全者，应采取端坐位，同时双下肢下垂，使回心血量减少，隔肌下降，胸腔容积扩大，肺活量增加，可缓解呼吸困难。

7 限制活动

对于轻度心功能不全患儿，不宜做剧烈活动，如允许可限于日常生活活动。对于中度心功能不全患者，增加卧床休息，避免激烈运动项目，较适于散步一类轻活动，出现心功能不全症状即止；对于重度心功能不全患者应绝对卧床休息，待心功能改善后，根据病情恢复情况尽早活动，以防止长期卧床而导致肌肉萎缩、消化功能减退、静脉血栓形成等，活动应注意循序渐进。

心肌炎

变化无常的天气正是病毒入侵人体的大好时机，尤其是宝宝，他们的抵抗力相对较弱，很容易受到病毒的侵袭。如果病毒入侵心脏，就会通过多种方式攻击心脏的心肌细胞，很容易引发病毒性心肌炎，而这种心肌炎，特别容易被家长误认为是感冒。

找出心肌炎的元凶

引起病毒性心肌炎的元凶就是病毒，最常见的一种是柯萨奇肠道病毒，其他一些能引起呼吸道和肠道疾病的病毒，也能引起病毒性心肌炎。小儿急性传染病如麻疹、水痘、风疹、腮腺炎、脊髓灰质炎、肝炎等常可并发心肌炎。其他病毒感染，如流感病毒、带状疱疹病毒、腺病毒、巨细胞病毒等，也可引起心肌炎。

Tips **小儿腹泻慎防心肌炎**

腹泻是小儿常见的疾病，不少腹泻是由病毒引起的，其中有些病毒可侵犯心脏而引起病毒性心肌炎。因此，当孩子有腹泻，同时存在面色苍白、精神萎靡或烦躁不安、脉搏过快等征象时，应及时就医进行检查，以免延误诊断和治疗。

留意心肌炎的信号

大多数宝宝在心肌炎发病前的1~2周常有感冒等呼吸道感染史，常见症状有明显乏力、苍白、多汗、心悸、气短、胸闷、头晕、心前区疼、手足凉、肌肉痛等，去医院检查会发现心脏扩大，心音低钝或心律不齐等体征。个别患病的宝宝会以心源性休克或心脑综合征（心脏病变中有脑部症状）起病，以急剧腹痛起病时常被误诊为急腹症。

不同时期的心肌炎表现各有不同

急性期 新发病，临床症状明显而多变，病程多在6个月内。

恢复期 临床症状和心电图改变逐渐好转，但尚未痊愈，病程一般在6个月以上。

慢性期 临床症状、心电图及X线检查均表明病情反复或迁延不愈，实验室检查表明病情有活动表现者，病程多在1年以上。

后遗症期 患心肌炎已久，临床已无明显症状，但还有心电图异常，如房室或束支传导阻滞、过早搏动或交界性心律等。

Tips **孩子患了心肌炎会影响今后健康吗？**

对患病毒性心肌炎的孩子，只要及时诊断和治疗，大部分是可以痊愈的，不会影响今后的健康。但如果治疗不及时或未彻底治疗好，常会复发，甚至发展成迁延性心肌炎或心肌病，到那时要恢复正常状况就非常困难了，而且会影响孩子的生长发育。

正确鉴别早搏

心脏早搏是病毒性心肌的表现形式之一，多数孩子无不适，做心电图检查才被证实。若孩子情况良好，心脏没有扩大，心脏功能也正常，可以暂时不予药物治疗，早搏会慢慢减少和消失，但必须注意儿童的休息和营养。

在临床上，经常可以见到偶发性，甚至频发性早搏，应与心肌炎引起的早搏鉴别。符合下列情况者属良性早搏：无心脏病史，常偶然发现；宝宝无自觉症状，活动如常，心脏不大，无器质性杂音；早搏在夜间及休息时多，活动后心率增快，早搏明显减少或消失。

及时治疗心肌炎

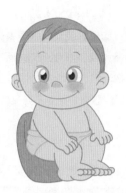

1 卧床休息

宝宝应卧床休息以减轻心脏负担及减少耗氧量。心脏扩大及并发心力衰竭者应延长卧床休息至少3～6月，至症状消失、心电图稳定为止。病情好转或心脏缩小后可活动，以后逐渐增加活动量。

2 控制感染

有呼吸道感染或发热者可用青霉素控制感染7～10天。

3 镇静处理

宝宝烦躁不安、心前区痛、腹痛，必须及时对症处理。可用解痛镇痛剂，如苯巴比妥、阿司匹林、可待因等，必要时会注射吗啡。

Tips **中医能治疗心肌炎吗？**

中医治疗心肌炎有较好的效果，由于中医重视整体的调节，疾病恢复较快，副作用也少。常用的有炙甘草汤加减，如炙甘草、丹参、黄芪、麦冬、党参、茯苓煎汤，每日1剂。也常用中成药，如独参针剂加入葡萄糖液中静脉点滴，黄芪注射液加入葡萄糖液中静脉滴注。此外还有抗柯注射液、丹参注射液等。

恢复期饮食最重要

心肌炎的病因多为病毒，没有特效治疗。恢复期在家中特别要注意宝宝的饮食，心肌的成分主要是肌蛋白，为了增强心肌的力量应给宝宝足够的蛋白质。

1 足够的碳水化合物

碳水化合物是人体的"能源"，心肌的活动更离不开这一能源，而且它在胃内容易消化，停留的时间不长，有助于减轻心脏负担。

2 远离易胀气的食物

容易产生胀气或易发酵的食物是不可取的，如葱、蒜、干豆类、圆白菜、红薯、生萝卜、生洋葱、汽水等。淀粉和糖多的食物在肠内容易发酵、产气，也不适合疾病恢复期的宝宝。

3 防止对心脏的压迫

应多吃蔬菜、水果等有植物纤维的食物，促进心肌的复原。忌用香料等刺激性食品，保持大便通畅，减少胀气，这样就可防止对心脏的压迫，减轻其负担。避免心脏受压的另一办法是少食多餐。数量少、餐次多的软饭或半流质饮食，可避免胃部扩张、横膈上升、呼吸困难、压迫心脏。当然，暴饮暴食是绝对不允许的。

4 减少食盐摄入

由于此时宝宝容易发生水钠潴留，所以饮食中应严格限制食盐的摄入量。限制食盐可以预防及治疗水肿，增加钾盐可利尿，借以排出体内潴留的水分。

配合医生做好治疗

1. 不要产生过重的精神压力，要帮助宝宝树立战胜疾病的信心，积极配合医生进行治疗。

2. 一般病毒性心肌炎在医院治疗的时间大约为3周，然后就可以在家治疗和护理了。由于病毒对心脏损害的特殊性，其恢复期要长于病毒对其他脏器的损害，一般为3个月到半年。

3. 如果宝宝身体情况允许，可以去上幼儿园，但是注意不要过于劳累，并且适当限制体力活动，而且要定期到医院复查。一旦发现幼儿园其他孩子有外感症状，要及时将宝宝带回家，以免诱发二次感染。

血友病

血友病是一组遗传性凝血功能障碍的出血性疾病，是由单个凝血因子缺乏所致的出血性疾病。根据患者所缺乏的凝血因子类型，可将最常见的血友病分为甲型、乙型、丙型或A型、B型、C型三类。其中，血友病甲较为常见（占80%~85%），血友病乙次之，血友病丙罕见。

血友病并不是传男不传女

血友病的病因是缺乏凝血因子的遗传性疾病。甲型和乙型血友病均为X染色体隐性遗传。女性一般不发病，但可以携带致病基因。

1. 携带致病基因的女性与正常男性的后代中，男性有 50% 的概率发病，女性有 50% 的概率携带致病基因。

2. 患病男性与正常女性的后代中，男性全部正常，女性全部携带致病基因。

3. 患病男性与携带致病基因女性的后代，有可能出现女性患病。

Tips 丙型血友病为常染色体不全隐性遗传。1 万人中大约会有 1 名甲型血友病患者，35 万人中大约会有 1 名乙型血友病患者，而丙型血友病患者则很罕见。

经常出血要注意

出血是本病的主要临床表现，患者终身有自发的轻微损伤，手术后长时间的出血倾向，重症患者可在出生后即发病，轻者发病稍晚。

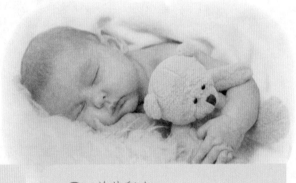

1 皮肤黏膜出血

由于皮下组织、齿龈、鼻、舌、口腔黏膜等部位易于受伤，故为出血多发部位。幼儿多见于额部碰撞后出血血肿、注射或针灸等，均可以引起严重的出血。

2 关节积血

这是血友病 A 患者常见的临床表现，常发生在创伤、行走过久、运动之后引起滑膜出血，多见于膝关节，其次为踝髋、肘、肩腕关节等处。关节出血急性期，关节局部发热、红肿、疼痛，继之肌肉痉挛、活动受限。

3 肌肉出血和血肿

在重型血友病 A 患儿中常有发生，多在创伤、肌肉活动过久后发生，多见于用力的肌群。血友病性血囊肿形成的假肿瘤，可以发生在任何部位，多见于大腿、骨盆、小腿足、手臂与手，也有时发生于眼。

4 内脏出血

血尿重型血友病 A 患者可出现镜下血尿或肉眼血尿，多无疼痛感，亦无外伤史。但若有输尿管血块形成则有肾绞痛的症状。消化道出血可表现为呕血、黑便、血便或腹痛。也可发生颅内出血，是最常见的致死原因之一。

重视血友病的并发症

1 艾滋病
由于患者常用的血浆制品质量问题等原因，血友病患者有感染艾滋病的风险。

3 血友病性关节炎
由于患者关节部位反复出血，淤血难以消散等原因导致炎性刺激而引起的，是血友病患者致残的主要原因。

2 肝炎
血友病患者发生肝癌的概率比一般人群高出 30 倍，肝功能衰竭已成为血友病患者死亡的不可忽视的原因之一。

4 其他并发症
口腔底部、咽后壁喉及颈部出血可致呼吸困难甚至窒息。深部组织内血肿可压迫附近血管引起组织坏死，压迫神经可出现肢体或局部疼痛、麻木及肌肉萎缩，压迫血管可致相应供血部位缺血性坏死或淤血、水肿。

治疗血友病，输血 + 药物

血友病的绝大部分患者为男性，血管破裂后，血液不容易凝固，导致出血难止，疾病的严重程度与所缺乏的凝血因子血浆水平成正比。到目前为止，虽然还没有根治的办法，但通过增加患者凝血因子的活性水平，可以有效地消除患者的症状。

1 对症处理
局部止血，对表面创伤、鼻或口腔出血可局部压迫止血，或用纤维蛋白泡沫、明胶海绵沾上组织凝血活酶或凝血酶敷于伤口处。早期关节出血者，宜卧床休息，并用夹板固定肢体，放于功能位置，亦可用局部冷敷，并用弹力绷带缠扎。关节出血停止、肿痛消失时，可作适当体疗，以防止关节畸形。严重关节畸形可用手术矫形治疗。

2 输血浆或新鲜全血
血友病甲患者需输给新鲜血浆或冰冻新鲜血浆，血友病乙患者可输储存 5 天以内血浆，一次输入量不宜过多。输血的疗效只能维持 2 天左右，仅适用于轻症患儿。

3 替代疗法
本疗法的目的是将患者所缺乏的因子提高到止血水平，以治疗或预防出血。

4 药物治疗

1-脱氧-8-精氨酸加压素有提高血浆内因子Ⅷ活性和抗利尿的作用，常用于治疗轻型血友病甲患者，可减轻其出血症状。

居家防治是血友病预防第一关

1 家庭预防

在家里经常储备一些消毒纱布、各种胶布、弹性绷带、冰袋和填料(如医用棉花)等，可对一些小的伤口、划伤及鼻出血用压迫受伤区域来治疗。冰袋因低温可减少血管渗血的范围并减少出血量，用冰袋时应用一块湿毛巾把它和皮肤隔开，以免伤到皮肤。

2 尽可能避免肌肉注射

如因患外科疾病需做手术治疗，应注意在术前、术中和术后补充所缺乏的凝血因子预防出血。禁服会导致血小板聚集受抑制的药物，如阿司匹林、保泰松和潘生丁等。

3 早期治疗

早期给予适当的补充治疗是血友病患儿最好的保护措施，年龄较大的儿童及家人应学会居家照顾，急性出血时先在家里治疗。对于重症患儿，亦可采取预防性治疗以预防血肿形成和关节畸形。

血友病的孩子怎么吃

1. 不吃鱼类、海鲜食品及鱼油等制品，因含有20碳5烯酸可抑制血小板凝集，从而加重出血症状。富含20碳5烯酸的鱼类有沙丁鱼、青鱼、金枪鱼等，应尽量不吃，含20碳5烯酸较少的鲤鱼、比目鱼等则可少量食用。

2. 黑木耳有抑制血小板聚集、防止血栓形成的作用，大蒜、洋葱、青葱、茼蒿、香菇、龙须菜及草莓、菠萝也有一定的抗凝作用。茄子、白菜、萝卜、梨等，含有丰富的营养物质、矿物质和维生素等，不抑制血小板的聚集，不会增加出血，血友病患者可以适当多吃一些。

3. 番茄、红葡萄、橘子、紫菜、海带、辣椒中含少量类似药物水杨酸的抗凝物质，这些物质都是血友病患者要避免吃的。

白血病

白血病，俗称"血癌"，是我国目前最常见的小儿恶性肿瘤。近年来，随着小儿白血病患者的增多，社会上也再度掀起谈论白血病的热潮。那么，白血病究竟有多可怕？真的是不治之症吗？

什么是白血病

白血病是小儿最常见和发病率最高的恶性肿瘤，已经成为儿童死亡的重要原因。小儿白血病中90%以上为急性白血病，慢性白血病仅占3%~5%。男孩发病率高于女性。

白血病是起源于造血干细胞的恶性克隆性疾病。克隆的白血病细胞停滞在细胞发育的不同阶段，在骨髓及其他造血组织中广泛增生，浸润肝、脾、淋巴结等各种器官，正常造血功能受抑制，外周血中出现幼稚细胞。根据白血病细胞的成熟程度和自然病程，可分为急性和慢性两大类。

白血病的 4 种早期表现

1 贫血

常为首发症状，呈进行性加重，表现为面色苍白、虚弱无力、活动后气促等，主要是由于骨髓造血干细胞受到抑制所致。

2 发热

最常见的症状，50%以上的病人以发热起病，大多发热由继发感染所致。

3 出血

以皮肤和黏膜出血多见，表现为紫癜、瘀斑、鼻衄、齿龈出血，消化道出血和血尿，偶有颅内出血，为引起死亡的重要原因之一。

4 各个组织器官的异常表现

肝、脾、淋巴结肿大，纵隔淋巴结肿大。

骨骼和关节浸润时，可有胸骨压痛和关节骨骼疼痛，是由于骨髓腔内白血病细胞大量增生、压迫和破坏临近骨质以及骨膜浸润有关。

白血病时可形成粒细胞肉瘤，因此瘤切面呈绿色，也被称为绿色瘤，以眼眶部位最常见，可引起眼球突出、复视、失明。

由于多种化疗药物不能透过血脑屏障，导致中枢神经系统成为白血病细胞的"庇护所"，它是急性白血病复发的主要原因。

睾丸浸润，多为一侧无痛性肿大，多见于急性淋巴细胞白血病化疗缓解后的男性幼儿或青年，为导致复发的另一重要原因。

患急性单核细胞性白血病、急性粒－单核细胞白血病时，白血病细胞浸润，可使牙龈增生肿胀，皮肤可出现蓝灰色斑丘疹或皮肤粒细胞肉瘤，局部皮肤隆起、变硬，呈紫蓝色皮肤结节。

妈妈们如何才能早期发现

在日常生活中，如果发现孩子持续发热，并伴有脸色发黄、浑身乏力、活动后气促等贫血症状，皮肤有出血点或瘀斑、消化道或鼻子出血现象，其肝、脾、淋巴结还有肿大及骨关节疼痛的症状，那么在这种情况下就应提高警惕，及时带孩子去医院血液科进行相关的检查。一定要检查孩子的血象，尤其要注意白细胞的数量和形状变化，必要时再行进一步检查。

Tips **没有确诊不可盲目用药**

患白血病的孩子在没有经过明确诊断时，千万不能盲目用药。因为对许多易于治疗型的低危白血病儿童，口服或注射一些激素，症状虽可暂时得到缓解，但往往会掩盖其真正的病情，等到病情复发再进行诊断时，已经贻误了最佳的治疗时机，治疗难度将大大增加。

谁是白血病的罪魁祸首

目前白血病的病因和发病机制虽尚未完全明了，但有一些因素可能与发病有关，有些已有明确证据证实。

1 环境：化学成分带来的危害

有相当比例的白血病是因不良环境所致。从目前临床和研究的情况看，长时间近距离高频率地接触部分有毒化学物质是引起儿童白血病的重要因素。由于儿童免疫功能较弱，超量的化学物质被儿童吸入后可导致基因突变，诱发儿童白血病等恶性肿瘤。此外，有些农药、亚硝胺类、砷剂、油漆、焊料等对成年男性的精子有影响，并可影响下一代。

除了接触有毒化学物质因素外，家庭不良生活环境因素也造成儿童患上白血病。有报告称父亲吸烟的孩子比双亲均不吸烟的孩子患白血病、淋巴瘤等的危险性高20%。

2 病毒：激活致病基因

病毒对某些动物的致癌作用及致白血病作用已得到证实，成人T细胞白血病病毒(HTLV)可引起成人T淋巴细胞白血病。但到目前为止，没有研究能证明哪一种病毒与儿童白血病有确切的关系。

3 射线: 孩子的身体最敏感

大剂量长时间接触放射线导致儿童白血病发生。婴幼儿对电离辐射较为敏感,无论是全身或局部大剂量照射均可增加发生白血病的危险性,其潜伏期为2~16年,尤其是照射后5~10年是最危险时期。

母亲接受放射治疗和胎儿在宫内时接受X线诊断可能对胎儿有一定影响,孕妇在妊娠初期接受过放射辐射,出生儿童患白血病的机会增加5倍。

Tips 有报告称儿童白血病的病因可直接追溯父亲受辐射影响,认为父亲的泌尿生殖器官和精子受到辐射的损害,有可能导致下一代的癌变。

4 遗传: 先天性疾病的并发症

白血病不属遗传性疾病,但在家族中却可有多发性恶性肿瘤的情况。某些先天性疾病易并发白血病,如21—三体综合征、先天性睾丸发育不全症、先天性再生障碍性贫血等,有10%~50%可并发急性白血病。同卵孪生儿中的一个如发生白血病,另一个发生白血病的可能性为1/4。

5 抵抗力: 免疫防线缺陷

近年来,有研究注意到某些先天性疾病,特别是免疫缺陷的人,白血病的发生率较普通人群要高。如当一些突变的白细胞产生,而患者的免疫系统不能将其清除,这些不受控制的细胞不断地生长,从而发展为白血病。

白血病真的是不治之症吗

白血病已不是人们心中的不治之症。研究表明,急性淋巴细胞白血病孩子通过化疗,5年无病生存率可以达到75%~88%;急性非淋巴细胞白血病孩子的初治完全缓解亦已达到80%,5年无病生存率为40%~60%。

1 化疗为主

目前白血病的治疗仍以化疗为主的综合疗法,化疗目的主要是杀灭白血病细胞,解除白血病细胞浸润引起的症状,使疾病缓解、以至治愈,整个疗程大多在2~3年内完成。常用的化疗药物包括泼尼松、柔红霉素、左旋门冬酰胺酶、长春新碱、环磷酰胺、阿糖胞苷、6-巯基嘌呤、大剂量甲氨蝶呤、地塞米松等。

儿童白血病不同于成人白血病,孩子对化疗多比较敏感,治疗起来效果好。白血病患儿要及时住院,早期接受化疗,以使白血病对机体的损害降低到最低限度。

2 干细胞移植

目前造血干细胞移植一直是研究的热点，造血干细胞移植对一些复发病人有明显效果，但早期并发症死亡率较高，长远后遗症亦较严重，费用昂贵，即使移植成功，仍存在着复发的可能性，并不是唯一治愈的方法。

怎样护理白血病宝宝

白血病患儿通常病情危重，住院治疗期间患儿家属需要积极配合医生治疗做好护理工作，主要包括以下几个方面：

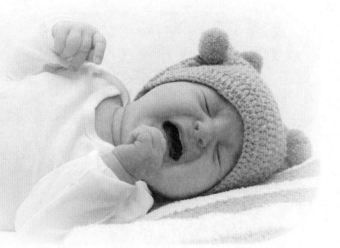

1 限制活动量

根据患儿体力，适当限制活动量，必要时需卧床休息。长期卧床者，应经常更换体位、预防褥疮。脾大的患儿取左侧卧位，以减轻不适感，尽量避免弯腰和碰撞腹部，以免发生脾破裂。

2 避免肠道损害

化疗药物化疗时可引起胃肠道黏膜损害，出现程度不同的胃肠道不良反应。严重者甚至可导致水、电解质与酸碱平衡紊乱，严重营养不良等，因此白血病患儿家属要做好患儿的饮食护理。

● 白血病患儿因血细胞大量过度增生，其代谢率升高，这时需要做水化碱化治疗。在临床输液治疗的同时，家属也要多给患儿饮水。

● 早餐宜进食全天所需营养的大部分。平日的饮食要少量多餐，以半流质为主，选择清淡、高蛋白、高维生素、低脂及易消化的食物，避免过冷、过硬、高脂、高糖、辛辣和产气食物；要多吃水果及蔬菜，不仅补充维生素，又可保持大便通畅。

● 进食前和进食后1小时内不宜饮水，餐后勿立即躺下，适当活动，尽量使食物由胃排空后再行化疗。出现恶心、呕吐时应暂缓或停止进食，及时清除呕吐物，防止误吸。

3 预防感染

白血病患儿由于中性粒细胞减少，免疫力降低，非常容易受细菌、病毒等病原体感染，往往由于感染而使病情加重，甚至死亡。

- 患儿居室必须保持清洁卫生、空气通畅，室内温度以 18 ~ 22℃，湿度以 50% ~ 60% 为宜，定期紫外线进行空气消毒，每天 1 次，每次半小时。每天用消毒剂擦拭桌面。
- 患儿应戴口罩，避免呼吸道感染，接触患儿前先洗手。
- 餐具每次使用前均需消毒，水果清洗后用刀削厚皮后食用。
- 预防口腔和皮肤黏膜感染，进食后漱口，勤换洗内衣，经常换洗床单，勤洗澡。

4 病情观察，及时送医

- 观察面色、口唇、皮肤、甲床苍白程度，有无牙龈肿胀、肝脾、淋巴结肿大等。
- 观察体温变化，注意观察各系统可能出现的感染症状，发热时避免酒精擦浴及应用能引起白细胞减少的退热药物。
- 观察患儿有无恶心、呕吐及呕吐物、排泄物的颜色、次数、量。
- 观察皮肤黏膜有无出血点、瘀斑，有无呕血、便血、血尿等出血倾向，或静脉采血时凝血时间过短时，应警惕弥散性血管内凝血 DIC 发生。
- 观察患儿有无尿频、尿急、尿痛等膀胱刺激症状。

该如何阻挡白血病

儿童白血病的发生可能包括外在因素和内在因素的共同作用，家长们完全可通过尽量避免暴露于某些因素而预防小儿白血病的发生。

1 避免过多地接触放射线

婴幼儿及孕妇对放射线较敏感，易受伤害，孕期过多的放射线，会导致胎儿的白血病发病率较高。不过偶尔的、医疗上的X线检查，剂量较小，基本上不会对身体造成影响。高压电源或其他设备也是重要的病因之一，住处最好距高压线和大功率的发射台有适当距离。

2 避免滥用药物

氯霉素、保泰松、某些抗病毒药物、某些抗肿瘤药物及免疫抑制剂等，必须有医生指导，切勿长期使用或滥用。

3 避免接触致癌物质

如酚、氯苯、硝基苯、香料、药品、农药、合成纤维、合成橡胶、染料等。在家庭装修过程中，应尽量选用环保产品，减少住处中有毒化学物质的污染，在入住前注意先尽可能通风。

4 防治感染

不能忽视简单的"感冒"，应尽量到医院就诊，而不是随意用一些药物。

5 合理膳食

多吃天然食物及经过卫生检验的正规生产食品，如新鲜蔬菜、水果等。研究证实，草莓、猕猴桃、葡萄、苹果等都是良好的抗癌水果。

6 加强孕期查体及遗传病筛查

白血病本身不是遗传性疾病，但有些遗传性疾病有染色体的异常，如21-三体综合征、先天性睾丸发育不全等的白血病发病率明显增高。

7 调节机体免疫功能

人体中经常会有细胞发生癌变，但是因为机体免疫系统的监测功能，可以清除这些癌变细胞，而不会患上肿瘤。但是如果有免疫功能缺陷或者免疫功能低下，恶性肿瘤发病率就会明显提高。因此，应重视反复患感染性疾病的孩子的正规治疗，包括合理、有效、规范的抗感染治疗及免疫支持治疗。

贫血

贫血是由于机体造血不足或者消耗过多，使血红蛋白的形成或红细胞的生成不足，多发于6个月至2岁的婴幼儿，临床症状表现以皮肤与黏膜苍白、造血器官代偿性增大为特征。最常见的是营养性贫血，尤其是婴幼儿缺铁性贫血，是小儿时期常见的疾病，也是影响小儿体格和认知发育，诱发感染性疾病的主要因素之一。

你家宝宝贫血吗

贫血初期及轻度贫血时，从外观和行为表现上没有什么明显的症状，因而易被家长忽略，经常是在做体检化验或是贫血程度较重时才被发现。

1 精神不振

贫血早期可出现乏力卷怠、精神不振、嗜睡或易哭闹、面色萎黄、头发黄、细、干稀，厌食恶心，较大儿童可诉头晕眼花、头痛、容易疲劳、少气懒言、心慌气短等症状。

2 皮肤黏膜苍白

面色萎黄或苍白，甲床、口唇、耳垂没有血色，以皮肤、口腔黏膜、结膜、手掌和甲床等处最为明显。

3 免疫功能下降

贫血可引起细胞免疫功能缺陷，宝宝抵抗力差，容易患病，反复发生呼吸道感染。

4 消化功能差

贫血使胃酸分泌减少、脂肪吸收差，使宝宝消化吸收能力减弱，宝宝出现食欲减退，厌食挑食、吃饭不香、腹泻便溏，婴幼儿缺铁性贫血常出现异嗜癖(喜吃土块、灰木炭和煤渣等)。

5 注意力有异常

铁缺乏的宝宝经常表现为爱发脾气、爱哭烦躁不安，或对周围事物缺乏兴趣。研究发现，缺铁性贫血婴儿经治疗后血红蛋白浓度可恢复正常，但其精神发育分却不提高，提示在脑发育的关键阶段发生铁缺乏会造成不可逆的脑发育损伤，认知能力下降。

6 造血器官增大

贫血过重的患者，除以上症状较重外，还可出现肝、脾、淋巴结等器官不同程度地增大。

7 血色素偏低

婴幼儿血红蛋白低于110克／升，6岁以上儿童低于120克／升。

补血～食补最适合宝宝

动物性食品含有较丰富的铁及维生素B12，铁的吸收率也较高，可达15%～20%。蔬菜中的铁和奶类中的铁属于无机铁。虽然蔬菜的铁含量不算低，但宝宝吃了能吸收的却比较少，补铁效果不太好。

1. 叶菜用开水焯过，可以去除其中大部分草酸，这样有利于铁的吸收。

2. 补充富含维生素C的食物，比如西红柿汁、菜泥、猕猴桃等，以增进铁质吸收。饭前吃一个西红柿或喝一杯橙汁（维生素C），就能成倍增加对铁的吸收。

3. 应避免喂食糖，尤其是砂糖、白糖，容易损伤宝宝脾胃，并且会阻碍铁质的吸收。

4. 服用药物时要注意有无药物反应，如药剂应在两餐之间喂较好，这样有利于药物的吸收，同时避免胃肠道反应。

5. 铁剂避免与牛奶钙片同时服用，也不要用茶喂服，以免影响铁的吸收。

6. 铁制剂用量应遵医嘱，用量过大，可出现中毒现象。

7. 若为叶酸或维生素缺乏引起的贫血，应遵医嘱补充相应的药物。

Tips **常见的补血食物**

紫米、黑米、糯米、小米、红豆、黄豆、黑豆、花生、紫薯、香芋、莲藕、山药、南瓜、黑木耳、蘑菇、绿色蔬菜、胡萝卜、红枣、龙眼肉、核桃、鸡蛋黄、动物肝脏及瘦肉、动物血液、芝麻酱等。

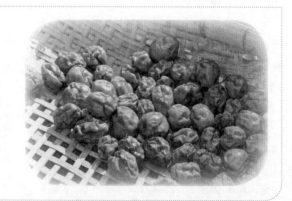

美味又营养的补血食谱

1 红枣木耳糊
将红枣 10 克，黑木耳 25 克，磨成粉末，放入锅中做成糊糊，加入少许红糖调味，益气补血、滋阴润燥，同时还有很好的治疗便秘的作用

2 紫米红豆莲藕粥
紫米红豆浸泡后，莲藕切成小丁，慢火熬制。益气补血、健脾生血、安神滋补。

3 健脾生血八宝粥
黑米 60 克，黑豆 30 克，黑芝麻 30 克（碎），大米 60 克，核桃 2 个（或者花生 10 个），薏米 90 克，百合 10 片，红糖适量。健脾生血，益精填髓。

4 海带鸭血汤
水发海带 50 克，鸭血 500 毫升，原汁鸡汤 1000 毫升。先将水发海带洗净，切成菱形片，放入碗中以备用。将鸭血加精盐少许，隔水蒸熟，用刀划成 1.5 厘米见方的鸭血块，待用。将汤锅置火上，倒入鸡汤，大火煮沸，再倒入海带片及鸭血，烹入料酒，改用小火煮 10 分钟，加葱花、姜末、精盐，煮沸时调入青蒜碎末，搅拌均匀。

防止贫血，重在预防

1 提倡母乳喂养
母乳中铁的生物利用率和吸收率均高于牛奶，对于 1 岁以下婴儿要大力提倡母乳喂养。婴儿出生后应尽早开奶。维持母乳喂养至少要 4 个月，最好到 2 岁。人工喂养的婴儿应吃铁强化配方奶，如果是鲜牛奶须煮沸后再喂。

2 合理膳食
4 个月后随着婴儿长大，应及时按月龄添加辅助食品，保证膳食平衡。4 个月以上的宝宝每天食用 2 个红枣，可以做成枣泥或者榨成汁，1 岁以上的宝宝每天食用 4 个红枣，一般不会贫血。

3 养护好孩子的脾胃
孩子脾胃娇嫩，食物不宜过于精细、过多含糖、过于油腻、调味品过于浓烈以及带有刺激性。烹调食物要做到细、软、烂、清淡，其品种要多样化。烹调时不要破坏营养素，并且做到色、香、味俱佳，以增加小儿食欲。同时，平时多给宝宝做健脾生血的推拿按摩，以增强脾胃消化功能及骨髓造血功能。

4 纠正不良的进食习惯
如强迫、引诱进食以及挑食、偏食、边吃边玩等，彻底治疗各种慢性失血性疾病。

5 作息规律

作息不规律的宝宝，通常造血藏血功能比较弱，要让宝宝养成良好的作息习惯，让机体脏腑得以充分的休息。

6 加强锻炼

加大宝宝活动量可以加速新陈代谢、增加食欲，促进造血器官的机能，食物中的营养吸收率也就高了。

川崎病

川崎病，又称皮肤黏膜淋巴结综合征，是目前儿童期最常见的后天性心脏病。好发于5岁以下的幼儿，尤其多发于1~2岁，病因不明。男孩患病的几率约为女孩的1.5倍。川崎病尤其可能产生心血管系统的合并症，甚至引起猝死或冠状动脉病变。因此父母对于幼儿出现不明原因的高烧不退，必须及时求医。

不要把川崎病当成普通感冒

川崎病的初始症状与感冒类似，这就是为什么很多家长没有及时发现，导致幼儿病情被延误。一般延误1个星期后，容易损害心脏，特别是最容易损害冠状动脉。同时，因为延误了治疗时间，会加重患儿的病情，无形中增加了住院治疗的时间，一般延误的患儿需要住院近半个月时间。因此，当幼儿出现感冒症状时，一定要仔细观察，有所怀疑或拿不定主意时应该及时去医院。

1 持续高烧

持续发高烧（39℃~40℃）超过5天，是诊断川崎病的必要条件。

2 手足末稍红肿疼痛

急性期时，患儿手脚末稍会出现红斑和硬肿，并造成疼痛和僵直，患儿甚至不愿走路或被触摸。到了第2~4周时，则可能在手脚掌、指尖、肛门周围产生脱皮的现象。

3 多形性红斑

全身可能会出现各式各样的皮疹。

4 双侧的结膜炎

结膜充血、发红，但一般不会流眼泪也没有分泌物。

5 口腔黏膜产生变化

口腔咽喉黏膜充血，舌乳头隆起如草莓，嘴唇红肿干裂甚至流血。

6 颈部淋巴结肿大

发生急性、非化脓性的颈部淋巴结肿大，单侧或双侧都有可能，且直径多超过1.5厘米。患儿在急性期大多尚未出现冠状动脉的变化。

如何治疗川崎病

目前最重要的治疗方法是静脉注射免疫球蛋白和口服阿司匹林。大剂量的免疫球蛋白可以抑制冠状动脉病变的发生。每位患者的治疗方法并不一样，依疾病发展的阶段而不同。治疗期间，心脏超声的追踪检查是非常重要的。

1 必须长期追踪

川崎病患者的复发几率约为3%。若患者没有合并冠状动脉异常，或是冠状动脉异常已消失，就不需要长期服用阿斯匹林或限制活动，只需做不定期的追踪。

若患者合并出现轻度冠状动脉瘤，则需长期服用低剂量的阿司匹林直到血管变化消失，并定期追踪。检查以心电图及心脏超声为主。患儿不必限制一般活动，但剧烈运动时仍应小心。

2 注意合并症

急性期主要的合并症是心肌炎、心包膜炎，可能出现心力衰竭或心律失常，可造成死亡。发病1～3周时（平均约10天），15%～20%的患者可能会产生冠状动脉瘤，其中超过50%会在1～2年内消失。

川崎病 Q&A

Q 川崎病和感冒有什么不一样呢？

A 孩子发热多日，还出现皮疹，颈部淋巴结肿大，眼结合膜充血，并且口腔黏膜弥漫充血，出现草莓舌，手脚有些水肿，这些都是川崎病的症状。和感冒很相似，但发病比感冒要凶险得多。

Q 川崎病是什么病？怎么从来没听说过？

A 川崎病是1967年日本川崎富作医师首先报道，并以他的名字命名的疾病，又称皮肤黏膜淋巴结综合征（MCLS），是目前儿童期最常见的后天性心脏病。好发于5岁以下的幼儿，尤其多发于1～2岁，病因不明。男孩患病的几率约为女孩的1.5倍。川崎病尤其可能产生心血管系统的合并症，甚至引起猝死或冠状动脉病变。因此父母对于幼儿出现不明原因的高烧不退，必须及时求医。

Q 川崎病严重吗？会有后遗症吗？

A 川崎病的预后大多良好，大部分的患儿可自行恢复。但由于症状类似普通感冒，因此早期此病极易被忽视。少数患儿会产生并发症，特别是心血管并发症——冠状动脉扩张，严重的会产生动脉瘤并迁延数年。但这个概率比较低，只要及时接受正规治疗，并在日后定期检查，不必太过担心。

蚕豆病

蚕豆病是一种遗传性酶缺乏病，由于红细胞葡萄糖-6-磷酸脱氢酶(G-6-PD酶)缺乏，患者进食蚕豆后，随后发生的急性溶血性疾病，出现黄疸症状，又名蚕豆黄或胡豆黄。常见于小儿，特别是5岁以下男童多见，约占90%。常发生在蚕豆成熟的季节，进食蚕豆或蚕豆制品（如粉丝、酱油）均可致病，母亲食蚕豆后哺乳也可使婴儿发病。

蚕豆病是一种遗传病

蚕豆病发病原因是由于G-6-PD基因突变，导致该酶活性降低，红细胞不能抵抗氧化损伤而遭受破坏，发生溶血性贫血的遗传性疾病。

男孩发病多于女孩

蚕豆病为一种X连锁不完全显性遗传，以前认为是X连锁隐性遗传，后来发现一些女性杂合子G-6-PD酶活性也有不同程度降低、甚至患病，表现为X连锁显性遗传方式。因此本病既然可引起女性杂合子发病，就不能说是传男不传女的遗传规律了。但男孩患病显著高于女孩，男性患者占90%。

Tips 根据G-6-PD缺乏症特有的遗传方式，儿子患病，一定是从母亲遗传得到；女儿患病，可能是从父方，也可能是从母方，还有可能是从父母双方遗传而来。

如何发现宝宝遭遇蚕豆病

蚕豆病的临床表现与一般溶血性贫血大致相同，表现的轻重程度不同，多数患者，特别是女性杂合子，平时不发病，无自觉症状，部分患者可表现为慢性溶血性贫血症状。

患者一般在食用蚕豆后1~2天内出现急性血管内溶血，一旦发病，来势凶猛，表现为全身不适、脸色苍白、厌食、恶心、黄疸、尿色加深(血红蛋白尿)等。严重时可能导致昏迷、休克、全身衰竭，甚至会危及生命。而平时有家长还以为患儿皮肤发黄是因为肝炎引起，从而导致误诊。

Tips 本病可根据进食新鲜蚕豆或吸入蚕豆花粉史，进食蚕豆后突然发生严重的急性溶血性贫血，临床表现，结合发病季节、发病地区、患者的年龄、性别以及家族史等，容易作出诊断。

蚕豆病治疗起来困难吗

输血

本病为急性溶血，且贫血严重，输血或输浓集红细胞是最有效的治疗措施，严重者可反复输血。但对血液来源应行葡萄糖-6-磷酸脱氢酶快速筛选检查，以避免葡萄糖-6-磷酸脱氢酶缺乏者供血，使患者发生第二次溶血。

肾上腺皮质激素

主要是免疫抑制作用，应争取早期、大量、短程用药。

纠正酸中毒

蚕豆病溶血期常有不同程度的酸中毒，严重者单纯输血无效，应积极纠正，这是抢救危重患者的关键措施。

补液

应多饮水或输入液体，以改善微循环，维持有效血循环，促进肾脏排毒及排血红蛋白尿功能。但应防止急性肾功能衰竭，并发急性肾功能衰竭时，应注意维持水、电解质平衡。

对症处理

蚕豆病如合并感染可加重溶血，高热、缺氧和心率加快可出现心力衰竭等，故应积极处理并发症，避免使用对肾脏有损害作用的药物。

中药治疗

清热解毒、利湿退黄，用茵陈五苓散加减。处方：茵陈15克、猪苓12克、茯苓10克、泽泻10克、白术12克、黄芩15克、栀子12克、板蓝根18克、郁金10克、甘草6克。加减：大便秘结，加大黄、枳实；呕吐严重，加半夏、竹茹。

如何预防蚕豆病

蚕豆病患者禁食蚕豆或蚕豆加工制品

避免在蚕豆开花、结果或收获季节去蚕豆地。哺乳期母亲不吃蚕豆及其制品。禁止使用含萘（樟脑）的臭丸放入衣柜驱虫。

这些口服药不能吃

抗疟药 伯氨喹啉、扑疟喹啉、戊奎；
磺胺类 磺胺甲基异恶唑、磺胺吡啶；
解热镇痛药 乙酰苯胺；
其他 呋喃坦叮、呋喃唑酮、呋喃西林、萘啶酸、美蓝；
中药 薄荷、樟脑、萘酚、川莲、珍珠粉、牛黄粉、腊梅花、熊胆（清开灵）、开口茶、七厘散、婴儿素等。

这些药要在医生指导下使用

抗疟药 氯喹、奎宁、乙胺嘧啶；
磺胺类 磺胺甲嘧啶、磺胺嘧啶、长效磺胺；
解热镇痛药 扑热息痛（商品名：泰诺、百服咛、小儿退热栓）、阿司匹林、氨基比林、保泰松、安他唑林；
其他 氯霉素、链霉素、异烟肼、维生素C、苯妥英钠、苯海拉明、安坦、扑尔敏、氨茶碱、维生素k（甲萘醌）；
中药 牛黄制剂（牛黄解毒丸、小儿咽扁颗粒、小儿速效感冒灵等）、抗病毒口服液、双黄连、小儿咳喘灵、鱼腥草、柴胡、小柴胡等。

这些药水避免使用

冬青油、颜料、薄荷膏、平安膏、蓝汞水、紫药水(龙胆紫)、冲凉液(有金银花成份)、白花油、万金油或红花油等(均含有水杨酸)、杀虫剂等。

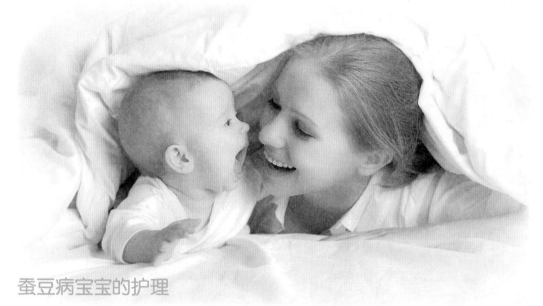

蚕豆病宝宝的护理

1 加强观察

溶血是一个逐渐加重的过程，入院后应严密进行生命体征观察和体温、脉搏、呼吸的检测，防止因贫血缺氧引起重要器官的损伤，出现嗜睡、昏迷、抽搐、头痛、呕吐、气急、尿少、尿闭、脑水肿、心和肾功能衰竭等，应及时告知医生，给予处理。

2 观察尿液

大量溶血时，尿呈浓茶或酱油色。随着溶血的终止，尿逐渐由浓变淡而恢复正常。观察尿的颜色，可了解病情发展。做好尿量记录，发现尿少或尿闭，预示有可能出现溶血尿毒症，引起急性肾功能衰竭，应及时给予碱化尿液等处理。

3 观察皮肤、巩膜

如果黄疸减退表示溶血已经停止。观察皮肤、指甲、口唇颜色，做好血红蛋白的测定与记录。如果贫血在进行性进展，要及时报告医生进行输血，补充损失的红细胞，纠正贫血。

4 输血观察

危重患儿需要紧急输血。入院后应积极做好输血准备，做好血液配型。在输血过程中要严格控制滴速和血量，防止输血过快而诱发急性心力衰竭。应做好输血反应的应急抢救准备，如出现高热、寒颤、皮疹、气急、过敏等，应立即停止输血，进行相应处理。

5 饮食护理

入院后立即终止进食蚕豆或蚕豆制品，给予与溶血无关的饮食。严格卧床休息、避免活动，病房要保持安静。要慎用药物，对于极度烦躁的患儿给予镇静治疗，对于发热应进行物理降温，避免用解热药物降温，以防再次发生溶血。

6 心理护理

由于起病突然，急性溶血、贫血，儿童及家长易引起恐慌。医务人员应向其说明发病原因，避免诱发因素，预后良好，解除忧虑。告知预防方法，尤其在发病季节，应尽量避免接触蚕豆或其花粉、蚕豆制品及某些药物，如磺胺、呋喃类或苯、砷、萘等。

败血症

由于新生儿免疫系统未成熟，免疫功能较差，极易发生感染，发生感染后很难局限而导致全身广泛炎性反应，病情进展较快。常见病原体为细菌，但也可为霉菌、病毒或原虫等其他病原体。这种感染都极易引发新生儿败血症，该如何避免呢？

什么是新生儿败血症

新生儿败血症是指出生28天内的新生遭受细菌的严重感染，甚至死亡。新生儿发生此病的几率1‰～8‰，大致可以分为早发型和晚发型两种。

早发型败血症

指婴儿出生1周内引发的感染，大部分是来自于母体的感染。包括：

1. 准妈妈在怀孕末期，因破水过久而引发感染，羊水有臭味。
2. 与生产时妈妈的阴道炎有关。
3. 准妈妈怀孕末期的感染，例如上呼吸道或尿道炎、阴道炎等。
4. 产程过长。

晚发型败血症

指婴儿出生8～28天内发生的感染。除了来自母体内的感染外，部分亦来自婴儿本身的感染。

1. 环境因素。
2. 肚脐发炎。
3. 早产儿本身的抵抗力较弱。
4. 早产儿使用器官插管，或接受其他侵入性的治疗。

如何第一时间发现感染征兆

新生儿败血症的早期临床表现常不典型，早产儿尤其如此。表现为进奶量减少或拒乳、溢奶、嗜睡或烦躁不安、哭声低、发热或体温不升，也可表现为体温正常、反应低下、面色苍白或灰暗、精神萎靡、体重不增等症状。出现以下表现时应高度怀疑败血症发生：

1 吃奶减少并且吸吮无力

新生宝宝吃奶量明显减少，吮乳时间短而且无力，吃奶时容易呛奶，好像不知道饿。

2 哭声很小

败血症的宝宝常不哭闹，或只哭几声就不哭了，而且哭声低微。

3 体温不升，手足发凉

患败血症时，新宝宝的体温很低，测体温时在35.5℃以下，宝宝手足会发凉。

4 全身肌张力降低

败血症的宝宝四肢及全身软弱，拉伸上肢时他也没有明显的屈曲反应。而一松开宝宝的手，他的上肢会自然坠落下来，也不会抓紧妈妈的手指，而且四肢很少会主动活动。

5 反应低下、昏昏欲睡

如果宝宝得了败血症，在受到刺激时反应能力低下，不会做出适当反应，例如惊醒、注视、微笑等，会表现得精神很差或昏昏欲睡。

6 黄疸不退或退而复现

正常生理性黄疸应该逐步消退，新生儿败血症时生理性黄疸持续不消退，反而加剧，或黄疸消退后又出现黄疸。

7 体重不增

败血症的新生儿，生理性体重下降会超过正常范围，在体重增长期体重也不增加。

Tips 新生儿患败血症时，初期症状不明显，没有特异性，所以爸妈有时可能会觉得小宝宝只是有点不对劲，胃口不好、爱睡觉、体温偏低或者偏高等。

败血症的合并症

早发型败血症最常见的合并症是脑膜炎，其发生率约占30%。至于晚发型败血症，除合并脑膜炎外，也可能会有骨髓炎、关节炎、尿道炎等。因此，医生需仔细评估患儿骨髓及尿液情况。

治疗，抗菌供氧为主

在尚未查出致病菌前，一般都应先给予广谱抗菌素治疗。由于新生儿的抵抗力较弱，应视情况及需要置于保温箱内，必要时给予吸氧并加以隔离。

另外，宝宝因患病而吸吮力不佳，必须给予补充液体，以预防脱水及电解质不平衡。要让宝宝卧床休息，加强营养，补充适量维生素。维持水、电解质及酸碱平衡，必要时给予输血、血浆、白蛋白和丙种球蛋白。高热时可给予物理降温。

Tips 爸爸妈妈常常害怕脑脊液的检查，其实这项检查非常安全，倒是如果延误了有效抗菌素的治疗，出现了并发症反而更危险。

做好消毒工作，避免新宝宝感染

1 生产前

准妈妈在生产前，若有上呼吸道、阴道或尿道感染，需尽量做到完全治愈。而且准妈妈一定要定期做产前检查，及时发现感染、发热等异常，在医生指导下合理应用药物，不要随便买消炎药吃。母亲产后若有感染，则必须与新生儿隔离，以免传染。

2 消毒

新生儿的机体免疫系统尚未完全建立，必须依赖妈妈所给予的抗体。因此，与新生儿接触的东西都必须彻底消毒，尤其是宝宝喝的水。做好皮肤黏膜护理，应特别注意保持口腔皮肤黏膜和脐部的清洁，避免感染或损伤。不要挑宝宝的"马牙"，也不要割"口腔脂肪垫"，更不要用粗糙不洁的布擦洗新生儿的口腔，以免损伤口腔黏膜。妈妈平时要按照前面所说的败血症症状，多注意观察新生儿的面色、吮奶、精神状况及体温变化。

3 洗手

预防败血症最重要的方法是洗手。若家中有人感冒、发烧时，必须和新生儿分隔开，防止交叉感染。此外，家中应减少访客探视。

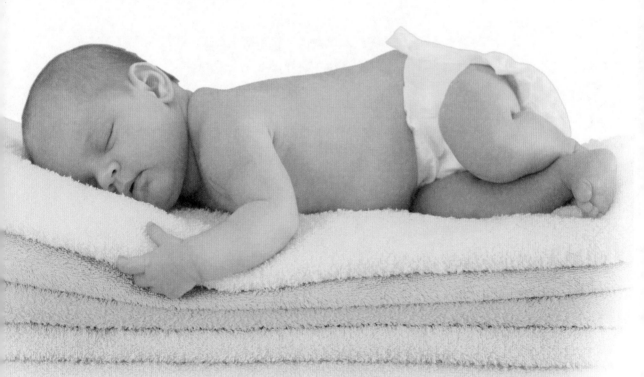

最 外 显 的 不 适
运动系统疾病

很多运动系统方面的疾病，都是有明显外在表现的，比如足内翻、脱臼、O型腿等。妈妈们要及时观察各种蛛丝马迹，做到早发现、早治疗，才能最大限度地减少疾病对宝宝造成的影响。

先天性足内翻

正常人的脚心朝向下方且脚掌完全着地，但有些宝宝出生后脚心却向上向内翻转，称为"足内翻"，又叫先天性马蹄内翻足，是小儿常见的足部畸形，大约每1000名新生儿中就有1~2名出现一侧或双侧足异常。男孩多见，可以单足或双足发病，双侧者居多。发病原因还不清楚。

足内翻，宝宝的脚会这样

这种孩子出生后，脚有3种畸形外观：

1. 内收：脚尖向内转；

2. 内翻：脚心向内翻转；

3. 马蹄样：站立时脚背着地。同时脚内侧呈凹面，而脚外侧呈凸面；脚有时小，单侧发病者更明显。步行后步态摇摆，因脚背外侧着地负重，可出现骨的变形。

治疗越早越好

从出生后即开始，愈早治疗，效果愈好，治疗方法根据年龄和畸形程度而不同。

1 手法矫正法

一般适宜 6 个月以内或较轻型者。从出生后即开始，愈早愈好。由妈妈及一名助手共同协助进行手扳法矫正，宝宝屈膝（使跟腱松弛），助手固定宝宝的膝关节，妈妈一手握着宝宝踝关节的上方，一手托扶足前部跖面，用力使患足外翻、外展及背伸，每日 2 次，手法轻柔，免致骨伤，矫正适度即可。每种矫正位置保持 10 秒钟，每次 10 ~ 15 分钟。每日运算元次，一般主张喂奶前进行。

2 石膏管形外固定矫正

适于 3 月至 1 岁的宝宝，每 2~3 月更换一次。

3 手术治疗

适用于 6 个月以上，手法无法矫正者，手术方式按年龄而异。

Tips 发现此病，应从出生后7 - 10天开始治疗，愈早愈好。早期以手法按摩矫正为主，3个月后需行长腿屈膝石膏管形矫形术，6个月后需手术治疗。术后需加用矫形支具，定期门诊检查，直至14岁以后，以防复发。

如何给宝宝的小脚做康复

3~6个月为宝宝的翻身发育期，家长们可以做一些翻身的训练，来帮助宝宝下肢包括足部肌肉的锻炼。

宝宝取仰卧位，妈妈握着宝宝两脚的踝部，向左翻时，右腿屈向左侧扭动，并同时逗引宝宝的头向左侧旋转，这样身体的重心就随着头、腿的带动翻过来，很好地训练了肢体的转移重心，使上下肢得以协调。

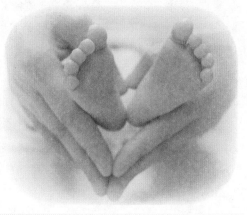

Tips 给新生宝宝按摩时应屈膝90度，一手握住足跟、另一只手推前半足向外展，矫正前足内收。然后握住足跟进行外翻，最后用手掌拖住足底进行背伸，矫正马蹄，每日多次手法矫正直至畸形矫正。

手术后的注意事项

1 皮肤压疮
宝宝经过石膏固定治疗后多少会出现皮肤压疮，一旦石膏压迫解除后压疮均可以通过换药、消毒等措施经过1周时间治愈。无需特殊处理，一般无需应用抗生素治疗。

2 马蹄足复发
如果出现复发情况，术后需要严格配带支具至4岁，使复发率降至最低。一旦出现前足内收等畸形复发情况及时门诊就诊，指导进一步治疗。

3 皮肤坏死
使用外固定支架、软组织松解术等手术方式可造成皮肤坏死，需要及时发现及时处理，局部外敷用药，暂停延长。

先天性髋关节脱位

提起腿纹不对称，妈妈们首先想到的是"发育性髋关节脱位"（以下简称先髋）。其实，单纯的腿纹不对称，不合并其他症状的，其中仅极少数宝宝有髋关节发育异常，如果宝宝同时有其他表现，需进一步检查。可以这么说，患有先髋宝宝一定会有腿纹不对称，但是单纯腿纹不对称并一定就是先髋。因为产程不顺导致的水肿、脂肪组织挤压、淋巴腺肿或静脉瘤等，也有可能引起大腿皮肤皱褶不对称。

确诊先髋，宝宝应该做哪些检查

6个月以下的婴儿可以做超声波检查确诊。要注意的是，由于6个月以内的婴儿骨骼未钙化、骨化中心尚未出现，拍X光片只有一片空白，因此不要让宝宝白白去照X光。10个月以上的宝宝可用X光确诊。

这些表现，让你及早发现先髋

人的大腿骨和盆骨相连处的关节叫髋关节，髋脱位就是髋关节脱位，俗称"大胯脱位"。本病女孩患病的机会比男孩多，为5:1，单侧髋脱位比双侧多见。因对病情不了解，小月龄的婴儿家长很难发现，一般都是孩子开始站立或负重时，髋关节即呈半脱位或脱位状态，此时家长便发现了异常。随着病程延长，脱位就会逐渐加重。

1 能站立之前，可以这样自我检查

会阴部增宽、腿纹增多 在孩子能站立之前，如果患有先髋，则家长会发现其会阴部增宽，患侧的臀部与大腿内侧皮肤皱纹增多。

活动患侧肢体会有弹响声 牵动患侧下肢时髋部还有弹响感，平时在给宝宝洗澡或者换尿布的时候，也能顺便检查一下。

大腿无法对称外展 对于正常新生儿或 2～9 个月的婴儿来说，平卧的时候，两髋和两膝各屈曲至 90 度后，两髋关节可对称外展 70～80 度（差不多能贴到床面上），很多宝宝甚至能很轻松地贴到床面上。若两侧大腿打开角度不对称，或者达不到能接近床面的角度，应怀疑该侧髋关节发育不良或异常，应去小儿骨科做检查。

患侧大腿活动力量减弱或不对称 对于正常新生儿来说，家长给换尿布时都有两腿蹬踏的动作，如果发现宝宝两侧活动不对称，则应高度警惕患有先髋的风险，应及时就诊。

2 能站立行走之后，看步态

当孩子能站立行走时，有髋关节脱位的一侧呈跛行步态，若两侧都脱位，则呈鸭步。表现为走路时上身晃动，臀部后撅，就像鸭子一样，而且站立时孩子的腰部会明显前凸。

3 1岁以内，长短粗细不能作为判断依据

婴幼儿期的髋关节脱位都是轻度脱位或者半脱位，并不影响平时的活动，所以家长很难注意到。而且此时的脱位仅仅是股骨头稍微往后上方移动了一点，加上宝宝腿上的脂肪多，腿本身就比较短，几乎看不出两腿的长短差别。所以，家长不要以长短来判断孩子是否得了先髋。发现腿纹不对称时，首先给宝宝做外展检查，并听听是否有弹响声，有异常一定要及时带宝宝去医院做检查！

Tips 对于会站立之前的宝宝来说，腿部脂肪较多，肌肉很少，本就可能存在轻微的粗细不一致，这并不是先髋的特定表现。临床上也有很多宝宝，治疗好了先髋之后，双腿仍然存在轻微的粗细不一致，这并不是由先髋引起的，要去神经内科及儿科做进一步的诊断。

对于怀疑患有先天性髋关节脱位的宝宝，家长不能自行反复给予关节复位，因为，不正确的手法往往会损伤到宝宝稚嫩的股骨头骨骺（俗称的脆骨），继而引起股骨头坏死的发生。应及早到正规医院进行诊疗。

年龄越小，治疗效果越好

先天性髋关节脱位的早期诊断、早期治疗，非常重要。

● 3～6个月的宝宝诊断明确后，可用专用吊带固定，3个月后95%以上可治愈，这种治疗方法不损伤关节、并发症少。

● 1岁左右、开始走路的宝宝，则需要先将脱位的关节整复，然后上3个月的蛙式石膏，再用蛙式支架固定9～12个月，才能恢复正常。

● 2岁以上的孩子则要动手术、再上石膏。

● 4～7岁的孩子必须通过手术才能痊愈。做同样的手术，宝宝年龄越小，效果越好；年龄越大，手术创伤越大且效果越差。

治疗后，妈妈怎么护理

先髋的宝宝在治疗中多数需要石膏固定或有支架，有的时间长达数月。在这个期间，宝宝的饮食起居会变得很不习惯，所以，做好治疗后的护理是很重要的。

1 石膏别断裂

在固定的头几天，要注意宝宝双脚的温度、颜色及肿痛情况，注意皮肤有无被石膏硌伤或压伤，爸妈可以用一些干净的纱布、棉花垫在宝宝的皮肤和支架交界的部位。保持石膏或支架的完整性，防止石膏断裂及被大小便浸湿而变形。

2 保持小PP干净干燥是要点

爸妈平时在照顾髋关节脱位的宝宝时，一定要保持宝宝小PP的干净和干燥。特别是上了石膏的宝宝，要保持石膏清洁干燥，不要让石膏被宝宝的大小便污染。

3 换尿布时这样做

宝宝每次便便之后，一定要及时更换尿片，可以用湿纸巾轻轻擦拭宝宝的小PP和周围的皮肤。涂些凡士林之类护肤品，预防湿疹发生。

换尿布时，注意千万不要用手提起宝宝的两只脚，而应托起宝宝的小PP，从宝宝的胯部更换尿布。最好把尿布包成三角式，这种样式宝宝是最舒服的，垫的时候可以让宝宝的两腿保持外展蛙式位。一定不要把尿布包得太紧，包太紧的话，髋部处于伸直内收的状态，且无法活动，就更难复位了。另外，要把尿布比较厚的地方垫在宝宝小便的地方，男宝宝在前，女宝宝在后面。如果给女宝宝把尿时，注意要把宝宝的臀部抬高，会阴部朝下，这样比较好。

脱臼

关节脱位，就是我们俗称的脱臼，是指组成关节的各骨的关节面失去正常的对应关系。关节脱位后，关节囊、韧带、关节软骨及肌肉等软组织也会有损伤。另外关节周围肿胀，可有血肿，若不及时复位，血肿机化，关节黏连，使关节不同程度丧失功能。脱臼也是小儿常发生的意外，家长需要了解怎样做才不会导致脱臼，脱臼之后又该如何处理，以期将伤害降到最小。

肩关节脱位

父母带孩子外出游玩时，为了防止孩子走丢或避免意外发生，通常会牵着孩子的手臂。当上楼梯或跨过草坪、石墩等障碍物时，父亲常会把孩子拉起，玩惊险动作。可是有时由于用力突然、过猛，就会使孩子发生关节脱位。

有些孩子在走路或奔跑中，如果突然摔倒，手掌或肘部先着地，身躯向一侧倾倒，就产生了压向地面的冲击力，这时在地面的反冲击下，也容易发生肩关节脱位。

孩子的反应

肩关节脱位后，孩子会立刻哭叫，诉说疼痛，脱位的一侧手、臂均不能上举，如果父母用手抚摸或按压受伤肩部，孩子会疼痛难忍。

你该采取的措施

孩子发生肩关节脱位后，你应该迅速送往医院，请有经验的外科医生进行复位。由于肩关节复位相对比较复杂，一般父母很难自己动手成功复位。

复位后的照顾

肩关节复位后，必须注意保护。可在伤侧腋窝内置一棉垫，用绷带和胶布做环形固定上臂于胸膛，并用三角巾悬吊固定1～2周，使肩关节恢复正常功能。肩关节复位后很容易再次发生脱位，所以应当避免再次受到过力的牵拉，一般需在半年到1年后才能完全恢复正常。

肘关节脱位

肘关节脱位常发生在孩子奔跑过程中突然摔倒时。当孩子摔倒后，上肢向外展并后伸，使肘关节伸直。手掌着地时，由于身体重力的作用，使肘部过度伸直，于是肘关节发生脱位。

孩子的反应

肘关节脱位时，肘部表现为内翻或外翻畸形，肘后三角区丧失正常的关系，使前臂缩短，前后径增宽。肘部逐渐肿胀，皮肤表面会发青紫，疼痛剧烈，手臂只能弯曲，不敢下垂。

你该采取的措施

孩子发生肘关节脱位后，你应立即送孩子去医院进行复位。如果医生手法复位后让孩子试着抓握东西，孩子仍握不住，医院会要求住院，并给脱位处打上石膏。

复位后的照顾

肘关节复位后，也需要进行保护。可用三角巾把受伤手臂悬托，一般1周以后即可，如果局部肿胀疼痛明显，可服用几天消炎止痛药。

桡骨小头半脱位

桡骨小头半脱位常见于2~5岁的孩子。多发生在父母给孩子穿脱衣服时，不小心用力牵拉而引起的。由于孩子桡骨小头后外侧的边缘较低而平，环状韧带的附着力较薄弱，当突然受到外力牵拉时，环状韧带发生破裂，桡骨小头立即滑出。这时环状韧带就会嵌在桡骨小头与肱骨小头之间，使桡骨小头不能回复原位，即形成半脱位。

孩子的反应

孩子会立即啼哭，手臂垂挂在身旁，手掌发直，不能握东西，怕别人碰触，但关节外观没有明显异常，如果脱位时间长，局部组织会肿胀。

你该采取的措施

桡骨小头半脱位比起肩关节脱位、肘关节脱位要常见，其复位方法也比较简单。但我们还是建议父母带孩子去专业医院诊治，以免自行复位给孩子带来痛苦。

复位后的照顾

复位后一般不需要将受伤前臂悬吊，但应注意避免再次过度牵拉孩子受伤上肢，以防再次脱位。

斜颈

先天性斜颈指出生后即发现颈部向一侧倾斜的畸形，其中因肌肉病变所致者称之为肌源性斜颈，因骨骼发育畸形所致者称之为骨源性斜颈。目前一般指先天性肌源性斜颈，由一侧胸锁乳突肌挛缩造成头向一侧偏斜的病症。

哪些宝宝是高危人群

本病的直接原因是胸锁乳突肌的纤维化挛缩与变短所致。但引起此肌纤维化的真正原因还不清楚，可能的因素有产伤、局部缺血、静脉闭塞、宫内姿势不良、遗传、生长停滞、感染性肌炎，或多种因素混合造成。常发生于高龄初产妇和臀位儿。

这些表现要当心

1 颈部肿块

这是母亲或助产士最早发现的症状,触诊时在患侧胸锁乳突肌内可发现硬而无疼痛的梭形肿物,长2~4厘米,宽1~2厘米,在2~4周内逐渐增大,一般如成人拇指末节那么大,于生后第3周左右时最为明显,然后开始退缩,3个月后即逐渐消失,一般不超过半年。

2 斜颈

患儿头向病侧偏斜,下颌转向对侧,在生后即可存在,但一般在生后2~3周出现,并随着患儿的发育,斜颈日益加重。

3 面部不对称

一般于2岁以后,即显示面部五官呈不对称状,主要表现为:

患侧眼睛下降 由于胸锁乳突肌挛缩,致使患者眼睛位置由原来的水平状向下方移位,而健侧眼睛则上升。

下颌转向健侧 因胸锁乳突肌收缩导致患侧乳突肌前移而出现整个下颌向对侧旋转变位。

双侧颜面变形 由于头部旋转,导致双侧脸庞大小不一,健侧丰满呈圆形,患侧则狭而平板。

眼外角线至口角线变异 测量双眼外角至同侧口角线的距离显示患侧变短,且随年龄增加而日益明显。除以上表现外,患儿整个面部,包括鼻子、耳朵等均逐渐呈现不对称性改变,并于成年时基本定型。此时如行手术矫正,颌面部外形更为难看。因此对其治疗力争在学龄前进行,不宜迟于12岁。

4 其他

伴发畸形 可检查有无髋关节脱位、颈椎椎骨畸形等。

视力障碍 因斜颈引起双眼不在同一水平位上易产生视力疲劳而影响视力。

颈椎侧凸 主要是由于头颈旋向健侧,因而引起健侧代偿性侧凸。

家长如何早期发现

在对新生儿做全身检查时应注意以下几点:

1. 双侧颈部是否对称。 2. 双侧胸锁乳突肌内有无肿块。 3. 婴儿头颈是否经常向同一方向倾斜。

需要医生要做的处理

1 非手术疗法

主要用于0～6个月的婴儿，对2岁以内的轻型患者亦可酌情选用。视患儿年龄不同可采用下列方法。

手法按摩 建议在确诊后即开始对肿物做手法轻柔按摩，并伸展挛缩的胸锁乳突肌，每天做4～6回，每回10～20次，每次伸展时维持2～3秒。喂奶、睡眠以及用玩具吸引宝宝注意时，都应注重姿势的纠正。此对轻型者有效，甚至可免除手术矫正。

徒手牵引 于生后半月左右开始，利用喂奶前时间，由母亲使患儿平卧于膝上，并用一手拇指轻轻按摩患部数秒钟，再用另一只手将婴儿头颈向患侧转动，以达到对挛缩的胸锁乳突肌牵引的作用。每天5～6次，每次持续0.5～1分钟。

其他 局部热敷，睡眠时使婴儿头颈尽量向患侧旋转以及给予挛缩的胸锁乳突肌牵拉力等。

2 手术疗法

用于非手术疗法无效的患儿。常选择的手术方式为切断或部分切除挛缩的胸锁乳突肌的胸骨头与锁骨头。术后要佩带矫形石膏托、颈托维持中立位或矫枉过正位至少6周，在伤口愈合后继续采用伸展治疗，防止复发。

脊柱弯曲

脊柱是宝宝身体的支柱，从胚胎形成到婴儿出生，脊柱发育就一直伴随着大脑和脊髓的发育。一旦发现宝宝脊柱出现异常，一定要尽快就医，请专业医师为宝宝做详细检查。

宝宝脊柱的发育过程

宝宝出生的时候脊柱是没有生理弯曲的，只是呈现出轻微的后凸。随着体格以及大运动的逐渐发育，各个生理弯曲才会渐渐呈现。

3个月左右，抬头动作的良好发育使脊柱出现颈椎向前凸出；6个月后能坐，出现胸椎后凸；1岁左右开始行走，出现腰椎前凸出。这都属于脊柱的自然弯曲，这种发育一直到6～7岁才被脊柱周围的韧带所固定。可以说，脊柱的发育与宝宝从小的运动发育以及正确姿势有着密切的关系。所以，提醒广大家长，注意宝宝坐、立、走姿势，对保证脊柱正常的形态很重要。

脊柱侧凸

脊柱侧凸也就是我们常说的脊柱侧弯。正常人的脊柱从后面看应该是一条直线，并且躯干两侧对称。如果从正面看有双肩不等高或后面看到后背左右不平，就应怀疑"脊柱侧凸"，这个时候应通过X线片来确诊。脊柱侧凸是影响婴幼儿身体发育比较严重的问题，务必做到早发现早治疗。

如何发现脊柱侧凸

脊柱侧凸早期表现有：双肩高低不平，脊柱偏离中线，肩胛骨一高一低，一侧胸部出现皱褶皮纹，前弯时双侧背部不对称。家长可以做一个简单的弯腰检查：宝宝脱去上衣，双足立于平地上，立正位。双手掌对合，置双手到双膝之间，让宝宝逐渐弯腰。家长坐在小孩前后方均可，双目平视，观察孩子的双侧背部是否等高，如果发现一侧高，表明可能存在侧弯，应及时到医院就诊。

脊柱侧凸一定要手术吗

确诊后，就要尽早开始治疗了。很多家长都会有这样的疑问，宝宝脊柱侧凸是不是一定要手术治疗？这要从脊柱侧凸的类别说起。婴幼儿脊柱侧凸主要分为先天性和特发性两种。

1 先天性脊柱侧凸

先天性脊柱侧凸，是指在妊娠的前3个月，胎儿脊椎的形成发生异常，导致脊柱变形。此疾病可能是单纯的脊柱异常，也可能会并发其他骨头、神经或软组织异常。以器官异常为例，常会造成先天泌尿生殖器官畸形、先天性心脏病、脊柱神经管闭合不全等疾病。

先天性脊柱侧凸，医生会建议观察一段时间。如果侧弯情况加重，则会随着孩子年龄的增长变得越发严重，所以应尽早手术治疗，一般3～5岁是比较好的手术时机。

2 特发性脊柱侧凸

特发性脊柱侧凸由于发病原因不清楚，所以称之为特发性。根据发病年龄不同，又分婴儿型(0～3岁)、少儿型(3～10岁)及青少年型(10岁后)。婴儿型又有自然治愈型和进展型两种，自愈型占绝大多数。

婴儿型特发性脊柱侧凸

婴儿型特发性脊柱侧凸是在3岁内发现的一种脊柱畸形。一般男婴多见，通常侧弯凸向左侧，一般位于胸段和胸腰段，多数侧弯在出生后6个月内进展。

非进展型 婴儿型特发性脊柱侧凸无需治疗，可以加强观察，每4～6月进行一次体格检查和X线检查。如果侧弯自行消退，可以每1～2年随诊一次；如果侧弯进展，则需进行详细的临床和神经系统检查。

进展型 进展型婴儿型特发性脊柱侧凸在治疗上可以应用石膏矫形固定，固定6～12周，连续更换石膏，直至获得最佳矫形效果。通常在出生后18个月更换石膏改行支具固定，支具应该全天佩带(洗浴时去除)，常规佩戴2～3年。如果已维持矫形，可以逐渐去除支具。

先天性脊柱裂

先天性脊柱裂为脊椎的先天畸形，是胚胎发育过程中，椎管闭合不全而引起。脊柱裂通常发生在怀孕第4周时，是由于尾端神经管孔闭合不完全而造成的椎弓缺损。椎弓融合不全如果只局限在某一小段，通常会发生于腰椎及骶椎处。

1 隐性脊柱裂

隐性脊柱裂是脊柱先天畸形中常见的一种，严格来讲系指无神经系受累者，但目前一般不考虑脊髓和神经根受累与否，只要无膨出均可称为隐性脊柱裂。这种类型的病变常位于下腰段，与脊柱裂相应部位的皮肤及软组织常有色素沉着、毛细血管瘤和毛发生长、皮下脂肪垫等情况。

隐性脊柱裂通常没有明显症状，多是在体检中发现的。如果无症状无需治疗，经过医生检查出现神经系症状可对症治疗。随年龄增长情况加重则应手术治疗。

2 囊性脊柱裂

有的刚出生的婴儿，在腰部有一个膨出的囊包，壁很薄、可透光。婴儿啼哭时，囊包的张力增加，如溃破则很易感染，引起脑膜炎。此型乃因脊股由脊柱裂口处膨出所致，称"脊膜膨出"或"囊性脊柱裂"。这种情况需手术治疗，手术时机在出生后1~3个月。

脊柱裂能预防吗

目前的产前检查，例如筛检母体血液中的甲型胎儿蛋白，是通过胎儿超声波或羊水穿刺术，来确定羊水中甲型胎儿蛋白指数、乙醯胆素和脂化酶素的指数，以排除先天性脊柱裂的可能。而在怀孕初期，准妈妈若能补充适量的叶酸，也可有效预防此类疾病发生。

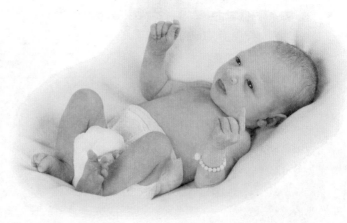

O型腿

所谓o型腿是指大腿和小腿之间的膝关节内翻或者小腿内弯，一般最常见的是"生理性o型腿"，它通常与胎儿在子宫内所呈的姿势有关。所以，凡是处于学步期之前的婴儿，下肢骨骼略微呈现o型是正常的，只是有些孩子的o型腿程度比较严重，有些则不太明显。在这里我们也说明一下，经常有家长会觉得用纸尿裤时间过长会造成宝宝o型腿，其实并不是，小婴儿的o型腿是一种生理现象。

症状随年龄增长而消失

通常年龄越小，出现O型腿的几率就越高。在每10个新生儿当中，大约会有8个出现O型腿的情况，并且一直持续到2岁左右。从1岁6个月开始到2岁之间，随着骨骼的生长，膝盖内弯的情况会逐渐改善，下肢也会渐渐变得笔直，O型腿现象也就随之消失。所以，妈妈们不必纠结宝宝是否是缺钙导致的O型腿，这个时期的宝宝有点O型腿是正常的，可以继续观察。

Tips 少部分有o型腿的宝宝是因为家族遗传的因素所致。如果大人本身的腿型就有点内八或o型腿的现象，宝宝出现类似的状况也属于正常。

异常情况需要医生诊断

其实除了弯曲的角度真的过大，否则都可以视为生理上的异常，随着年龄的增长，这些会趋于正常，家长可以不用过于忧虑。若真的怀疑宝宝腿型属于异常，比如两腿之间距离过大，2岁之后还有很明显的O型腿等，可以带至医院做一些检测，检查他的膝盖弯曲的角度是否过大，否则持续观察即可。

造成宝宝病理性"O"型腿和"X"型腿畸形的主要原因是佝偻病，也有少部分是因软骨发育障碍、骨折、外伤、骨瘤等引起的后遗症。患佝偻病时，因钙盐不足，骨骺增生的软骨不能正常地骨化，原有的骨质又出现脱钙和吸收，因而造成骨质软化，不能耐受肢体重力。加之膝关节周围韧带松弛，失去对骨的支持和保护作用，于是宝宝就会表现出小腿骨的弯曲变形，出现"O"型和"X"型腿。

Tips **腿型是否正常，自己先测一测**
如何检查孩子是否患有o型腿或者x型腿呢？除了可以通过目测确定之外，还有下列方法。
1.注意孩子是否容易被自己的膝盖绊倒，或者2岁之后走路常常跌倒。
2.让孩子自然站立，观察大腿与小腿的角度是否差异过大，膝盖是否向内或向外弯曲特别明显。
3.立正时双腿并拢，看双腿之间是否呈圆弧形，观察双膝距离是否过大，有没有超过5cm。

宝宝 O 型腿，家长怎么办

1 大都不需要治疗

从人体下肢的发育过程来看，宝宝的O型腿绝大部分属于生理性的弯曲，最后都会自然恢复，所以不用太过紧张。如同我们前面所说，很多宝宝在学步期之前就会表现为O型腿，2岁之后就会逐渐改善，无需治疗。

到了3岁之后随着骨骼的发育，很多孩子还会出现膝外翻的现象，即所谓的X型腿，不过到10岁之后就能恢复正常。如果孩子平时饮食良好，各项活动正常，体格发育也正常，就不用担心是缺钙引起的。

2 正确坐姿很重要

O型腿的宝宝要避免跪坐和趴睡的姿势。

虽然趴睡不一定直接证明会对宝宝的腿型造成不良影响，但是当宝宝趴睡时，脚踝呈内翻或外翻状，长时间下来，也可能影响他的腿型。

一些正在学爬或是学走路的宝宝，经常爬一爬就坐起来了，而且很多宝宝喜欢跪坐。跪坐时宝宝的脚大多成外翻状，这时候家长可以帮他改变成盘腿坐的姿势，或者把外翻的腿往里收一收，帮他恢复到正常的状态。

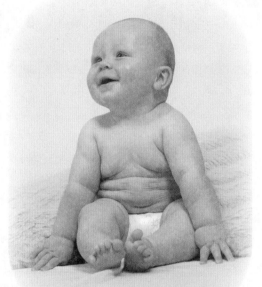

3 别太早用学步车

学步期的宝宝，顺其自然是最重要的。每个孩子的发育程度不一样，个体差异也不一样，有的孩子可能不到1岁就会走路了，有的宝宝可能要到1岁半，其实都没有问题。不要看别人孩子走路早就早早锻炼自己孩子走路。如果宝宝都还坐不稳就硬要他学站立甚至放到学步车里学走路，他的躯干及腿的力道还不能承受体重，长期下来，使腿部承受太多的负担，会导致体态扭曲，还有可能造成O型腿、髋关节异常等。

4 病理性异常则需尽早治疗

对于确诊是病理原因导致的O型腿，应尽快找出原因。如果是缺钙导致的佝偻病，那么则要改变饮食习惯，可多吃含钙食物、补充维生素D、多晒太阳、勤于运动，都有助于改善腿型。如果腿弯得太厉害，可以考虑采取支架治疗或者手术矫正。

最 忧 心 的 不 适

神经系统疾病

神经系统疾病是指发生于中枢神经系统、周围神经系统、植物神经系统的，以感觉、运动、意识、植物神经功能障碍为主要表现的疾病。很多神经系统疾病在早期即有一些表现，如果家长没有注意发现症状，或者发现后又没有及时治疗的话，那么将会对孩子的一生造成巨大的伤害。作为家长，我们应该了解并重视神经系统疾病的前期症状，为宝宝的健康成长保驾护航。

脑膜炎

在我们的脑组织外面有一层叫做脑膜的薄膜，在脑膜和脑组织之间，有一些被称为脑脊髓液的液体，这些液体可以减轻外力对脑组织的直接冲击，当脑膜和脑脊髓液出现发炎症状时，就是脑膜炎。

脑膜炎分为细菌性脑膜炎和无菌性脑膜炎。细菌性脑膜炎比较可怕，发病后容易产生并发症，甚至可能导致死亡。无菌性脑膜炎则只是脑部外面的轻微感染，并不会直接破坏脑部的神经组织，大多可以完全康复。

脑膜炎有哪些症状

典型症状包括头痛、呕吐、颈部僵硬和疼痛。新生儿并不会描述自己头痛，而且颈部僵硬的症状也不是很明显，所以我们必须注意不寻常的持续呕吐。一般来说，新生儿发生脑膜炎时可能有下列表现：发烧或体温低、持续呕吐、持续哭闹不安、食欲减退、呼吸急促、看起来比较累等。

脑膜炎感染类型

病毒性感染

小儿病毒性脑膜炎最常见的原因是肠病毒，一般属于良性，很少引起并发症，通常都会自行康复。不过，新生儿的免疫功能并不完善，一旦发生肠病毒感染的脑膜炎时，就比较容易并发肝炎、肺炎、脑炎等严重疾病，这同样可以威胁到小宝宝的生命安全。所以，医生在处理病毒性脑膜炎时，一方面要注意其他的器官有没有受到侵害，一方面必须注意隔离这些病毒。

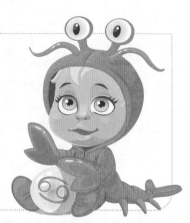

Tips **病毒性脑膜炎护理重点**

急性期卧床休息，专人陪伴，防止坠床受伤。

注意保暖，防止受凉，预防感冒。

多饮水，增加营养，给予高热量、易消化、富含纤维素食物，增加维生素的摄入。

保持口腔皮肤清洁卫生，高热时及时擦干汗液，补充水分。

细菌性感染

细菌性脑膜炎是比较危险的，最常见的病原是B群链球菌和大肠杆菌，占了所有新生儿脑膜炎中的2/3。这两种细菌都会在母体的生殖道附近寄居，这样当孩子出生时，极可能会感染到这些细菌，所以它们就成了新生儿脑膜炎最常见的原因。

一旦确诊是细菌性脑膜炎，医生都会马上使用抗生素来治疗症状。如果确实不能界定细菌种类，就必须将所有常见的细菌种类列入考虑范围，等到细菌培养结果出来之后，再根据培养菌种对于抗生素的敏感性，来决定是否需要改用抗生素。这是使用抗生素的常识，新手妈妈应当了解。

Tips **细菌性脑膜炎护理重点**

对于昏迷、持续惊厥或休克患儿，应随时有人守护，做好急救准备，一旦出现惊厥、昏迷或病情骤变等情况，及时报告医师处理。

饮食上应坚持"少量多餐"的原则，饭后减少活动，以避免呕吐。若病情许可，可竖直抱起或抬高床头约20分钟。若吞咽困难可用鼻饲。使用磺胺或肾毒性抗生素者，应给予充足的液体。

保持呼吸道通畅，呕吐时头部要侧向一方，及时清除鼻咽部分泌物及呕吐物，以防吸入性窒息，注意口腔护理。

有疫苗吗

目前，对于新生儿脑膜炎还没有很有效的预防方法，我们能够做的，只能是仔细观察任何可能的先期症状，给予适当及时的治疗。目前已经有科研机构在开发B群链球菌疫苗，这种疫苗一旦研发成功，就可以有效减少新生儿脑膜炎的发生率。

乙脑

"乙脑"是流行性乙型脑炎的简称，流行于每年8~9月份，通过蚊虫传播。乙脑发病初期与感冒相似，两者极易混淆。而乙脑发病快，来势汹汹，具有流行性，危害大，更应引起家长们的重视，避免误诊。

传染源和传播媒介症状

乙脑的传染源主要是家畜、家禽、宠物。农村以猪为主，传染率达100%；其次为狗、牛、羊、马、猫，以及家禽鸡、鸭、鹅等。城市以宠物狗、猫为主。当今养狗成风，流行季节狗的感染率很高，不少是乙脑不显性感染者。而蚊虫是乙脑唯一的传播媒介。夏季气温高，雨水多，是蚊虫密集的时候，一定要警惕。蚊虫叮咬乙脑病毒感染的家畜、家禽、宠物后，再叮咬易感人群，将病毒注入人体，缺乏抗体的人们就会被感染而发病。

乙脑的表现症状

乙脑多见于10岁以下、尤其是2~6岁抵抗力低下，缺乏保护的宝宝。宝宝多动、活动范围广，又容易出汗，容易遭到蚊虫叮咬，发病几率高。

如缺乏抗体的人被带乙脑病毒的蚊虫叮咬后，经过10～14天的潜伏期就会发病。病毒进入血液循环，出现病毒血症。进入初热期，体温逐渐升高，持续不退，体温可由38℃升高达40℃。病情日益严重，头痛、呕吐、嗜睡，严重的可反复惊厥，出现昏迷进入极期。病程为10天左右，即使抢救成功，也会留下严重的后遗症。

任何年龄段人，如果缺乏抵抗力，被含有乙脑病毒的蚊虫叮咬以后，都可以成为乙脑的感染者。症状有轻有重，大多数为普通型，只有极少数进入极期为重型。小婴儿发病后的主要表现为发热、摇头、呕吐、昏睡、惊厥，比较严重，所以小婴儿一定要防蚊。

如何区分乙脑和感冒

乙脑初期与感冒一样都有发热、怕冷、轻度头痛的表现，随着病程的进展，区别就表现出来了。

感冒的发热会逐渐减退，而乙脑的发热则日益升高，可由38℃升高至40℃，甚至41℃。头痛加剧、反复呕吐、昏昏沉沉、嗜睡、甚至抽筋、昏迷。一个重要体征就是，患儿平卧后，如果扳他的头颈会感觉发硬、有抵抗，这叫脑膜刺激症状。

还有一个重要区别是：病毒感冒血象检查，白细胞降低，而乙脑则白细胞升高。如果做腰穿、做脑脊液检验，就可以区别开了。乙脑病儿的脑脊液细胞数可达50~500，而感冒患者脑脊髓液正常。脑脊髓液检验是确诊的主要依据。

所以，8、9月份的时候，如果宝宝发热多天，头痛、呕吐、嗜睡、头颈有抵抗，白细胞增高，即为疑似乙脑患儿，应立即住院观察、治疗，必要时做腰穿，检验脑脊液以确诊。

怎样远离乙脑

预防乙脑要做到以下几个方面：

1. 预防接种、注射乙脑灭活疫苗，定期加强接种。	2. 做好灭蚊工作。	3. 加强对家畜、家禽、宠物的消毒、卫生和防蚊管理。

Tips 乙脑疫苗注射的对象主要为流行区6个月以上、10岁以下的儿童。在流行前1个月开始，间隔7~10天复种1次，以后每年加强注射1次。预防接种后2~3周体内产生保护性抗体，一般能维持4~6个月。

高热惊厥

孩子高烧后（大多高于39℃以上）发生一次突然的抽风，我们称之为高热惊厥。惊厥持续时间比较短，为2~3分钟，惊厥停止后，患儿也随之清醒。一般多见于6个月至5岁的婴幼儿，表现为意识丧失、双眼上翻、牙关紧闭、四肢抽动。一般情况下，在患病的过程中只抽一次。

怎样应对高热惊厥

小儿高热惊厥是儿科常见的一种急症，是没有生命危险的，也不会对孩子智力造成影响。作为新手妈妈，应该能够知道如何预防惊厥的发作，以及惊厥发生后该如何应对。

当孩子出现惊厥时，家长该如何做呢？

1. 不要慌忙把孩子抱起来，应将患儿迅速摆成侧卧位，这样做可避免患儿呕吐时发生窒息的危险。

2. 迅速将孩子衣服解开，以便孩子呼吸顺畅和散热。

3. 不要口服喂退烧药，可在患儿肛门内放入退热栓，同时将温毛巾擦拭孩子头颈部和四肢（不擦前后胸）协助降温。

4. 当孩子惊厥停止后，立即送孩子去医院。如果抽风超过3分钟还未停止，不要等待，立即送孩子就近入院。

5. 孩子惊厥后，尤其是第一次惊厥的孩子，一定要详细检查，包括头颅CT、脑电图、血常规、生化全套等，不能心疼孩子而拒绝检查。

Tips 孩子发生惊厥时，家长往往十分惊慌、不知所措。一些家长会用力掐孩子的人中，这样做是不合理的，不但没有效果，而且还会把宝宝幼嫩的皮肤掐破。

不要对医生隐瞒家族史

高热惊厥的孩子绝大多数有家族史，就是说，这个病和遗传有很大的关系，很多孩子爸爸妈妈小时候有热惊的病史。但是很多人否认自己有这个病史，一个是有所顾忌，故意隐瞒。二是确实不知道，因为孩子父母这一代人就隐瞒了病情。

其实，从某个角度讲，有热惊家族史的孩子比没有热惊家族史的要好，因为有遗传倾向，诊断起来就容易了。而没有遗传倾向的，忽然抽风，有可能是其他疾病。所以，孩子热惊后，孩子父母一定要询问自己的双方父母，自己小时候或其他兄弟姐妹有无高热惊厥病史。

高热惊厥重在预防

高热惊厥的发病率为2%～4%，在高热惊厥的患儿中，1/3有第二次惊厥，这其中1/2会有第3次惊厥，大约1/10有3次或3次以上的复发。高热惊厥复发均发生于首次发作的3年内。惊厥虽不同于癫痫，大多孩子预后良好，可是每次的抽风发作多少会对孩子的身体和心理造成一定的影响，因此如何预防或减少热性惊厥的复发非常关键。

1 减少原发病的发生

高热惊厥几乎都出现在孩子呼吸道感染出现急起高热后引起的。所以，这样的孩子要尽量减少感冒，感冒少了，惊厥的几率就少了，这是关键。在临床中，不少高热惊厥的孩子同时是过敏体质，有过敏性鼻炎、荨麻疹等疾病。这样的孩子，要注意同时治疗过敏性疾病，而不能只注意抗炎治疗。过敏纠正了，孩子反复感冒的情况才能减少，热惊也就减少了。所以，高热惊厥的孩子除了找神经科大夫就诊以外，如果有过敏体质，一定要在呼吸科大夫处再就诊一下，协助纠正过敏体质。

2 用药预防

目前国内短程安定的具体用法是：直肠给药，剂量每次 0.5 毫克／千克体重，在首次使用 8 小时后再重复使用第 2 次，就可收到较为满意的疗效。若 24 小时后患儿仍有发热（＞38℃），可以第 3 次给药。

对所有高热惊厥患儿来说，在口服安定的同时必须使用退热药（如布洛芬和对乙酰氨基酚）以求快速降温，并积极选用抗生素以控制原发病。

下面这些情况，有可能不是高热惊厥

除了高热惊厥，还有一种无热惊厥。无热惊厥中，"癫痫"的患儿比较多见。孩子有可能平时好好的，没有抽风病史，头颅CT检查正常，需要做脑电图加以确诊。

如果孩子出现下列症状，就需要住院检查，排除脑炎或癫痫等疾病：

1. 热度不高（38℃以下）便出现惊厥。

2. 惊厥持续时间较长，一般在 5 分钟以上。

3. 惊厥的同时伴有呕吐。

4. 惊厥停止后，意识仍不完全恢复或四肢活动跟平常不一样。如四肢僵硬、颤抖和瘫痪等。

5. 24 小时内再次出现惊厥，并在 2 次以上。

6. 不是全身抽动而是身体某个部位抽动。

7. 6 个月以内和 6 岁以上发生惊厥时。

惊厥的孩子，慎用疫苗

对于有惊厥病史的孩子，绝大多数疫苗的注射需要终身停止或暂时停止，因为注射疫苗会诱发惊厥的发作。在临床上，给有惊厥病史的孩子的出院医嘱上会有明确注明：暂停疫苗注射（糖丸和乙肝疫苗除外）。什么时候能打，需要动态监测孩子病情和脑电图情况，由主管医生给出建议。

癫痫

癫痫是一种慢性脑部疾患，从婴儿期至老年期均可发病。目前癫痫的患病率为5%~10%，儿童阶段是高发期。对于癫痫病的治疗，社会上还存在不少不正确的认识，甚至认为是不治之症。其实如果能规范治疗，大约七成患儿可以彻底治愈。作为癫痫患儿的家长，尤其要坚持为患儿记录发病、用药的详细情况。

警惕孩子的这些表现

癫痫的临床发作类型大体分为全身性发作和部分性发作。小儿癫痫常见表现为：

全身性发作

大发作　表现为意识突然丧失，呼吸暂停、口吐白沫、面色青紫。抽搐开始为四肢的强直、握拳、两眼上翻或偏斜一方，然后面部及四肢肌肉呈阵挛性抽动，常有舌咬伤，可以有大小便失禁。发作持续1~5分钟，发作后意识不清或嗜睡，经数小时清醒。

失神发作　特点为突然发生短暂的意识丧失，语言中断、活动停止，固定于某一体位，不跌倒，两眼茫然凝视。有时面色苍白，没有肌肉抽搐，发作持续2~10秒，不超过30秒，很快意识恢复，继续正常活动。

痉挛发作　常见于婴儿痉挛症，多在3~7个月间发病，痉挛表现为短暂的点头伴四肢屈曲样收缩。每次痉挛后可有短暂凝视。每次持续几秒，发作常成串出现，每天数次到数十次，重的每天达百次以上。成串发作常出现在入睡前或睡醒后不久。大部分孩子伴有明显智力减退、发育落后。3~4岁以后常自动停止，但半数都转变为全身大发作。

部分性发作

部分性运动性发作　发作常表现为躯体局部肌肉或肢体的抽搐发作。也可表现为转头或原地转圈等。持续时间可能比较长，一般没有意识丧失，严重发作以后抽搐部位的肌肉可有暂时性麻痹。

精神运动型癫痫 也称自动症，表现为活动突然停止，两眼凝视，面无表情，可持续数分钟至数小时。常伴有无意识咀嚼、流口水、吞咽等。也可在意识不清的情况下，胡乱摸索、行走、奔跑、踢打、胡言乱语、微笑或狂笑等。发作后常意识模糊或入睡。

发作前可有先兆，看到或听到周围人看不到或听不到的物体和声音，有的孩子可闻到特殊气味。

其他部分性发作表现 可有植物神经症状。如良性儿童枕叶癫痫，多发生于3~6岁，多数发作出现在夜间，表现为恶心、呕吐等自主神经症状，易激惹，眼球偏斜，可有不同程度意识障碍。持续5~10分钟或更长时间。

Tips **癫痫会影响宝宝智力发育吗？**
癫痫的智力低下，主要取决于病因，与癫痫类型、发作频率与病程、脑电图及抗癫痫药物也有关。继发性癫痫，如各种脑炎、产伤，或患有先天性遗传病等，几乎均可导致智力障碍；原发性癫痫大约有1/3可出现智力障碍。

控制癫痫，从记日志开始

癫痫病是一种慢性疾病，需要定期复诊和长期治疗，而患儿家长反馈的内容对于医生诊病、用药很重要。一般来说，家长在记录癫痫患儿日志时应该包括这些内容：前一次就诊后是否有发作，发作的情况如何（如有条件可拍摄视频资料），药物的用法用量，是否出现头晕、皮疹、困倦等症状，是否合并其他疾病，是否合用了其他药物，以及其他在前一次就诊后的问题（如癫痫儿童的生长发育、学习、日常活动情况、睡眠情况）等。

这样做，可以在复诊时将这一阶段患儿的真实病情信息全面、准确、快速地告知医生，以便于医生为患儿提供最佳的诊断和治疗方案。

如何记录癫痫发作日志

记日志非常简单，可以自制一个日历表格，将每天的情况按照下面的内容填写即可。

1.在就诊当天的日期栏内记录上"//"的符号，代表从这一天开始记录患儿的发作以及治疗过程中的不良反应。用不同的符号代表发作的不同表现，填在相应的日期栏内，表示当天出现了这种类型的发作。

◇代表：突发意识丧失，四肢抽搐
△代表：一侧肢体抽搐，神志清楚
○代表：突然发呆，呼之不应，无肢体抽搐

■代表：突发全身或一个肢体出现抖动
#代表：其他发作表现，可根据实际情况注明

2.将1个月内的总发作次数进行总结，并在"本月总发作次数"栏内天上该月发作的总次数。

3.如果用药当天出现了不良反应（如头晕、恶心、嗜睡等），请在相应的日期栏内画上★，并在日期栏下面记录不良反应的表现。

癫痫用药，不可随意增减

有些家长因惧怕可能发生的不良反应，或者存在侥幸心理，不遵医嘱，药物不按计划加量，或者看到孩子短期不发作就擅自减量，反而造成癫痫发作的控制不良。

1 **按时服药**
按时服药包含两层含义：一是每天坚持服药。二是尽可能保证在每天的同一时间服药。同时，未经医生允许不要擅自减量、增量或停药。

2 **观察药物不良反应**
如果在服用抗癫痫药物期间出现了头晕、走路不稳、食欲不振等不适或其他不良反应，应及时就诊；如出现皮疹、发热、皮肤黏膜剥脱等药物过敏反应，应立即停药并就诊。

Tips 有些抗癫痫药物可能与其他疾病的治疗药物有相互作用，在服用其他药物前请告知医生，并咨询医生是否可以合用。

家有癫痫宝宝，妈妈需注意

1.不宜给患有癫痫的宝宝随便进补（如人参、虫草等），尽可能不喝或少喝可乐、咖啡等具有大脑兴奋性作用的饮料。

2.癫痫患儿的生活区域应相对宽敞，在发作时会有一定危险的东西应尽可能移开或予以特殊处理，比如硬物边角应包上泡沫材料。

3.可进行常规的体育锻炼，但攀岩、潜水、跳水、拳击、打橄榄球等过分剧烈或危险运动则不宜进行。

4.对于热性惊厥的患儿，洗澡时水温不宜过高，尽量避免泡温泉。

急救处理要学会

患儿已经全身抽搐将要跌倒时，家长要将其扶住以免跌伤，并用软垫保护头部；让其侧卧，尽可能清除口中的食物；解开患儿的衣领、裤带、围巾等，以免阻塞气道导致窒息。

观察发作症状，包括意识状况、抽搐部位、发作起止时间等。尽量减少对患儿的刺激，不要试图往其嘴里填塞任何物品。对牙关紧闭者，不要强行撬开，否则会增大刺激，不利于发作缓解，甚至造成不必要的伤害。出现抽搐时，不要强压患儿肢体，以免造成骨折。

患儿抽搐停止进入昏睡期后，其全身肌肉已放松，可将患儿的姿势保持侧卧，头转向一侧，让其口中的唾液和呕吐物流出，避免窒息。

如果发作为局灶性，可能出现意识模糊、无目的转圈、四处走动，应守护在患儿身边，远离危险环境和物品（如池塘、厨房、楼梯、明火、刀叉等）；注意观察发作情况并记录。

癫痫发作具有自限性，一般不超过2~3分钟。如果超过5分钟仍不缓解，或明显超过平常的发作时间，出现连续发作或呼吸困难，或者伴有其他损伤或疾病，应拨打急救电话寻求帮助，咨询专业医生或就诊。

脑瘫

脑瘫是指出生前到出生后一段时间内各种原因所致的非进行性脑损伤或脑发育缺陷，主要表现是中枢性运动障碍及姿势异常，可伴有智力低下、癫痫、视/听障碍等。

如何识别脑瘫倾向

脑瘫主要见于高危儿，如早产或低出生体重、胎儿宫内窘迫或出生时窒息、颅内出血、新生儿期黄疸较重等。如果出生体重低于1500克，缺氧缺血性脑病、黄疸、颅内出血、感染等为重度，这些孩子发生脑瘫的几率就更高。脑瘫一般都有运动发育落后的表现，了解一个孩子运动是否发育落后，首先必须熟知婴儿运动的正常发育规律：

大运动 2(个月)抬(头)、4翻(身)、6坐、8爬、10站、周走。

手的运动 3个月应经常张开手、可握住放在掌中的小物片刻，4~5个月手能凑到一起玩，6~7个月能主动抓物，9~10个月能拇指与食指对捏取小物。

宝宝的正常发育规律

根据婴儿的正常发育规律，我们推荐给家长一首儿歌，家长在和孩子交流时，可用此儿歌对照，及时发现异常。

新生的娃娃看红球，听到声音会转头。一两个月对妈妈笑，头不低来又不翘。三四个月会翻身，松开的小手胸前靠。五六个月已能坐，旁边的玩具要抓握，七八个月扶蹦跳，会滚能爬最重要。九十个月扶床站，能"欢迎"会"再见"。周岁孩子站得稳，牵走还能迈得准，又叫妈又叫爸，豆儿小球能捏拿。教育不够发育慢，脑受损伤更落后，发现问题及时赶，良机错过不再返。

Tips　为什么早产儿易患脑瘫？

因为早产儿脑发育不成熟，出生后容易患一些疾病，如呼吸困难、缺氧、脑室内出血、脑组织损伤等。此外，早产儿营养常常不充足，也影响了大脑的发育，并且体重越小·发生脑瘫的几率越高。据调查，100个早产儿约有3个是脑瘫患儿。

7 项姿势反应自测

姿势异常是脑瘫最重要的临床表现，早期发现姿势异常，就能早期认出脑瘫倾向。孩子是否有姿势异常家长可用"7项姿势反应"自测，其中任何一项所述的异常存在，均应及时就医进行进一步检查。

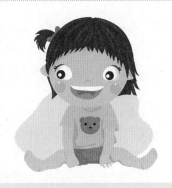

1. 抱位及仰卧位的自发姿势　拇指内收发紧或拇指内收达掌心，头经常偏向一侧。头偏向一侧时，上肢类似拉弓射箭样一曲一伸。自发足拇趾上翘，其余四趾呈扇形分开，一侧肢体活动明显减少或异常，肢体躯干扭动。1～2个月的婴儿仰卧位时双下肢僵直，3个月或以后手仍持续握拳等。

2. 由仰卧扶成侧卧　头后仰≥20°等。

3. 由侧卧扶成俯卧　4个月以后测，不会用肘支撑而用面部支撑，臀翘得比头高等。

4. 由仰卧拉坐　上肢发紧，头后仰≥20°，不经坐位直接站起等。

5. 立位举高时　足绷直发紧，下肢交叉发紧，上肢头颈姿势异常等。

6. 举高后足轻碰台面　足跟抬起≥30°，7个月后还不持重等。

7. 足踏台面后扶持重心稍向前倾，并促其迈步　足跟不着地的迈步（尖足）、迈步时两腿交叉（剪刀步）、7个月后还无迈步意识、7个月后还不持重、无正常迈步呈快速踏步状等。

如何预防脑瘫

只要父母按照一定的方法在家中给孩子做按摩、体操（每日2次，每次5～15分钟）和强化的主动运动训练，如按月龄增长做相应的抬头、拉坐、翻身、坐、爬、站和走等运动，促进运动张力发展。同时要纠正不正常的姿势，多锻炼正常的姿势。这些方法既安全又可行，并且经过研究证明是有效的。研究结果表明，按照以上方法，脑瘫可以减少2/3以上，即使发生脑瘫，程度也会明显减经。

0～2个月

1.俯卧抬头 胎龄满40周开始俯卧练习，吃奶前1小时，空腹觉醒时，俯卧位用语言和玩具引导小儿抬头。每次训练10分钟，每日训练4～6次。

2.母子面对面训练法 小儿俯卧于母亲身上，母亲可与小儿对话鼓励小儿抬头。

3.侧卧对称性姿势 使小儿侧卧于床上，双上肢及双手保持在躯干的正中位，此姿势可控制异常性非对称性姿势及异常性的伸肌紧张。

3～4月

1.俯卧抬头训练 继续让小儿进行俯卧位抬头训练。

2.翻身 用玩具诱导小儿翻身，帮助小儿翻身时可一手握住小儿的手，另一手在其肩部轻轻地向对侧翻身，每日至少练习7～8次。

3.平衡训练 将小儿仰卧位放置在被单上，两位家长分别抓住被单两头进行左右摇荡。每日2～4次。

4.手口协调性训练 仰卧位，让小儿两手抓双足放至口，练习手口眼协调性动作。

5.抓握训练 将玩具放在中线的位置，诱发小儿的上肢向前伸出、手指分开进行抓握。每日进行7～8次。

5～6月

1.坐位训练 小儿双下肢分开、躯干前倾，双上肢前方支撑坐，也可练习靠坐。每日练习5～6次，每次10分钟。

2.俯爬 家长可在其前方用玩具逗引，后方抵住小儿足底帮助向前移动。每次5～10分钟，每日练习7～8次。

3.主动抓握训练 小儿坐位，将玩具放在身体前远近不同的位置，让小儿练习从远近、高低不同的地方够取玩具。每日练习5～6次，每次10分钟。

7～8月

1.手膝位爬 用手膝位支撑的姿势进行爬行

训练，要求每日爬50~100米。

2.拾取动作训练 立位扶着小儿的双膝防止膝屈曲，在小儿前面放一个玩具，让其练习弯腰拾取，弯腰的幅度从高到低，从易到难。此动作每日练习2~4次，每次10~30回。

每个新生儿的家长，尤其是高危儿的家长，要特别关注宝宝的运动、智能发育是否正常，情绪、性格是否良好。发现异常并不可怕，只要尽早进行正确的功能训练，宝宝的前途仍然光明。

多动症

儿童多动症是儿童注意缺陷多动障碍的俗称，不少家长常常认为宝宝好动是一个心理问题，或是由于教育、环境等原因所造成的不良学习习惯或行为问题。事实上，它是由于先天或后天的种种原因，使大脑内单胺类神经递质去甲肾上腺素、多巴胺、5-羟色胺失去了平衡，从而造成的一种极轻微的脑损伤症。

多动症的致病因素

1. 宝宝的母亲常在孕期或围产期有较多的并发症，常大量吸烟或有酗酒史。

2. 遗传因素。

3. 严重的铅中毒可产生致命的中毒性脑病、痴呆等神经系统损害，但轻微铅中毒是否可产生多动症，至今尚无结论。

4. 社会家庭、心理因素的影响，如不良的社会环境或家庭条件（单亲家庭、父母酗酒、吸毒、有精神病等）均可成为发病的诱因，并影响病程的发展与预后。

5. 营养问题。维生素缺乏、食物过敏或添加人工色素、食品调味剂等，均可引发多动症。

多动症的临床表现

1. 多数患儿自婴幼儿时期即易兴奋、哭闹多、睡眠差、喂食较困难，并且不易养成定时大小便的习惯。

2. 患儿智能正常，但精神不集中，听觉辨别能力差、语言表达能力差。表现为上课时话多、小动作多、激动、好与人争吵；行为目的不明确，如拿人东西；有时遇到危险不躲避，集体活动中不合群；在家长面前倔强不听话、冒失、无礼貌；有些宝宝采取回避困难的态度，变得被动、退缩。

3. 部分患儿存在知觉活动障碍，如在临摹图画时往往分不清主体与背景的关系，不能分析图形的组合，也不能将图形中各部分综合成一个整体。有些患儿会将"6"读成"9"，或把"d"读成"b"，甚至分不清左右。

康纳多动症评分量表

项目	程度和分数			
	有	有一点	多	很多
动作不停	0	1	2	3
易兴奋和冲动	0	1	2	3
打扰其他宝宝	0	1	2	3
做事有头无尾	0	1	2	3
坐不住	0	1	2	3
注意时间短，易随境转移	0	1	2	3
大声叫喊	0	1	2	3
要求必须立即满足	0	1	2	3
情绪改变快	0	1	2	3
脾气易爆发	0	1	2	3

说明：这是目前世界上流行最广的量表，当总分≥15时即表示宝宝有多动症，需请专业医师做分析治疗。

多动症的治疗方法

1 药物治疗

一般选用中枢神经兴奋药物治疗多动症，如利太林、苯丙胺、多动停等。

2 精神治疗

精神治疗需要家长的积极参与。家长不应在精神上施加压力，更不能骂或体罚有不良习惯和学习困难的宝宝，而应多给予具体的指导，执行有规律的生活制度，培养良好的生活习惯，要帮助宝宝克服困难，不断增强信心。要以耐心、关怀和爱护的态度处理宝宝的不良行为及违法举动，要多给予正面的纪律教育，多启发和鼓励宝宝。

3 运动疗法

运动疗法是治疗多动症的有效措施，即在用药、教育管理及心理训练的同时，让宝宝有计划地参加体育锻炼和手工劳作等活动。比如走平衡木、走迷宫、溜冰、游泳及各种球类活动、剪纸、摆积木等，为他们提供充分的看、听、问、触摸等机会，使他们的大脑获取更多的感觉输入，再整合这些感觉，做出适应性的反应，使大脑功能得到完善，从而以动制"动"。

走出 5 个治疗误区

多动症是宝宝最常见的一种心理行为疾病，但是来医院就诊的家长对该病的认知相当匮乏，甚至存在很多误区，这在一定程度上阻碍了诊治的顺利开展。

误区1 多动症不需要治疗

【分析】患有多动症时应尽早诊治，近半数以上的多动症宝宝成年后冲动、注意力不集中等仍然存在，不会自然痊愈。

误区2 治疗只是医生的事

【分析】多动症的诊治要求家长、老师、医生以及全社会的共同参与和配合，其中老师和家长的作用更大，他们可以通过言传身教和心理行为治疗，改善宝宝的行为。

误区3 单纯药物治疗就行

【分析】多动症强调以药物治疗为主，辅以心理行为治疗以及运动疗法等，这是一种多维疗法。一般来说，轻症的宝宝及早合理地采用治疗手段，疗效就越明显，中重症宝宝则需要相对长一点的时间才能取得明显疗效。

误区4 不需要长期治疗

【分析】多动症的病程较长，短时间内是没有办法达到理想效果的，因此多动症的治疗时间较长，且中途不能间断，家长切不可自行断药。

误区5 一定要用见效快的药物

【分析】许多家长都有"急功近利"的心理，常常给宝宝选择一些见效快的药物治疗。但是这类药物药效不一定稳定，病情容易复发，而且副作用较大，容易产生头晕、失眠、食欲不振等不良后果。长期服用还易产生药物依赖，影响宝宝的生长发育。所以，药物的选择应以持续见效、副作用小为原则，一定要在医生的指导下服用，不可自行购买。

居家护理 4 项注意

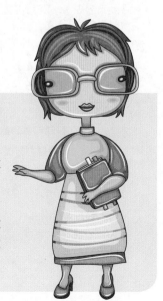

生活方面

1. 应和医生配合好，督促宝宝按时服药，并注意观察其反应，及时向医生通报病情，以便随时调整治疗方案。另外，家长还需做好思想准备，无论是服用西药还是中药，均需一定的疗程，短则半年，长者可达 1 年，务必与医生密切配合。

2. 宝宝服药期间应尽量避免外界的不良刺激，如防止感冒和过度疲劳，避免嘈杂的环境，保证充足的睡眠，为宝宝创造良好的家庭环境，使其在家中感觉到愉快和温暖。

心理方面

　　1.家长要理解宝宝这是生病了，不能误认为宝宝是"不学好"、"故意捣乱"等，更不能因为宝宝不受欢迎的不良行为而动辄责打训骂，加重宝宝的心理压力。否则会使他们的自我控制能力更差，症状也会更加严重。

　　2.如果宝宝被确诊为多动症，请接受这个现实，不要有负罪感，不要把时间浪费在寻找病因上，而是应该花时间去学习如何正确引导宝宝，如何让自己更有耐心一点。

好动不是多动症

　　好动是宝宝的天性，临床研究发现，发生多动行为的宝宝，大多数在18个月以内，这个阶段被称为感知运动能力发展期。若这个阶段调控失误，就会造成感知与行动之间的联系产生障碍，于是发生情绪不稳定、冲动，难以抑制自己的行为，不停地动来动去。所以，对于好动的宝宝，家长要适当地调整一下，既要满足宝宝好动的需要，又要有所限制。

1 动静结合

　　每天要有充分的时间让宝宝尽兴活动，到室外去运动、玩耍，让宝宝的精力充分发泄。尽兴活动之后，可安排一些安静的活动，必要时可软硬兼施以稳定宝宝的情绪。总之，每天必定要有一定的时间让宝宝安静下来。

2 制定合理规则

　　给宝宝自由并不代表没有规则，应该给宝宝立点合理的规矩，不能做的就是不能做。只有在服从规则的过程中，宝宝才能学会什么行为是恰当的，才能学会控制自己盲动的欲望，也只有被强迫保持安静，他才能从活动中感觉到快乐。

自闭症

在我们周围有这样一群孩子：他们很安静，终日沉浸在自己的世界里，他可以和一件玩具晚上一整天，但是不会跟你说一句话；他们的记忆力很好，能够记住回家的路，却说不出你的名字，甚至不会叫"爸爸""妈妈"……他们有一个很好听的名字——"沉默的天使"，他们又有一个让家长感到很揪心的医学称谓——"自闭症"。

沉默天使从何而来

1 与神经系统异常有关

有研究发现，很多的自闭症儿童有过器质性脑病的历史，比如脑膜炎、脑炎、铅中毒、脑瘫、巨细胞病毒、严重脑出血等。虽然自闭症与神经系统异常可能有关系，但不具备特异性。也就是说，并不是所有的自闭症孩子都具有神经病学的异常。

2 遗传因素

也有些研究病例显示，自闭症是在出生后不久就显示出症状了，所以有人认为"自闭症儿童是生来就有缺乏与人建立情感联系的能力"。

沉默天使都有哪些表现

自闭症是一种广泛的发展障碍，特征是对人的反应全面缺损，语言发展有质的缺损，对环境的异常反应及特有的异常行为。通常发病在3岁前，起病缓慢。

Tips 很多时候，家长都会把孩子的自闭症表现认为是发育迟缓，从而在各个方面促进孩子发育，但是并不见效。所以，及早发现孩子的自闭症表现，对孩子的预后有着很重要的意义。

1 不会与人建立正常的联系

有的孩子从婴儿时期起就有这一特征的表现，如从小就和父母亲不亲近，也不喜欢要人抱，当人要抱起他时他不伸手表现出期待要抱起的姿势，不主动找小朋友玩，别人找他玩时表现躲避，对他人的呼唤没有反应，总喜欢自己单独活动，自己玩。

2 言语障碍十分突出

大多数孩子言语很少，严重的孩子几乎终生不语，会说会用的词汇有限，并且即使有的孩子会说，也常常不愿说话而宁可以手势代替。有的会说话，但声音很小、很低，或自言自语重复一些单调的话。还有不少自闭症儿童时常出现尖叫，这种情况有时能持续至5~6岁或更久。

3 行为刻板重复

自闭症儿童常常在较长时间里专注于某种或几种游戏或活动，如单调地摆放积木块，热衷于观看电视广告。一些孩子天天要吃同样的饭菜，出门要走相同的路线，排便要求用一样的便器，如有变动则大哭大闹，有明显的焦虑反应。多数孩子同时还表现无目的活动，活动过度，单调重复地蹦跳、拍手、挥手、奔跑旋转。有的甚至出现自伤自残，如反复挖鼻孔、抠嘴、咬唇、吸吮等动作。

4 大多智力发育落后及不均衡

多数智力发育比同龄儿迟钝，少数孩子智力正常或接近正常。但其在智力活动的某一方面有的又出奇地好，令人不可思议。有不少孩子的机械记忆能力很强，尤其对文字符号的记忆能力。但当要用词语来表达自己的意思时则存在明显的困难，说明他们存在理解语言和运用语言能力方面的障碍。

Tips **美国儿科医学会，最新公布了11项儿童自闭症的征兆：**

- 当婴儿盯着父母或者照顾他的人时，却没有表现出高兴的反应。
- 婴儿5个月大时，仍不能发出交流的咿呀声。
- 不能辨别父母的声音。
- 不能和别人进行眼神交流。
- 宝宝大约9个月大后，才会发出咿呀声。
- 说话时很少配合手势。
- 反复重复一个动作。
- 16个月大，还说不出一个字。
- 1岁时仍不会发出咿呀声，而且也不会任何交流性手势。
- 2岁时，不能说两个字的词汇。
- 即使会说话了，依然缺乏语言的技巧。

宝宝是哪种"天使"

1.无语言 通常会被认为听力有问题或是失语症。

2.立即仿说 有变化的仿说被视为自闭症儿童表达沟通的意图，而没有弹性的仿说多半不具有沟通意图。

3.延宕仿说 在一段时间之后喋喋不休地重复某些字、成语、句子、整首诗或是歌曲，同样也会有沟通性或是非沟通性之分，而这种行为通常和情境、压力有所联系。

4.说话不带感情 只是在告诉你，而不是和你谈话，也没有一般人说话时一问一答、一来一往的特性。

5.无法掌握音调、音量 说话时如木偶一般，十分机械化，无法通过语音的音调、节奏、抑扬顿挫来表现情绪或是感受，也不能在不同的情境中使用不同的音量。

6.字义无法变化 如学校和校对，不能分辨其读音。

7.代名词反转 "你"、"我"、"他"等代名词有混淆的现象。

8.不清楚肯定与否定的概念 常使用"不"，而较少使用甚至不会使用"是"或"好"

9.文法结构不成熟 会使用自己的语言，通常只有常跟他接触的人才了解其语言所隐藏的涵义。

10.很少发问 除了强迫性的行为表现外，他们很少会提出问题来发问。

11.固执性 不管情境的变化，重复地念着某句话。

12.不会使用因果性的语言 如《因为、所以、因此、如果》等词汇。

加强行为疗法

1 暂停强化法
指每当一种不适当的行为出现时，就把他从强化物边移化一个确定的时间，或把强化物移开一段时间。例如，孩子吃饭时从其他孩子盘里抓饭，把饭到处乱扔，同时吃手指。治疗者采用的方法是，如果他吃手指，就把他的饭盘拿走；如果他扔饭或抓别人的饭，就把他从餐厅里带出去，有效消除他的不良行为。

2 强化适当行为
指用强化物增强适当行为出现频率，强化适当行为常与教导适当行为相结合。此方法可用于帮助自闭症学习语言、社会化技巧、好的饮食和排便方式等。

3 塑造
指先强化与目标行为稍有相似的行为，然后再强化与目标行为更相似一点的行为,最后逐步引向目标行为。

例如，孩子需要戴眼镜但他不戴，治疗者先强化他用手抓眼镜，再强化他把眼镜带在身上，如此一步步引导他戴上眼镜。这种方法适用塑造各种适当行为。

4 链条法
指把一个要教给自闭症儿童的动作分解成一系列局部动作，然后一一教会他并强化他。此法适于教自闭症儿童一些实用的自助技能，例如教他穿脱衣服。

最 防 不 胜 防 的 不 适

意外伤害

每个宝宝的成长都是一部剧情丰富的历险记，不管是在家还是在游乐场，甚至只是一方小小的沙坑，一个浅浅的水洼，那个精力无穷的小家伙都能来上一出让你心惊胆战的戏码。不要以为安全事故只会发生在熊孩子们的身上，乖孩子也会被这些无处不在的危险侵袭。所以，安全课是必须要上的，不仅仅是你要学习，对于大一点的宝宝来说，你更要教会他们如何识别危险从而远离危险。所以，这安全护照，你真的很需要。

烫伤

据统计显示，厨房是烧烫伤经常发生的危险场所。研究发现，发生烧烫伤的年龄以0~3岁为主，特别容易发生在刚学会爬、走的阶段，而且在客厅和厨房的发生几率最高。

5大处理步骤，牢牢记住

如果孩子不幸发生烫伤，请家长牢记5大处理步骤"冲、脱、泡、盖、送"，以减轻孩子的疼痛，并降低烧烫伤所造成的伤害。

冲 迅速用流动的自来水冲洗，或者将受伤部位浸泡在冷水里，以迅速降低皮肤表面热度。

脱 充分泡湿后，再小心脱去衣服，必要时可以剪开衣服，并暂时保留粘住的部分，尽量避免将伤口的水泡弄破。

泡 继续浸泡在冷水中30分钟，可减轻疼痛、稳定情绪。但若是烫伤面积很大，或是孩子年龄太小，就不必浸泡过久，以免体温下降过度，或者延误了治疗的最佳时机。

盖 用清洁干净的床单或纱布覆盖。不要自行乱涂各种药物，这些东西可能会引起伤口感染，影响医护人员对伤口的判断和处理。

送 除了极小的烫伤可以自己处理外，烫伤后最好还是送到附近的医院做进一步的处理。若伤势严重，最好到设有烫伤中心的医院进行治疗。

注意事项

1.若宝宝烫伤较严重，除去衣服时，已有明显的红色渗水的创面(表皮已烫掉)就不要再用水冲洗，以免感染；也不要把冰块直接放在伤口上降温，以免皮肤组织冻伤。

2.如果是舌头被烫伤，可以用盐水漱口消炎，然后含一口醋。

3.头、面、颈部的轻度烫伤，经过医生清洁创面并且涂药后，不必包扎，也不要给宝宝戴帽子等，要让创面裸露，与空气接触，可使创面保持干燥，并能加快创面复原。

4.创面不要用红药水、紫药水等有色药液涂抹，以免影响医生对烫伤深度的判断，也不要用酱油、牙膏等乱涂，以免造成感染或使创面加深。

不要这样做

1.触摸宝宝被烫伤的皮肤，或尝试挤破形成的水泡。

2.涂抹润肤露或油、药水等，或在伤口上撒盐。

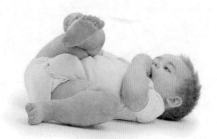

Tips 别在伤口上撒盐！这不是流行歌曲中的一句简单歌词。前段时间的一则新闻报道说，听说盐水可以消炎，一位母亲在年仅1岁的女儿刚刚被开水烫过的伤口上撒盐。处理完毕后，家人才抱着孩子赶到医院。由于家长缺乏医疗知识，将食用盐直接撒在创面上，盐分吸收入血，引起高钠血症，导致低血容量性休克。入院后，医生下了病危通知。

3.用创可贴或者任何有黏性的敷料。

4.用有绒的布料覆盖伤口。

5.强行把粘在伤口上的物体撕下，这可能会给皮肤或组织带来更大伤害，还会导致感染。

6.过分冷却受伤部位，这可能导致体温过低。

防烫伤妈妈谨记

- 让宝宝远离厨房，特别是在做饭、烧水的时候；
- 当大人端送热饭热粥时一定先让宝宝离得远远的；
- 做好的热汤、米粥或刚开的水一定要放在宝宝接触不到的地方；
- 餐具的把手不要露到外面，避免幼儿扳倒或掀翻；
- 给孩子准备食品动手要早，开水可以用冷水兑一下，汤粥可以分两三个碗盛，这样能凉得快些。

跌落伤

卫生间和厨房的空间一般都比较小，而且地面上经常有水，会比较滑。刚学会走路的宝宝本身就很容易摔倒，再遇上湿滑的地面，确实很危险。所以，在浴室和厨房安放防滑垫，对于有宝宝的家庭来说，真的很重要。

头部受伤

如果宝宝不小心撞到头部，一般过几分钟就会没事。稍微重一点的撞击可能会引起局部肿胀。需要警惕的是引起严重流血或脑震荡的撞击，有些症状可能会在撞击后几小时才出现，包括昏昏欲睡、头痛、恶心。

如何处理

如果宝宝失去了意识，在叫救护车后，应该让宝宝按复原卧式躺好，要注意一直检查他的呼吸和反应。一旦宝宝恢复意识，不停地叫他的名字，检查他的清醒程度。受伤处肿起包块的话，如果意识状态没有任何异常，可以用冷毛巾冷敷，继续观察。有出血的话参考下面出血的处理措施。

Tips **脑震荡**

脑袋受到撞击的宝宝可能会出现脑震荡症状，这是一种外伤引起的短暂脑功能障碍。宝宝可能会失去意识一段时间，然后完全清醒过来。他可能会感觉头晕、恶心、轻微头疼，也许还会忘记自己受过伤。脑震荡症状可能会在撞击后几小时才出现，所以您应该在宝宝撞到头之后密切关注他至少24小时。如果症状几天后依然不消失，就要去看医生了。

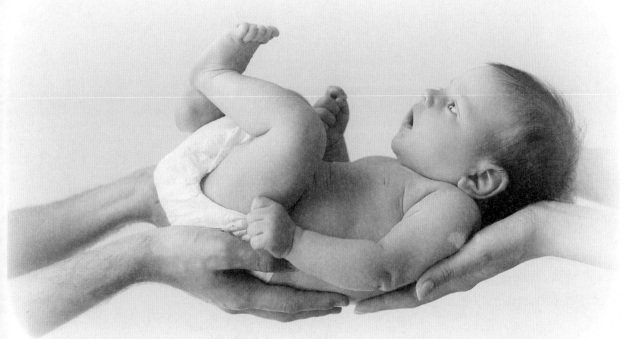

骨折与脱臼

跌落伤常常会伴随着骨折或脱臼。儿童骨折最常见的是青枝骨折，即骨头折而不断，其他类型的骨折包括闭合性骨折和开放性骨折（覆盖骨折部位的皮肤及皮下软组织损伤破裂，使骨头折断的一端和外界相通）。脱臼则是关节面失去正常的对合关系，通常由外伤或用力不当造成。

如何处理

所有骨折与脱臼都应该马上就医治疗，让宝宝尽量保持静止不动，直到救护车到来。不要让他吃喝任何东西。另外，您还可以固定伤处上下的关节，减少伤害。

Tips 如果您怀疑宝宝脊椎或脖子骨折，脊椎中精细的神经很可能会受到损伤。此时千万不要移动宝宝，直到救护车来到，也不要让他活动头部。如果脊椎受伤，宝宝的四肢会灼痛、刺痛或失去感觉。如果腿部受伤，让宝宝坐下或躺下，不要乱动。固定支持好受伤部位上下的关节，避免任何运动。用靠枕或毯子垫在他腿下，马上联系救护车。

大量出血

划伤、擦伤一般而言并不严重，除非伤口受到了感染，否则在家处理即可。但是大量失血是很危险的，即使叫了救护车，也一定要及时处理。

如何处理

如果伤口处有衣物，您应该剪开衣物让伤口暴露在空气中，然后用干净的纱布按压伤口。如果伤口有玻璃碎片，不要拔出来，而要在两侧施加压力，这会有效压住伤口两边的血管。另外，要把伤口举高过心脏，避免血液从心脏流向伤口。如果伤口里有玻璃碎片，要在碎片两边分别放上纱布，缠绕绷带时注意不要压到碎片。

夹伤、划伤

随着宝宝的长大，好奇心越来越强，自己有了一定的活动能力，什么东西都喜欢摸摸动动，尤其喜欢把手指伸到门缝里、抽屉里，还喜欢拿指甲刀等锋利的物品，稍不注意就会被挤伤或者划伤。

夹到手指

这在宝宝身上真的是很常见的意外，因为他们对门、床、抽屉既充满好奇又没有危险概念。不要觉得这是小伤，手指夹伤也可以很严重，如何处理要分以下几种情况。

手指无法弯曲　有可能是骨折，用方便筷或者铅笔（注意要比手指略长）当作夹板将受伤手指固定住，绑上绷带。

发青、发黑　有可能是骨折或内出血，用水或保冷剂进行冷敷，然后去医院就诊。

指甲脱落　不管宝宝如何哭闹，也要将受伤部位用流水好好冲洗干净。然后盖上干净的纱布用胶布粘好，之后去医院就诊。

肿胀　先用水或保冷剂进行冷敷。如果1~2天之后肿胀还未消退，则有可能伤及肌腱，需要去医院治疗。

手指可以弯曲、活动，且不肿胀　没有太大问题。被挤部位用水或保冷剂冷敷一会儿就可以了。

Tips　**宝宝最常被挤到手的地方一门**

在家中最常发生的挤手事件多是在大门、房门、拉门、抽屉等处。尤其是关门时力量较大，因此要十分注意。先确认宝宝的手有没有放在门框上再关，最好安上制动器。外出时店门、公交车门等处也要特别留意。另外，宝宝坐在自行车后座上双脚被卷进后轮的事故也常常发生，妈妈们一定要小心。

划擦伤

只要创面很浅，不受感染（指甲、植物、动物划伤的伤口可能有发炎的风险），划伤一般不需要特殊治疗。擦伤则是皮肤被粗糙表面摩擦受伤所致，擦伤的皮肤也会粗糙、红肿。引起大量失血的划伤可能会导致休克，因此应立刻就医。狭长的划伤需要缝针，深而脏的伤口则有可能被破伤风杆菌感染。

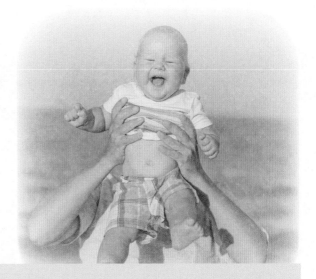

小而浅的擦伤及刀伤 用清洁的纱布按住伤口，如果伤口不大且不深，按压 3 分钟即可止血。伤口处如果有泥土、沙粒，或是被刀、玻璃划破的伤口，要先用流水将伤口由里到外好好冲洗干净。伤口湿润时愈合得较快，趁此时贴上纱布或棉花，直到伤口完全干燥并结痂。如果迟迟不见好转，则须去医院治疗。

伤口大、深，且出血严重 首先进行止血。将受伤部位放在高于心脏的位置，用清洁的纱布盖住伤口，使劲按压 5~10 分钟。其间不要减轻力度或移开手。止血处理后，立即去医就诊。

扎进碎玻璃等 碎玻璃扎在伤口上，或是其他异物进了伤口，不要硬往外拔，应立即去医院处理。

扎入钉子 不慎扎入钉子后，要将钉子拔出，并且使劲挤压周围将血挤出。同时为了防止感染，最好包上纱布去医院检查。

扎刺 手上扎了刺以后，用热水消毒过的镊子将刺拔出。扎得较深无法取出的刺，留在里面不管可能会引起化脓，最好去医院处理。

Tips 好动的宝宝经常会磕磕碰碰，导致皮肤淤青。一般来说淤青都不严重，10 ~ 14天左右就会消失。如果淤青面积比较大，可以冷敷半小时。如果淤青出现24小时内越来越疼，马上去医院（因为这可能意味着骨折，详见骨折内容）。

窒息、异物

一枚纽扣、一块小零食、窗帘垂下来的拉绳、塑料袋……这些看似不起眼的物品都是可能引发窒息或呛噎的凶手。宝宝的小手会把你完全想不到的东西捏起来放进嘴里，是不是超级危险？除了嘴巴，耳朵和鼻子也是容易进入异物的地方，除了做好安全大排查，掌握急救知识是必需的。

窒息

如果宝宝的呼吸道被完全堵塞，他就不能吸入足够氧气，甚至会因此失去意识。有的宝宝在失去意识之后会自然恢复呼吸，因为呼吸道的肌肉完全放松了。但是如果他没有恢复呼吸，您应该马上开始人工呼吸。把堵塞呼吸道的异物清出来，如拍拍宝宝的背部，鼓励他大力咳出来。哈姆立克法是吞入异物的抢救措施，建议每位家长都要熟悉掌握。根据宝宝年龄不同，施行哈姆立克法有不同做法：

1岁以下 用左手环抱宝宝整个身体，使之形成头低屁股高的姿势，再用右手以手指戳胸五下。或者将宝宝身体转过来，空掌重拍后背部，同样也是 5 下。两法可交替使用。

1岁以上 若宝宝意识清醒，可让他先站立，施救者站到患者后方，以身体贴紧患者背部，双方从腋下环抱患者上腹，左手握住右手拳头，合力压挤上腹数次，直至异物被咳出；若宝宝已失去意识，要让他立刻平躺并保持呼吸道畅通，两手在宝宝腹部正中线施压往上推，每次施压不可偏左或偏右，连续做 5 下明确有力的施压动作，间断一下，然后再做。

Tips 别让孩子玩塑料袋

塑料袋、塑料包装纸、气球等物品都有一个共同的特性，就是一旦捂在孩子的口鼻部，孩子都会因窒息而导致死亡。因为孩子们对各种塑料袋是很感兴趣的，有的宝宝还喜欢听塑料袋哗啦哗啦的声音，所以这类东西很容易就成为孩子的玩具。最常见的意外是孩子把塑料袋套在头上玩，一旦塑料袋紧贴在脸上，小孩子无能力将它及时取下就会造成窒息。

耳朵进入异物

最常被宝宝塞入耳朵的物体包括珠子、蜡笔块、小玩具的零件。偶尔会有虫子飞进耳朵，或者用棉花清理耳朵之后把棉花留在了里面。耳朵有异物可能会导致暂时的失聪、耳朵感染，还有可能损伤鼓膜。

如何处理

如果昆虫飞进或者爬进了孩子的耳朵，不要慌慌张张地用棉棒往孩子耳朵里塞，也不要盲目往里倒水，不仅会使耳朵受伤，还可使虫子进入更深处。可以用手电筒往耳朵里照射，昆虫多会朝着灯光行进，从耳道内出来。

虫子不出来的时候，往耳朵里滴1~2滴橄榄油或食用油，就能使虫子死掉，再用小镊子把它取出来，或把棉棒弄湿往外擦出来。

鼻子进入异物

如果宝宝把异物塞入鼻孔，您也许会很难注意到。他可能会抱怨头疼，但有时候，相应症状要经过几天才会出现。宝宝的鼻涕可能会有血丝，他还可能会觉得呼吸很费力，鼻子边缘可能会肿胀、发红或淤青。鼻子进入异物一般并不严重，但是异物还是有被宝宝吸入气管的危险，所以您应该尽快带他就医。

如何处理

不要试着自己取出异物，因为您可能会伤到宝宝，或者把异物捅进去更深。让宝宝保持冷静，慢慢用嘴呼吸，然后带他去医院。医生会用镊子把异物取出，如果宝宝很小，他可能会先进行全身麻醉。

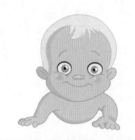

眼睛进入异物

眼睛受到的任何伤害都要认真对待，常见伤害包括异物或化学用剂进入眼睛等。处理方式因不同伤害各不相同。

如何处理

如果是沙尘等迷了孩子的眼睛，首先必须将孩子的双手按住，以制止他再去揉眼睛。如果有条件，迅速准备一瓶生理盐水，没有的话也可以用开水(必须经过煮沸的冷水)或矿泉水，将宝宝的头部倾向受伤眼睛的那一面(如左眼受伤则向左面倾斜)，可以提前准备一个无菌的针管去掉针头，抽吸后慢慢冲洗宝宝眼睛，没有的话也可以用汤匙慢慢用冲洗，约5分钟。也可以轻轻压住宝宝眼角，使灰尘伴随着眼泪流出。经过处理后，如果宝宝没有眼睛红肿、哭闹等可以继续观察。如果家长不能判断异物是否已经取出，须到医院做进一步的诊断。

如果宝宝的眼睛是被碎玻璃片或者尖锐物品刺到时，立刻叫救护车。而且千万不能让宝宝揉眼睛，也千万不能试图用其他办法帮他取出异物，这时一定要用毛巾覆盖住他的双眼，尽量使他的情绪平稳下来，而且不要让他转动眼球。

建议每位家长都学会翻眼睑，因为很多时候异物可能粘在上眼睑上冲不下来，这时就需要翻开上眼睑，用棉签擦拭。

触电

宝宝可能会因为接触绝缘膜磨损的电线、开关、有缺陷的电器或者用湿手触摸电器而触电。您应该从小就教导宝宝，电是危险的，而水和电是很危险的组合。及时更换家中磨损的电线，并用插座罩把不用的插座盖好。

隔离电源

救治宝宝之前，您必须先把宝宝与电源隔离。关掉总开关或把插头拔掉。如果您必须手动隔离宝宝与电源，确保遵守以下几点：

● 用绝缘材质的物体把宝宝推离电源，如木头、塑料，这样做的时候您应该站在绝缘物上。

● 如果没有可用的工具，隔着宝宝的衣服把他拉开。但这可能非常危险，因为如果您不小心碰到他的皮肤，或者如果他的衣物是湿的，您也会触电。

查看电灼伤程度

一旦成功把宝宝和电源隔离，应该立即查看宝宝被电灼伤的程度。如果非常严重，而且宝宝失去意识，就应该马上叫救护车。同时将冷水倒在伤口上，然后用无菌布覆盖伤口。小心观察宝宝，如果他陷入休克状态，要马上开始进行心肺复苏。如果他只是没有意识，但还在呼吸，就让他用复原卧式躺好。

休克

英文中"shock"一词表示对某件事情的惊讶情绪，但是在医学词汇里，休克指血压降低导致身体组织得不到足够的供血，是非常危险的情况。如果不马上处理，重要器官可能会衰竭，宝宝就可能死亡。

诱因

休克的主要诱因有两个：一是神经瘫痪引起血压突然降低，如受到电击；另一个是身体大量失血或兴高采烈失体液，引起血压突然降低，如烧伤。

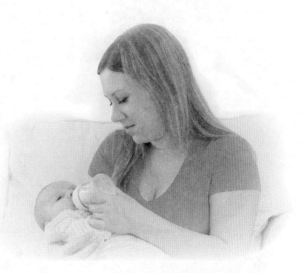

1. 失血性休克　意外可能会导致体内或体外大量失血，降低身体各处流通的血量。严重的脱水如果不及时处理也可能引起休克，特别是宝宝因发烧、呕吐、腹泻失去大量体液，却没有补充的时候。

2. 过敏性休克　在严重的过敏反应下，如蜜蜂叮咬、食物过敏、药物过敏，宝宝的血压也会突然降低。过敏原会导致血管扩张、组织膨胀，从而堵塞气管。氧气吸入不足，宝宝就面临着窒息的危险，这也叫过敏性休克。

3. 其他　其他导致休克的诱因包括腹膜炎、脊椎损伤和某些中毒情况。

症状

刚开始时，宝宝的身体会分泌肾上腺素应激，导致宝宝脉搏加快、脸色苍白、肤色变灰，唇部周围皮肤尤甚。另外，宝宝还会出汗、皮肤湿冷、口渴、恶心、呕吐。孩子会觉得虚弱、晕眩，呼吸浅而快，脉搏加速而且不规律。

随着病情发展，宝宝的身体会减少对体表的供血，脑部得到的氧气也开始减少。在严重的休克发生前，宝宝脑部供氧不足，会变得焦虑不安，可能还会频频打哈欠，以吸入更多氧气。最后他会失去意识，心脏也停止跳动。

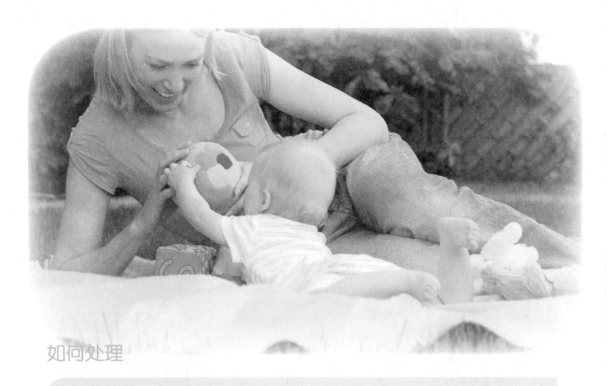

如何处理

1 紧急救护
如果您怀疑宝宝可能快要休克，马上联系救护车。如果他大量失血，应该先止血、处理烧伤部位或其他引起休克的原因。尽量不要移动他，但是可以把他的脚垫起来，放在比心脏高的位置，这样有助于血液流回心脏。解开脖子、胸前、腰部的纽扣，好好照看宝宝，以免他呕吐引发窒息。

2 注意保暖
宝宝会非常不安，所以您陪着他、和他说话是非常重要的。恐惧和疼痛都会使休克更严重，您要尽量让宝宝冷静、舒服。确保他觉得暖和，但是不要太热，可以给他盖一张毯子，头部也可以用毯子围起来（小婴儿则应该用毯子包起来）。

3 检查呼吸
如果您的宝宝因为外伤致休克，他进医院后可能会需要手术，因此不要他给吃东西、喝水。如果他觉得口渴，用水稍稍湿润他的嘴唇。每过一会儿检查一次他的呼吸，如果需要的话，及时进行心肺复苏。

居家安全自查表

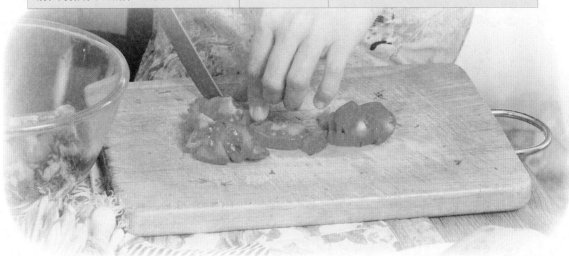

厨房

安检项目	处理方法	改善方式
厨房的地面潮湿或有油渍	是□ 否□	厨房的地面保持干净及干燥，建议铺设防滑垫（贴片），避免滑倒
厨房内的饮水机、烤箱、微波炉放在宝宝能接触到的地方	是□ 否□	饮水机、烤箱、微波炉放在幼儿不能碰触的地方，并养成随手关上的习惯
厨房内有清洁剂或杀虫剂放在宝宝能拿到的地方	是□ 否□	清洁剂或杀虫剂放在高柜子内并上锁
用食品容器（如汽水瓶、碗等）盛装清洁剂、洗衣剂或有毒溶剂等	是□ 否□	绝对不可用食品容器盛装清洁剂、洗衣剂或其他有毒物质
花生米、瓜子、小番茄等小颗粒食品，放在宝宝能拿到的地方	是□ 否□	小颗粒食品应放在宝宝不能拿到的地方，一口一个的食品（如果冻、葡萄、小番茄等）千万要切开后再给宝宝食用，以免梗塞
家中工具类用品及危险物品（如起子、钉子、锯子、打火机、火柴、刀叉或其他利器以及塑胶袋等）放在宝宝能拿到的地方	是□ 否□	工具及危险物品应放在宝宝拿不到的柜子里。若柜子不够高的话，应上锁
锅柄或锅铲柄朝外放置	是□ 否□	锅柄或锅铲柄朝内放置，避免碰到打翻
厨房内的大容器（如大桶、大水盆或大锅）内储有水或汤，且未加满	是□ 否□	厨房内的大容器要加盖

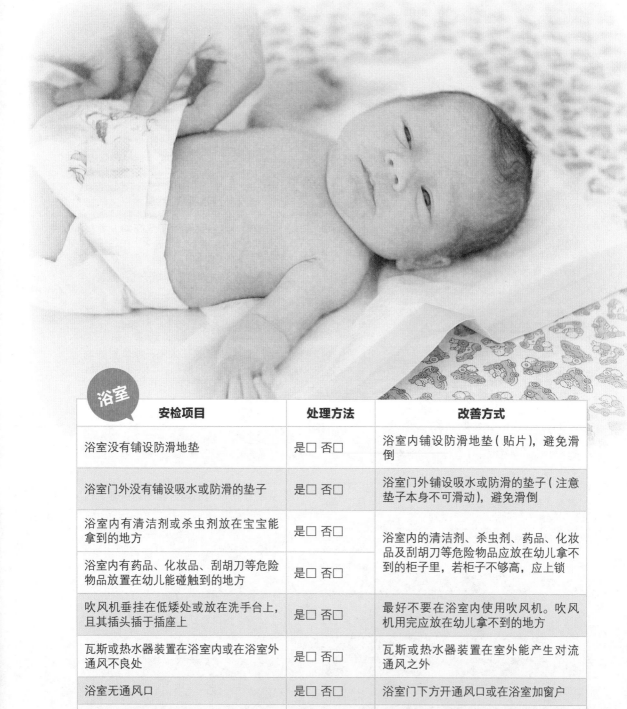

浴室

安检项目	处理方法	改善方式
浴室没有铺设防滑地垫	是☐ 否☐	浴室内铺设防滑地垫（贴片），避免滑倒
浴室门外没有铺设吸水或防滑的垫子	是☐ 否☐	浴室门外铺设吸水或防滑的垫子（注意垫子本身不可滑动），避免滑倒
浴室内有清洁剂或杀虫剂放在宝宝能拿到的地方	是☐ 否☐	浴室内的清洁剂、杀虫剂、药品、化妆品及刮胡刀等危险物品应放在幼儿拿不到的柜子里，若柜子不够高，应上锁
浴室内有药品、化妆品、刮胡刀等危险物品放置在幼儿能碰触到的地方	是☐ 否☐	
吹风机垂挂在低矮处或放在洗手台上，且其插头插于插座上	是☐ 否☐	最好不要在浴室内使用吹风机。吹风机用完应放在幼儿拿不到的地方
瓦斯或热水器装置在浴室内或在浴室外通风不良处	是☐ 否☐	瓦斯或热水器装置在室外能产生对流通风之外
浴室无通风口	是☐ 否☐	浴室门下方开通风口或在浴室加窗户
浴室的门自内反锁后，无法从外面打开	是☐ 否☐	将浴室的门锁改为内外皆可打开，以防宝宝将自己反锁在内
浴缸内没有铺设防滑垫或浴缸旁边没有扶手	是☐ 否☐	浴缸内铺设防滑垫或浴缸旁边加扶手，避免滑倒

客厅

安检项目	处理方法	改善方式
窗帘的拉绳垂落至宝宝能抓到的地方	是□ 否□	窗帘的拉绳要绑高或使用固定式的
窗户没有栏杆或铁窗，即使有，其高度也在 85 厘米以下，而栏杆间隔在 10 厘米以下	是□ 否□	窗户的栏杆高度要在 85 厘米以上，且栏杆间隔要小于 10 厘米，才能阻挡幼儿自窗户跌落出去。窗户旁边不要有利于幼儿攀爬的家具，如沙发、桌椅等
茶几或餐桌椅铺有桌巾且未固定（可因拉扯而移动）	是□ 否□	茶几或餐桌不要铺桌巾或将桌巾用夹子固定，以避免宝宝拉扯
有打开的折叠桌椅放在宝宝容易玩耍的地方	是□ 否□	避免使用折叠桌椅。若非用不可，用完一定要折叠收好，并让宝宝接触不到
电线或延长线未固定	是□ 否□	电线或延长线可沿着墙边固定或使用电线收纳盒
有药品放在幼儿能拿到的地方	是□ 否□	药品、小物品及尖锐用品要随时放在宝宝拿不到的柜子内。柜子矮请上锁，使全家人养成用完收好的好习惯
有小电池、针、扣子、玻璃珠、小发夹、硬币、瓶盖等小物品放在宝宝能拿到的地方	是□ 否□	
有小刀、剪刀、指甲刀等尖利物品放在宝宝能拿到的地方	是□ 否□	
地面坚硬光滑材质（如大理石、瓷砖等）	是□ 否□	地面上铺上防滑软垫（要铺满），这样即使宝宝跌倒也不易造成严重伤害
有玩具散置在地面或座位上	是□ 否□	玩具固定放在收纳箱内，并让宝宝养成玩具要收好的习惯
家具边缘（如沙发、桌、椅、矮柜等）有坚硬的凸角或尖锐的边缘	是□ 否□	使用桌角防护套及软质护边，以防幼儿撞伤
未使用的电插座没有加防护盖	是□ 否□	未使用的电插座加上防护盖

儿科医师小提醒

1. 刚学走路的宝宝还走不稳，要特别注意地面上不要有容易绊倒的物品，如电线或玩具，父母务必将这些物品收好才是。

2. 随着液晶电视的普及，父母也要注意家中的液晶电视摆放是否稳固，不会轻易被孩子搬弄而倒下来。有的家中会供奉神明，不管桌上是点灯还是点蜡烛，都要特别注意安全。

3. 所有的柜子能关的一定关牢，而且要确定孩子不能轻易打开，避免发生夹手意外，或是让柜中物品掉落而砸到孩子。

图书在版编目（ＣＩＰ）数据

生病不可怕——0～3岁宝宝常见病护理 /《妈妈宝宝》
杂志社编著 . -- 济南：山东科学技术出版社，2015.7
ISBN 978-7-5331-7829-1

Ⅰ . ①生 ...　Ⅱ . ①妈 ...　Ⅲ . ①小儿疾病－常见病－护
理　Ⅳ . ① R473.72

中国版本图书馆 CIP 数据核字 (2015) 第 138452 号

图片提供：达志影像/123RF

生病不可怕
——0～3岁宝宝常见病护理

《妈妈宝宝》杂志社　编著

主管单位：山东出版传媒股份有限公司
出版者：山东科学技术出版社
地址：济南市玉函路 16 号
邮编：250002　电话：(0531) 82098088
网址：www.lkj.com.cn
电子邮件：sdkj@sdpress.com.cn

发行者：山东科学技术出版社
地址：济南市玉函路 16 号
邮编：250002　电话：(0531) 82098071

印刷者：龙口市众邦传媒有限公司
地址：龙口市黄成牟黄公路东首
邮编：265700 电话：(0535) 8506028

开本：787mm×1092mm 1/16
印张：15
版次：2015 年 8 月第 1 版　2015 年 8 月第 1 次印刷

ISBN 978-7-5331-7829-1
定价：39.80 元